ビヴァリー・ラファエル

災害の襲うとき

カタストロフィの精神医学

石丸正訳

みすず書房

WHEN DISASTER STRIKES

How Individuals and Communities
Cope with Catastrophe

by

Beverley Raphael

First published by Basic Books Inc., New York 1986

Japanese translation rights arranged with
Basic Books Inc., New York through
Tuttle-Mori Agency, Tokyo

キャッシーへ愛をこめて

日本の読者へのメッセージ

個人的な災難でも地域ぐるみの大惨事でも、およそ災害に遭遇した人間が苦しみを味わうのは、世界中の人類に共通したことです。そして災害時の人間は、たとえみずからも苦難にあえいでいても、お互いが同情と親切心をもって反応し合うことも、災害の精神的な面を研究する学者や、被災者の世話をする人たちが、ひとしく認めるところです。

災害は大いなる悲劇をもたらし、心に深い傷を刻みますが、同時にまた被災社会に新たな力が生まれたり、個人と家族が災害から立ち直って、さらに生き続けるための勇気と活力を発揮することによって、より良き未来への展望が拓ける場合が多いことも事実です。

災害は人間にとって避けられない経験の一部であり、人間は災害から多くのことを学びます。災害がもつ精神的な意味について、私たちが共に関心と配慮を注ぐことによって、日本のみならず世界中の人々が、多くの良き成果を結集できることを、私は強く期待しています。

一九八八年一〇月

ビヴァリー・ラファエル

はじめに

　地域社会を揺るがすような大惨事でも、些細な個人的な災難でも、およそ人間の災害体験には、勇気、博愛と愛他の心、それに忍苦が大きな意味をもつのだが、この本はまさにこのような人間性への賛辞として書かれた。この本はまた、さまざまな災害についての私自身の研究、この分野での幾人かの研究者と私との緊密な連携、さらに数多くの学究の調査研究の成果から私が学び得た知見から生まれた。マス・メディアによって伝えられた無数の被災者たちの生《なま》の声もまた、この本の情報源である。

　この本のなかで私が意図したのは、災害を構成するさまざまな要因に対する心理反応の本質、災害にともなうストレス状況、さらに災害がおよぼす数多くの影響のなかから、今日までに判っていることをまとめてみることだった。地域社会で起きるさまざまな災害の犠牲者たちの体験、救援に当たる人たちを襲うストレス、災害が引き起こす諸問題に対処するために必要な配慮の在り方について、私は述べた。そして災害の予防と対応に従事する人々に役立つこと、規模の大小にかかわりなく災害に襲われた個人、家族、社会にとって必要な庇護の意味を理解し、庇護に寄与すること、それが私の願いである。

私が恩義を受け、その援助に感謝したい人たちは数多い。とりわけオスロー大学（ノルウェイ）のL・ウェイサス教授（災害精神医学）とその研究グループに対しては、同教授の博士論文からの引用を快諾して頂いたほか、災害精神医学の分野できわめて広範な研究成果を利用することを許されたことに深く感謝している。フリンダーズ大学（オーストラリア）のS・マクファーレン博士には「聖灰水曜日の大火」の被災者についての研究のほか、多方面にわたる調査や臨床研究の成果を利用させて頂いた。ウプサラ大学（スウェーデン）のT・ルンディン博士の災害による死別問題その他の被災者についての研究成果にも負うところが多い。さらに被災者への援助に関する面では、オーストラリアのJ・クレイヤー、P・ヴァレント、E・ベラー、J・ジョーンズ、E・S・タン、B・タンジの六博士その他数多くの関係者、それにアメリカのB・L・グリーン、J・L・ティッチェナー、J・H・ショアーの三博士に感謝したい。

この本の出版の準備段階で支援を頂いた皆さんにも深い恩義を受けている。本文や参考文献の整理に当たって、多くの面で助けて頂いたW・ミドルトン博士、K・ヘッガート、J・ウォルトン、T・ルーウィン、V・プライスの諸氏、とくに私の秘書であり友人でもあるW・スミス夫人にお礼を申し上げる。それに私の同僚であるJ・キュービス、K・ナン、R・ロスの三博士の格別の援助、出版元ベイシック・ブックス社のスタッフ一同の忍耐と理解と援助、とくにJ・A・ミラーさん、S・フリードリングさんの個人的な協力に心から感謝している。

私の家族の愛情と理解も大きな助けであった。この本の執筆中に私は老いた母を亡くしたが、母の英知、温かさ、優しさは私の人生に大きな影響を与えている。そして現在十三歳の娘キャッシーの優しさと朗らかさが、幾多の困難な時期に光明を与えてくれた。この二人にも心からの感謝を捧げたい。

目次

II　被災者の救済

I　災害の体験

一　災害の本質

「もうこの世の終わりかと思いました……」

災害の恐ろしさについては、人類の歴史のいつの時代にも知られていた。原始人は自分の種族を滅ぼし環境を破壊してしまう災害の猛威を、なんとか理解しようと努めた。やがて自分を取り巻く環境についての理解が進むにつれて、人間は恐怖や無力感と闘うために、災害に理屈をつけて解釈するようになった。このような解釈は、数多くの民族や国家の神話、伝説、宗教、文化のなかに組み込まれている。それは人間の原初的な考え方の一部になっているから、今日でも災害に襲われると、ごく自然に頭に浮かんでくるのである。

科学と技術のおかげで災害の本質についての理解が大いに進んだのは事実としても、いったん災害が発生すると人間には抗すべき術がないという状況が今日でも起こりうる。このような災害を私たちは「神のなせる業」と考え、自分ではどうにもならない運命的なものを思い知らされる。そして文明が発達したこと自体が、人間社会に圧倒的な自然力が加わった場合の災害発生の危険性を強めてしまった。科学技術が発達して複雑化したことから、技術系統の故障や損壊に起因する新しいタイプの災害の可能性が生まれている。よく「人災」と呼ばれるこのような災害には、交通機関の損壊、ビル火災、化学物質や放射能による汚染などが含まれる。それに地震などの場合のように、天災と人災が合体することも多いのである。

その災禍のおよぶ程度はさまざまだが、災害のなかには人間性の本質に起因するようなものもある。有史以来、世界を荒廃させてきた大規模な戦争はこの種の災害だが、その行き着くところが「ザ・ホロコースト（ナチスによるユダヤ人の大虐殺）」やヒロシマとナガサキの原爆被災になったのである。これほど歴然たるものではないが、人間が環境を汚染した結果が死と飢餓の災いを招いている。そしてまた人間の生活状態を大きく狂わせる貧困という悲惨な問題がある。

このような災害の状況はすべて、老若男女を問わず人間の心身に影響をおよぼす。大惨事のもたらす激烈な災禍の状況には、生存のための緊迫状態に対処する人間の苦闘の姿が大写しになる。だから災害には、人間の行動を理解するため、そして人間の苦しみを軽減するために重要な数多くの要因が、象徴的、集約的に現れる。災害のもたらす死と荒廃のなかに、人間の恐怖の最悪の姿が現れるのである。

予防・応急・救援・復旧など災害に対する人間の対応のさまざまな段階で、支払わねばならない代償は大きいが、その人間的な代償の最たるものの一つが、災害の衝撃と残存効果が精神面に与える深刻な影響、個々の人間の苦しみと「心に刻まれた傷跡」であることは、たいていの人が認めるところである。生命への恐るべき脅威を体験したり、愛する者、家、財産、近隣、生計などを失った人たちにとって、その心の痛みは深刻である。そして救助や復旧にかかわる人たちも、大量の死、脅威、損失に直面し、それぞれが災害を共同体験して、みずからも間接的な被災者になりうるのである。

もちろん人間は個人的な災難を体験することもあり、平時の一般人にとっては、この方がはるかにより直接的かつ現実的な問題であろう。個人的な災難は、どのような文化・社会形態にあっても、日常的な人間生活のなかで起こりうる出来事であり、それを体験する当事者の苦しみと悲しみの原因になる。このような災難は、愛する者の死、家庭の崩壊、負傷、病気、危害行為など、外部から不意に襲ってきたり、自分ではどうすることもできないままに、生活の急激な破綻という形をとるかもしれない。起こるべくして起こったものもあれば、自動車事故や銃器による殺傷のように、人間が人間の開発した技術の犠牲者になる場合もある。そして個人的な災難の場合でも、その原因は一般的には人間の本性と心理、個別的には当事者自身の精神力と切り離しては考えられない。さらに人間同士の飽くことのない自滅的な抗争は、社会的な人間関係の世界ではとくに、苦痛、意気消沈、被害者意識などを生む最大の原因の一つである。

この本では、著者自身の調査研究と、世界中のさまざまな災害での人間の反応についての数多くの研究成果にもとづいて、災害時に人間が精神的に経験することの本質を検討してゆく。ストレスと対応という二つの問題、さらにそれが災害時の人間行動と最終的な適応状態にいたる過程にどう影響するかという問題に検討の重点が置かれる。このことが理解されてこそ、災害に対処することの意味が明らかになるからである。

たとえ見知らぬ他人であっても救助し、慰安を与えようとする災害時の人間反応の在り方には、今日のような不信と失望の時代の人間関係にあっても、まだ望みがつなげるだけの愛他心がうかがわれる。地域ぐるみの大災害ばかりか、日常の数多くの個人的災難にさいしても、その場その場に応じたこの愛他心がいかに大切であるかが、この本では強調される。さらにまた救助と支援に従事する人々、そして救援にかかわるボランティアや専門家すべてにとって、災害は特別の意味をもつ。この人たちの災害に接する体験そのものが、脅威とそれに対抗する力、苦しみと生きがいの源泉になるのである。災害のなかでの生き残りにかかわる諸問題も、死と喪失の脅威とその現実化の問題と同じように、被災者と救援者の双方の根幹を揺るがすような反応を引き起こす。この反応がどのように精神内に取り込まれてゆくかという問題も、その結果生じるかもしれない精神医学上の病的状態の長期的な問題点とともに検討してゆく。だからこの本には二つの機能がある。その一つは、災害とその結果がもつ心理学的、精神医学的な要因について、現在知られていることを述べること、いま一つは災害に直接さらされた者も、また災害という大渦巻に巻き込まれた数多くの人々も含めて、広い意味での被災者すべてに対する理解と配慮の在り方を示すことである。

災害の定義

オックスフォード英語辞典（OED）によると、disaster（災害）とは「破壊的または悲惨な出来事、突発的または重大な不幸や災難、または惨事」である。この言葉はラテン語で「星」を意味するastrum に由来しており、文字どおりの意味は「星回りが悪いこと」そして魔力や運命の力、天体に起因する強烈な災いという意味合いを含んでいる。

専門用語としての「災害」は、個人や社会の対応能力を超えた不可抗力的な出来事や状況、さらに少なくとも一時的には、個人や社会の機能の重大な崩壊状態をもたらすものという意味で使われている。概して突発的、劇的な出来事と思われがちだが、旱魃や飢饉のように、初めはさほど重大とは思えぬまま徐々に始まり、延々と続く災害もある。

災害が人間の生存を脅かしたり、人体、建造物、社会機構などの異常な損壊の原因になることが多いのは当然だが、災害はまた個人と社会に対するストレス要因となるものだから、その精神社会学的な意味も重要である。また災害によってその持続時間には大きな差異がある。それに災害からの立ち直りの過程、被災前の状態または新たな安定状態への復帰の経過も関連してくる。

個々の人間だけでなく、地域社会的な規模におよぶ影響の面から、災害を定義する研究者もいる。K・エリクソンは、災害のもたらす個人的な「トラウマ（精神的外傷。情動的なショックで、精神に持続的な影響を与える原因となるもの。以下「心傷」と呼ぶ）」を「突然に、しかも効果的な対応ができないほどの力をもって、個人の防御態勢を打破してしまう精神的打撃」と規定し、また社会的連帯を損ないかねない集団的な心傷を「人間同士を結びつけている絆を断つほどの社会的生活組織への打撃」［026］と規定している。

災害の定義はよく「危機（クライシス）」の概念と結びつけられる。災害も危機もその特徴として、急速かつ連続的に時間が経過すること、平常の対応ができなくなること、脅威と無力を思い知らされること、行動形態が大きく変わり他者に助けを求めることが挙げられる。このようにいずれにも関連し、重なり合う特徴があることは明らかだが、一般に受け入れられているこの二つの用語の意味合いからすれば、災害の方が脅威がより大きく、深刻さもより強いのである。

災害のもっとも単純明快な定義はおそらく「資産に大きな損壊をもたらし、死傷と人間の苦難を惹起しうる異常な出来事」〔062〕であろう。

災害に対する個人と社会の反応とその結果の研究から、災害をさまざまなタイプに分類したり、これらの反応をいくつかの局面別に分類する試みが行われている。もちろんそれぞれの災害には差異と特徴がある。しかしながら、個人と社会が災害という圧倒的な体験の意味を探ろうと試みるなら、必然的に記述・分類によって、さらに共通のパターンを見出すことによって、理解に達しようとすることになろう。このような方法によって、災害に対する反応が統御できるばかりか、災害といえばすぐ頭に浮かぶあの手の施しようがないような無力感に打ち勝って、状況の克服と自己統御への分別を回復することもできるのである。

災害の範囲

時間的な段階　地域ぐるみの災害に対する個人の反応を扱ったJ・S・タイハーストの初期の論文〔306〕では、急激性の災害での人間反応を、一部重複する三つの段階に分類している。まず「衝撃」期は、災害のストレス諸要因の発生と同時に始まり、それらが消滅するまで続く。この時期の持続時間には大きな差異があるが、急激性の災害では概してごく短い。次の「反動」期では、当初のストレス諸要因がすでに消滅したか、または人間の方が災害現場からすでに脱出しているので、もはやそれらは作用していないのだが、二次的なストレスが発生しているかもしれない。最後の「心的負傷後」の時期では、人間は一次、二次のストレスからは解放されているが、災害が自分の生活や環境にもた

〔図1・1〕災害の時間的構成（235, 323）

災害前の状態	災害の経過						
	1	2	3	4	5	6	7
	警戒	脅威	衝撃	検証	救助	救済	回復

らした損失などの影響に直面することになる。この時期には、被災からの立ち直りの諸問題がからまり、その持続時間はかなり長くなり、被災者の生涯にわたって続くかもしれない。また災害体験の全期間を考慮して「脅威」「衝撃」「余波」の三段階に分類した研究〔328〕もある。

災害の社会的な面に関する文献を検討したR・L・ウェッテンホールは、J・W・ポーウェルが『自然災害史序説（一九五四）』〔325〕で用いた方式が便利だと指摘している。ポーウェルによると、災害の時間的経過は〔図1・1〕に示すように「警戒」「脅威」「衝撃」「検証」「救助」「救済」「回復」の七段階に分けられる〔323〕。

まず「警戒」段階は、災害が発生しうる条件が生じたためのある種の不安状態である。「脅威」の段階になると、近づきつつある災害の猛威のはっきりした徴候が認められ、情報や観察結果からも災害が目前に迫っていることが明確に示される。「衝撃」の段階は、災害が実際に襲来し、死傷と破壊をもたらす時である。それにすぐ続く「検証」の段階では、被災者は破壊や損失など災害がもたらした影響の調査・評価を始める。次の「救助」の段階になると、被災者自身や救援に駆けつけた人たちが負傷者の救助などを始める。「救済」の段階では、被災者の救済のためのより個別的、本格的な措置がとられる。そして「回復」の段階は、個人と社会がまた順応と安定の状態に復帰するまでの長い時期である。〔図1・1〕に示したように、災害の時間的構成を以上のように理解する方法が、今日もっとも一般的だが、研究者によってはこれらの呼称に多少の修正・変更を加えることが多い。たとえば「警戒」と「脅威」の段階を一つにまとめて、そのいずれかの呼称で呼んだり、「救済」の段階を省略したり、「検証」期を「反動」期と呼んだりしている。

このような時間的段階別の説明は、災害に対する個人と社会の対応行動を調べる場合に便利な枠組みを提供してくれる。第二章以降では、これらの時間的段階に関連する災害の体験と対応の特徴的なパターンについて述べてゆくのだが、もう一つ別の時間的枠組みも利用することになろう。それは災害時の反応全体の性状を、「覚醒（刺激に応じて活動できる覚醒状態）」、「情動（喜怒哀楽のような一時的で急激な感情）」そして「行動」の面から示そうという捉え方である。

R・E・コーエンとF・L・エイハーンは、文献と彼ら自身の研究にもとづいて、「衝撃前」「衝撃」「衝撃後」の三段階の分類を用いている〔062〕。「衝撃」の段階には、衝撃そのものと検証、救助の過程が含まれ、「衝撃後」の段階で回復の過程も扱われる。この「衝撃」の段階では、恐怖の情動が支配的で、高度の覚醒状態にあり、「英雄的」な行動もしばしば見られる。通常このあと間もなく始まる「衝撃後」の段階では、被災直後の時期の愛他的、相互扶助的な反応に続く一種の「ハネムーン（高度の適合状態）」が出現しよう。しかしその災害の報道が新聞のフロント・ページから消えるころ、幻滅的な現実直視の局面が現れる。組織的な救援体制の解除が始まり、災害がもたらした損失、変化、官僚主義的な制約などの現実をいまや直視し、解決しなければならない。バッファロー・クリークのダム決壊事故（一九七二年、アメリカのウェスト・ヴァージニア州で発生。死者数約百二十人）のあと

〔図1・2〕災害反応の経過

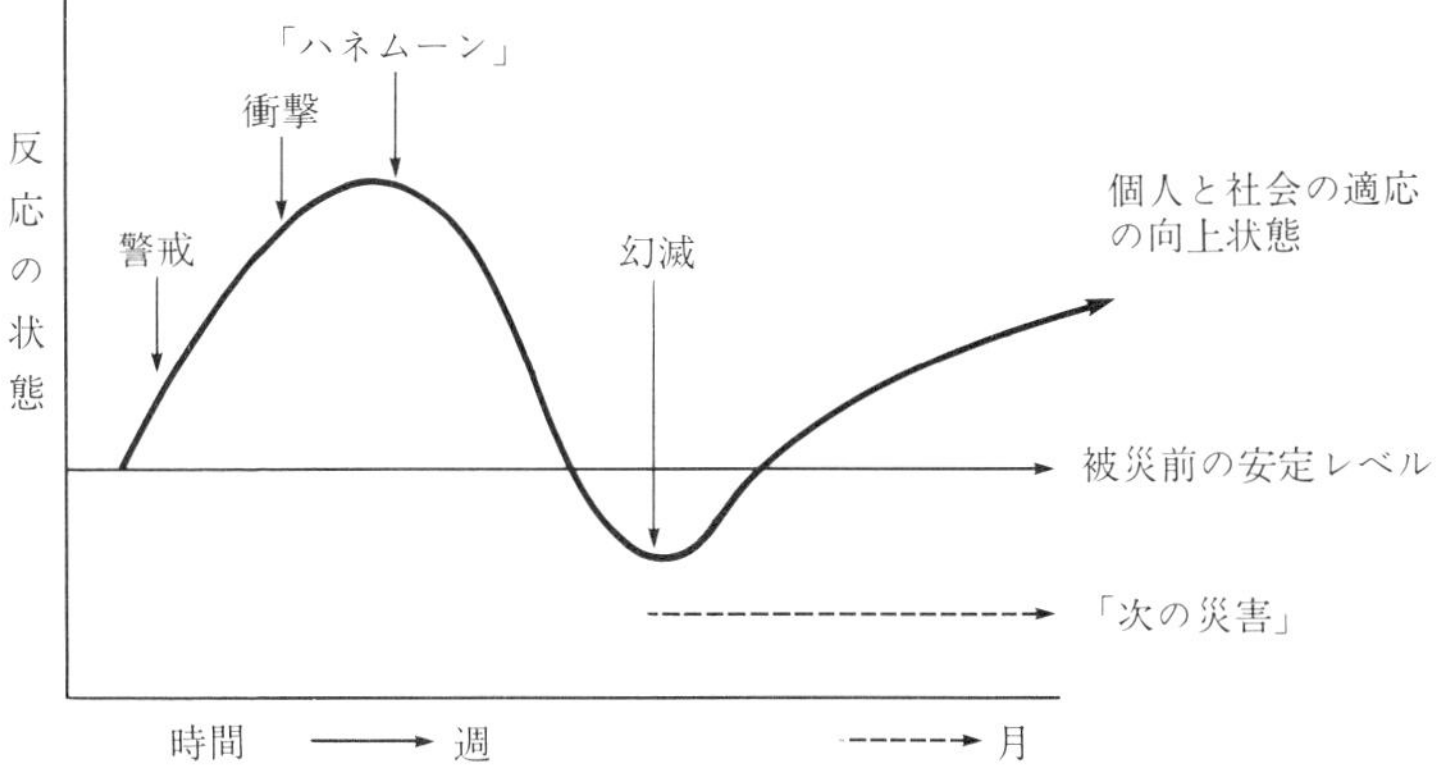

でも見られたように、被災後のこの局面で起こる問題は、ストレスが慢性化し精神的な「二次災害」を生むほどきわめて深刻なものになるかもしれない[086]。

死と破壊の脅威のなかで生き残ったことの幸福感、損失を認めたくない気持ち、災害によって社会的な障壁が取り除かれたこと、それに共通被災体験による相互連帯感の強まりなども災害後の「ユートピア現象」に寄与する。これらがいっしょに作用して被災後の病的な精神状態の緩和に役立ちうるかもしれない。しかし死と破壊による物心両面での喪失という現実、個人と社会のライフスタイルの激変という避けがたい事実、それに被災前の状態への復帰という長期的かつ不確かな問題すべてに対処しなくてはならないのである。怒りと悲しみ、それに即席的なものも専門的なものも支援体制がすべて撤退したあとの頼りなさ、こうしたことがみな幻滅的な現実感をつのらせる。この状況のなかでとくに強い影響力をもつのは、局外者の態度である。この時期になると、被災者が「自分たちはもう立ち直って平常状態を回復しているべきで、外部からの格別の配慮や支援を求めるべきではない」と

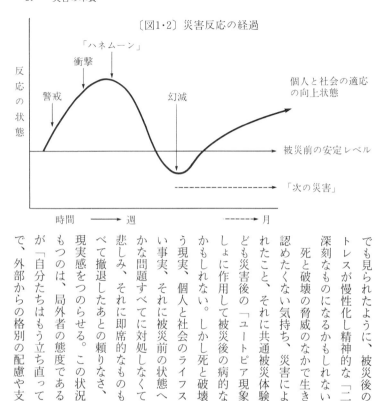

〔図1・3〕災害の空間的な拡がり（323）

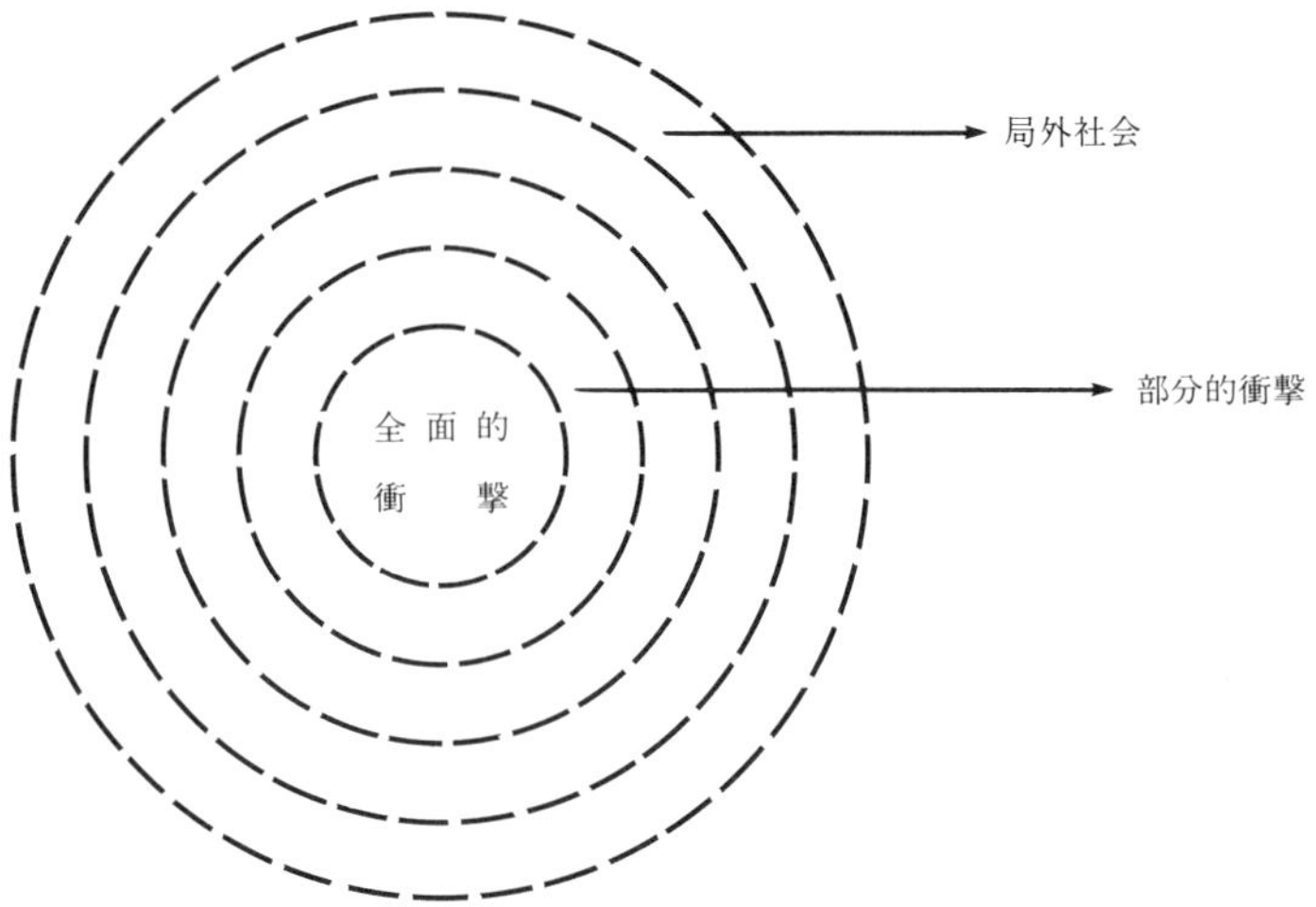

思うことを期待するような態度を、局外者は示しがちなのである。被災反応の以上のような経過を図式に示すと〔図１・２〕のようになる。

空間的な範囲　たいていの場合、災害は時間的な経過だけでなく空間的な拡がりをもつ。災害の衝撃を全面的に受ける地域もあれば、その中心から離れるにつれて影響が少なかったり、まったく無かったりする。したがって死、破壊、混乱の発生も、救助や回復の能力も、この空間的な拡がりのなかで差異が生じる。このことを図式化すれば〔図１・３〕のようになる。

例外はあるが、とくに西欧など比較的に豊かな社会での災害では、いわゆる「集中現象」が起こりがちである。これは「検証」や「救助」の活動が行われている被災の中心地域に、多数の人間が集中することである。救援を意図したり、縁故者の安否を気づかって集まる者もいれば、ただ好奇心だけの野次馬や現地取材のためのマス・メディア関係も多い。この現象は人間だけに限らず、急速な「物の集中」も起こるのが普通である。食糧、日用品から資金まで、生存のための必需品から使い古した不用品まで集中する。衣料品や家具類、それに自分の生活のなかでは廃品同様の物まで、人々は大量に寄付したがるのである。それにもう一つは被災者とその福祉に関する通信連絡を主とした「情報の集中」である〔100、323〕。

「役割」の範囲　災害時の人間の代表的な「役割」は「被災者」と「救援者」である。災害の衝撃やその結果に巻き込まれて、直接に個人的な影響を受けた者が被災者である。災害の衝撃時にその圧倒的な猛威を体験した者が、直接的な被災者であることは明らかだが、その猛威自体は体験しなくても、身内、財産、生計を災害によって奪われた者も、やはり直接的な影響を受けていて、この人たちもやや違った意味での被災者になる。救援者はまず被災者たちのなかから現れるので、一人で被災者と救援者の二重の役割をもつこともありうる。たいていの災害では、被災をまぬがれた周辺の地域から次に救援者がやってくる。その後さらに救援の役割の範囲が拡がり、医療、福祉、精神衛生、法規その他の面で長期的救済に当たる人たちが登場することになろう。

　災害時の人間の役割についてはさらに詳しく後述するが、これらの役割が必ずしも明確に分かれているのではないことは、ここで認識しておくべき最重要なポイントである。これらの役割にまつわる共有固定概念《ステレオタイプ》から、被災者は弱く、傷つきやすく、無力な者、救援者は全能、不死身、頼りになる者だと思い込むような、極端な偏見が生まれかねないのである〔266〕。A・S・クリマンは、ある水害惨事に関する研究［151］で、救助に当たった人たちを「隠れた被災者」と呼んだが、このような考え方の妥当性は後続の調査研究でさらに詳しく裏付けられている。

災害の類型

災害をその原因、性状、経過などから考えるとさまざまな分類ができるが、もっとも単純なのは「自然災害」と「人為災害」という分け方である。前者は自然力、後者は人為的な力によるものだが、ただし自然の猛威によって交通事故が起こった場合のように、自然力と人為力が結合することもあるので、この分類は便宜的なものになりがちである。災害の形態を疫病、火災、水害、通常事故などとより個別的に区別することもできるが、これでは分類というより説明になってしまうだろう。また災害の発生と経過を漸進的なものと急激なものとに分類することもできるし、死傷者数、損失家屋数、被災地域の被害総額など被害の程度による分類も可能である。

M・R・ベレンらが試みたさらに複雑な分類法では、災害を⑴対人的衝撃の程度、⑵形態、⑶発生・再発の可能性、⑷予防・制御の程度、⑸持続時間の五つのカテゴリーにもとづいて分類する［024］。この考え方によれば、人間に対する衝撃の大小、不可抗力か人災か、再発の可能性の大小、再発を制御できるかどうか、長く続くかどうかの観点から、災害が考察される。その結果得られる分類図式は、それぞれの災害を規定し、それに応じた対策を立てるための根拠として役立つだろう。しかしこの方式によって想定できる三十二もの類別は、個々の災害をどの分類枠に入れるかという点でかなり複雑なものになる。

これまで述べてきた災害の分類上の考え方は、個人的な災難にも適用できる面が多い。たとえば警戒、脅威、衝撃がもたらすストレス、検証、立ち直りなどの要素は、個人的な災難にも認められよう。個人災害でも被災当初は救援の手が集中するだろうが、やがてその被災者は現実を直視して幻滅し、怒りや孤独感を覚えるだろう。また個人災害にも天災的なものと人災的なものがあるし、再発の脅威が判っていても手の施しようのないものもあろう。警告期間が短かったり、不意打ちに襲ってきたり、予防や制御が不可能だったり、またストレス要因が強いような個人災害も、地域ぐるみの大災害と同様に、長期にわたる心身の機能障害や病的状態を招く傾向が強いのである［247］。

災害の伝承

私たちの世界は数多くの大災害を見てきた。先史時代の大災害については、地質学や考古学上の証拠から推定できるだけだが、有史以来のことについては、文献、伝承、記憶などに留められていることから知ることができる。遠い過去から近年にいたるまでのさまざまな大災害を考察すれば、災害が人間の経験のなかにどのように取り込まれるのかについての、おおよその感じがつかめよう。

疫病災害　H・トーマス著『未完の世界史』［292］のなかの「黒死病」についての記述によると、この腺ペストの疫病は長い休止期間ののち十四世紀半ばにヨーロッパ全土に流行し、人口の三分の一以上が死亡して、この人口減少は回復するのに百年以上もかかった。農地を耕す人間が不足して、農業と経済が衰退した。生き残った行政担当者たちは、感染者との接触を恐れて公務を放棄することが多かったので、社会組織そのものの損壊を招いた。貧困者や病人に接触すれば自分の生命が危うくなるのだから、この人たちは顧みる者もなく放置されたのである。この大流行はいったん収まったが、その後また再発した。たとえばイギリスでは一六〇三年と一六六六年に、スペインでは一六四七年、さらに一六五四年にはおそらく「スペイン近代史上最悪の災厄」といわれるほどの蔓延ぶりだった。ペスト禍はアメリカ大陸にもおよび原住民の多くを滅ぼした。イタリア、ロシア、フランスでも恐るべき大量発生があり、たとえば一七二〇年には、フランスのマルセーユ地方で約九万人が死亡し、官公吏、警察、医師もほとんどが死に絶えた。インドでは一八九五年のペスト禍で百万人近くが死亡した。それ以降は大量発生は見られなくなったのだが、この終熄のはっきりした理由はまだ判っていない。

たいていの災害について言えることだが、惨禍の統計的数字だけでは、その現実感と個々の人間の感情面へのインパクトまでは判らない。ボッカチオの『デカメロン』［029］には腺ペストについての次のような記述がある。「それはまず股間や腋の下の腫れ物となって姿を現す。」この腫瘍は次第に大きくなり「やがて四方八方ところかまわず増え拡がってゆく」。それから「黒い斑点」が現れるが、これは「近づく死のまごうかたなきしるし」である。ボッカチオはさらに「ペストの病毒」が人々にもたらす恐怖、そして「生き残った人々の心にさまざまな不安と妄想を生む」恐るべき「ペストの伝染力」についても述べている。民衆はなんとか生き延びようとして患者との接触に恐れおののき、死病の到来から逃げまどったのである。

一六〇三年にロンドンを襲ったペスト禍については、当時のイギリスの劇詩人トーマス・デッカーが、その人間生活へのインパクトをまことに生々しく記述している［068］。ペストが拡がると「老若男女が目の前で斃れていった。家々は荒らされ、街には略奪者が横行し、美しい娘たちも悪疫に冒されて床に伏した。……病み狂う者たちの呻き声、死に瀕した者たちの悶え苦しみ……」。その悲惨さはすさまじく「どの家でも、夫を失った妻、子を失った親、母を失った子が泣き叫んでいた」。その大量死の状況は「百もの墓穴が飢えたように大きな口をあけ、すでに十か十一ずつの屍体を呑み込んでいた」。そして日が暮れるまでに、それぞれの墓穴の屍体の数は六十にもおよんだ。当時の人々には、この悪疫の感染をまぬがれる術など知るべくもなかったので、その恐怖はなおさらのことだった。何世紀も前にボッカチオがすでに述べたように「この悪疫の前では、医師の技術も薬の効能もすべて無に等しかった」のである。

もちろん「黒死病」は数ある疫病災害の一つにすぎない。微生物、病因、疫学、公衆衛生、さらに近年の抗生物質などについての知識が進む以前はなおさらのこと、数多くの風土病や伝染病が昔から悲惨な大量死をもたらしている。しかしこれらの疫病には「黒死病」が引き起こしたほどの恐怖感は伴わなかった。今日でも「ザ・プレーグ（ペスト）」という言葉そのものにまだ恐怖感がまつわっている。現代人もエイズのような危険で恐ろしいウイルス性伝染病などに苦しめられてはいるのだが、往時の「黒死病」がもたらした精神面へのインパクトと災厄感は、比較にならぬほど強かったのである。

自然災害　火山の噴火、地震、台風、サイクロンなどは自然災害の物理的な猛威を代表する最たるものであろう。これらの災害の影響力が、その発生場所や人間の居住状況によって異なることは当然だろう。火山噴火の一つの原型は、ポンペイの記録や遺跡に見ることができる。西暦七九年のベスビアス火山の爆発で、この古代ローマの主要都市は完全に破壊された。ポンペイの考古学的発掘によって、火山灰のために被災時のままに保存された市民たちの姿が明らかになったことは、当時の文明のなかでの人間生活のみならず、その生活を呑み込んでしまったこの災害の激烈さと突発性をもうかがわせてくれる。またアメリカ大陸での考古学的な調査研究では、火山の大噴火に対する人間の長期的対応を明らかにしたものがあり、たとえば火山災害に生き残ったマヤ族の移住と、その移住が周辺社会に与えた影響などが考証されている［264］。

より近年の火山災害では、西インド諸島マルティニク島のモン・プレー火山の大爆発がある。火山の破壊力が一つの都市を全滅させたこの一九〇二年の大惨事では、火山の側面が裂けて、厚い焔の壁が人口三万人のサン・ピエール市を呑み込んでしまった。たまたま港に停泊していた船の船長は、町全体が自分の目の前で消滅してしまったと述べている。ガスと過熱状態の水蒸気が混じった推定摂氏千度の白熱の溶岩流が、ハリケーン並みのスピードで殺到した結果、ほとんどの犠牲者はいながらにして即死したのである。三万の市民のうち生き残ったのは、わずか二人の男性だけだったが、その一人は奇跡的に助かった靴屋、もう一人は古めかしい独房で絞首刑の執行を待っていた殺人犯だった。三日後に救出されたこの死刑囚は「自分の体が焼け焦げる匂いがして……やがて助けを求める自分の叫び声のほかは何も聞こえなくなった」と語っている。この大惨事の人的被害のほとんどは、市当局が事前にこの災害の脅威を認めようとしなかったためのものである。そして大災害の当たり年になった一九八五年の十一月には、コロンビアのネヴァド・デル・ルイス火山の爆発が引き起こした火山灰と泥の一マイルにもおよぶ流れが、アルメロの町を呑み込んで、少なくとも二万五千人の住民が死亡し、さらに多くの人々が負傷したり、家族や住居を失った。この惨状は「さながらダンテの『神曲・地獄篇』」「泥の大虐殺」「この世の終わり」などと述べられている。

火山爆発の猛威はすさまじいが、これにはなんらかの警告、予期、そして被災をまぬがれる機会がともなうことが多い。しかし一九八〇年のアメリカのセント・ヘレン火山噴火のように、壊滅的な破壊や人命の損失はなかった場合でも、それに巻き込まれた人々は心傷とストレスを受ける［005］。

大地そのものが揺れ、裂けることの不安と恐怖は、火山爆発とはまた違った災害の恐ろしさである。地震が都市や人口密集地を襲うと、大きな建造物が倒壊し、交通・通信網も崩壊し、時には大火が発生して最終的な人的・物的被害が激増することがある。

一九〇六年のサンフランシスコ震災は、死者の数ではとても最大級とは言えないが、地震災害の好例ではあった。地震に先立って轟然たる響き、鋭く裂くような音、重苦しい地鳴りが聞こえて、この音響が「地震そのものほど恐ろしい」こともある。直撃波なら上下動になり、衝撃波なら横揺れが拡がる。人々はこのような振動そのものと、振動が建物や乗り物など構造物におよぼす影響を身に受けて、恐れおののく。四月十八日の早朝五時直後に起こったサンフランシスコ震災では、激しい揺れで眠りを覚まされ茫然となった人たちが多かった。家具は倒れ、ベッドから振り落とされた人もいるほどだった。大きな建物が揺れ、ついには倒壊して、居住者を下敷きにしたまま瓦礫の山と化し、生存者の存否も知れないありさまだった。大邸宅も掘っ建て小屋も同じように倒壊し、鉄道のレールはねじ切れて「まるで鉄の蛇のように鎌首をもたげ、その上に高架電線が垂れ下がってショートし、目が眩むような火花を散らした」〔329〕。

サンフランシスコ震災では、被害の原因の最たるものは火災だった。五十か所以上から上がった火の手がいっしょになって「巨大な焔の津波」となり、地獄の業火のように手のつけられない状況を呈した。消防設備の不足と、水道本管が大きな地割れですべて破裂したため、消火の水が得られなかった。この火災が完全に鎮火するまでの四日間にさらに多くの死と破壊がもたらされた。倒れた建物のなかに閉じ込められ、火災が起こらなければ救助できたはずの多くの人たちが焼死したのである。二万八千の建造物があった市内四平方マイルが壊滅し、二十万人が住む家を失ったと推定されるのに、死者がわずか四百五十人だったことが信じられないほどであった。しかしサンフランシスコ市民が示した勇気と回復力にもかかわらず、彼らが受けた心傷も測り知れないほど大きかったはずである。

さらに大きな心傷要因をもたらした地震がある。一九二三年に東京の大半と横浜を壊滅させた関東大震災では、死者十四万人、重傷者十万人と推定されている。この地震は規模も震度も強大で、大地には大きな起伏が生じ、巨大な地割れは人間や乗り物を呑み込み、建物を倒壊させた。火災、津波建造物の倒壊でさらに死傷者の数が増えた。一九六〇年のチリ地震では四千人が死亡したほか、津波を引き起こして遠く離れた日本にまで被害をおよぼした。昔からの地震多発国ペルーを一九七〇年五月にまた襲った震災では、海岸線六百マイルにおよぶ沿岸地帯と広大な内陸部まで被災した。沿岸部でも内陸部でも死者が出たが、内陸の山岳地帯で続発した山津波による被害はとくに甚大だった。その一つは行く手の村々を丸ごと呑み込んでしまい、この地方で「巨大な魔の手」と呼ばれるその猛威を、恐れおののく住民たちにまざまざと見せつけた。多数の被災者が孤立して救助の手が届かなかったことも確実に被害を増幅し、死者総数は五万人以上にも達したのである。一九七二年のクリスマス直前の地震では、ニカラグアの首都マナグアがほぼ全滅し、死者は一万一千から二千人におよんだ。市立総合病院を含む市内の建造物が多数倒壊し、同市の人口の七五パーセントに当たる三十万人以上が住む家を失った。一九七六年には、中国の人口密集地を襲った地震で、七十五万から百五十万の人命が奪われた。翌一九七七年のルーマニアの地震では千五百人以上、一九八〇年の南部イタリア地震では約二千六百人が死亡した。一九八五年九月、メキシコ市を襲った大地震は、悲惨な死傷と長時間の生き埋めを数多く引き起こし、死者数は約二万人に達し、十五万人におよぶ人々が住む家を失った。地震の場合でも、被害の数字だけではこの災害がもたらす恐怖や悲嘆の実態を表わすことはおぼつかない。このような感情は、多くの死と破壊に起因する病的な精神状態だけではなく、大地と住み場所にまつわる安心感が根底からくつがえされたことにも結びついている。（訳者注　一九八八年十二月のソ連アルメニア共和国の大地震では、少なくとも二万五千人以上が死亡した。また「救援の集中現象」のなかで、ソ連とユーゴスラビアの救援機各一機が墜落し、計八十五人が死亡する二次災害をもたらした。）

サイクロン、ハリケーン、台風、大竜巻などの暴風雨は、また別の脅威と荒廃をもたらし、大水害の引き金になることも多い。建造物を倒壊させ、重量物をまるでおもちゃのように吹き飛ばす暴風雨の猛威は、被災者たちが如実に伝えている。一九七二年にハリケーン「アグネス」がアメリカを襲った時は、暴風雨のため多くの住宅地が破壊され、あとに続いた洪水でさらに多くの住宅地が少なくとも一時的に居住不能になり、結局七万二千人以上が住む家を失った。死者数こそとくに多くはなかったが、物心両面での立ち直りには長い時間を要した。一九七四年の中米ホンジュラスのハリケーン災害は、死者推定八千人、家を失った者四十万人以上という大被害をもたらした。住居の脆弱さと応急設備の不備が被害を大きくし、いたるところに放置された遺体は猛暑のなかで腐敗し、コレラなどの伝染病の脅威も加わって、被災後の日々も惨状が続いた。

同じ一九七四年のクリスマス・イヴからクリスマス当日の朝にかけて、オーストラリア北部のダーウィン市がサイクロン「トレーシー」によって無残に破壊された。ちょうどクリスマスというタイミングが、この災害体験全体をこの世のこととも思えないような感じにした。推定時速二百五十キロを超えたこのサイクロンの荒々しく威圧的な音、風雨の猛威、堅牢な建造物の倒壊はまことにすさまじいものであった。「サイクロンの猛威をまともに受けて、窓がこわれ、屋根をはぎ取られた家々はついにばらばらになった。真っ暗闇、しのつく雨、吹きすさぶ風のなかで、被災者たちは自分の家の廃墟に取り残された。……幼な児は親の腕からもぎ取られ、一生の財産も吹き飛ばされてしまった。……この恐怖の試練が四時間続いた」あとで、ダーウィン市がサイクロンの「目」のなかに入ったので「死のような静寂が訪れた」[278]。不気味な静けさが続いたあと、こんどは反対方向からの暴風が以前にもまさる勢いで吹き荒れて、数時間後にようやく収まるまでにさらに死と破壊をもたらした。この災害の衝撃が過ぎたあと、人々は避難場所から出てきて、自分の住居ばかりか全市が廃墟と化したなかで、クリスマスの当日を迎えたのである。死者は六十五人、重傷者は百四十人にすぎなかったが、同市の全人口四万五千人の大半が住む家を失った。被災後、三万五千人以上がもっとも近くても四千キロも離れた南部の諸都市に立ち退いたのだが、なかにはそのまま帰ってこなかった人たちもいれば、同市が再建されてからまた帰ってきた人たちもいる。この災害によって市民の平穏な日常性は崩壊した。そして、どの災害でもそうなりがちだが、被災者たちにとっては同市が再建されたあとまでも、この災害が忘れ得ざる思考の回帰点になったのである。

大竜巻もとくに恐るべき暴風雨災害の一種である。警戒するいとまもなく、信じがたいほどのエネルギーを内蔵して旋回する巨大な漏斗型の雨雲が、人間、建造物、自然物の区別なく破壊しながら、地上を移動してゆく。一九七九年、アメリカのテキサス州ウィチタ・フォールズを襲った場合のように、周りの人家はばらばらに壊れ、子供は親からもぎ取られ、人間も車も空中に舞い上がり、負傷者や家を失った人たちは数千人にもおよぶことがある。

世界各地に周期的な荒廃をもたらす大規模な森林・林野火災のように、火災という災害はまず自然災害として発生することがある。オーストラリアの叢林地帯などでは、火災がその地方の生態環境の一部になっている。長い旱魃期による極度の乾燥と夏の熱風によって、火災の発生がほぼ避けがたい状態になるのである。一九八三年の「聖灰水曜日（キリスト教の受難節の初日）」にオーストラリア南部で爆発的に同時発生した多数の火災は、このような状況下でのことであった。なかには人為的に発生したもの、また電線のショートによるものもあったが、これらの火災のほとんどは、乾燥と猛暑と熱風がいっしょになって、三か月も雨が降らずに一触即発の状態になっていた叢林を燃え上がらせたのである。消防隊や住民の勇敢な努力にもかかわらず、いったん発生したこれらの火災はすぐに手のつけられぬ状態に燃え拡がった。焔、煙、灰塵のため視界はゼロ、被災地域の無線通信は杜絶し、火の手の方向や速度を伝えることができなくなった。火焔は地上八百フィートに達し、燃えちぎれたユーカリ樹などが巨大な火の玉となって、ものすごい勢いで飛び回った。火の手が避難途中の車に追いつき車ごと焼死させたり、近くの部落は無傷だったのに火の手の向かった所では家ごと焼死した例もあった。置き去りにされた家畜もそのまま焼死した。焦熱をのがれようとして下水溝に伏せたある若い夫婦が、熱と煙のため抱き合ったまま死んでいるのが、あとになって発見された。この大火災がようやく収まったあとには、まるで焰にあぶられた一枚の紙のように黒焦げの荒涼たる焼け跡が残った。死者七十二人、焼失家屋二千戸以上、それに三十万頭以上の羊と牛が失われた。一九八五年にカリフォルニア州南部の各地に甚大な被害をもたらした森林火災でも、同様なパターンの破壊と恐怖の状況が見られた。

これまで述べてきた自然災害では、自然環境が極限状態になり、通常なら人間を育んでくれる自然そのものが、人間に反逆した場合のすさまじさを見せつけている。このような出来事の意味づけをしようとして、太古の人間は自然の猛威を神の仕業だと解釈する伝説を生み出した。神なら生贄を捧げたり、行いを正すことで宥めることもできようし、時にはだますこともできようから、自然災害を神の仕業と考えることによって、人間はある種の自己統御感を得たのである。ハワイでは今日なお教養人のなかにさえ、火山の女神ペレを信じている者がいると言われ、火山から流れ出た溶岩に供え物を捧げる儀式が行われている。火山の噴火や溶岩の流れは今日の科学技術でもコントロールできないことが、このペレ信仰を支えているのである［159］。

人為災害　人為的な災害といえば一見して主に近年の所産と思われそうだが、死と破壊、喪失と悲嘆、立ち退きと再定着の問題をもたらす最たるものは、古来戦争という形で発生する人為災害と結びついている。直接的な白兵戦であれ、現代兵器によるものであれ、人間同士の殺傷行為は残酷な身体損傷と時ならぬ無残な死をもたらす。このような死には医師による治療や哀悼の儀式を行う機会が少ない。そして当然のことながら、戦争は住居と生活、さらに数多くの非戦闘員の生命まで奪ってしまう。災害に対する精神反応についての私たちの理解の多くは、戦争に対する人間の反応を理解し統御することの必要性から生まれたものである。しかし戦争によって心の傷を創り出し、また恐るべき新形態の戦争を生み出す人類の能力もまた累乗的に増大してきている。

人為災害のさまざまな形態のなかでも、大きな建造物や都会そのものを焼き尽くす火災は恐るべき破壊力をもっている。その猛威はたとえば一六六六年のロンドン大火の記録などに鮮やかに描出されている。巨大なビル、大ホテルなど人間が密集している二十世紀の建造物での火災は、新たな次元の恐怖と心傷を生む結果となっている。このような火災については、たとえばアメリカのナイトクラブ「ココナット・グローヴ」火災（一九四二年、ボストンで。死者約五百人）、同じくナイトクラブ「ビヴァリー・ヒルズ」火災（一九七七年、ケンタッキー州で。死者百六十四人）などの生存者の報告があるし、また映画『ザ・タワーリング・インフェルノ』など戦慄的なフィクションの形でも描かれている。息ができない煙、焔、焦熱、それに崩壊する建物のなかに閉じ込められて逃げ場を失うことなどがすべて、死傷と破壊の脅威をもたらすのである。

人工的な構造物の崩壊は、建築上の不備や物理的な異常力が加わることによって起こりうる。橋梁、炭鉱、ビル、ダム、鉄道などすべてこれまでに大惨事をもたらしてきたが、この種の崩壊事故のもっとも恐るべきものは、放置された廃棄・堆積物の崩壊によって起こっている。一九六六年、イギリスのウェールズ地方アバーファン村で、豪雨のため崩壊した鉱滓の堆積が巨大な山津波となって、村の学校を押し流し、この村の学童の半数近く百十六人を含めて百四十四人が死亡した。またアメリカのウェスト・ヴァージニア州バッファロー・クリークのダムは「多量の鉱滓と沈泥と水でできた黒い廃棄物の巨大な溜まり」〔087〕だったが、一九七二年の二月のある朝八時に、折からの豪雨のなかで大決壊し、推定一億三千二百万ガロンの黒い泥流が、アパラチア山脈中の狭い渓谷沿いの炭鉱地帯に殺到し、家屋、ビル、車、そして住民もろともいくつかの集落を呑み込み、押し流した。泥の奔流の行く手の住民のなかには、けわしい崖をよじ登って助かった者もいたが、そうはできなかった者も多かった。家族、隣人、友人たちが目の前で押し流されてゆくのを目撃したり、これらの犠牲者のねじ曲がった死体を後日ぬかるみのなかで発見した者も多かった。約百二十人の死者を出したこの恐怖の体験の生存者たちについての記録では、この災害が「大いなる人間の苦しみをもたらし、自然だけでなく被災者すべての心のなかにも醜い傷跡を残した」のである〔086〕。前出のダーウィン市のサイクロン災害についても、同じように「生き残った人たちが心に受けた損傷はとても計算できない」〔278〕と述べられていることは興味深い。バッファロー・クリークの災害は、被災地域社会の解体と社会的連帯の喪失をもたらしたが、程度の差こそあれおそらく同じようなことがダーウィン市でも起こったであろう。この二つの災害のいずれも、そこに住む個人のアイデンティティとその地域社会組織の一部になっていた周囲の環境が失われたことによって、死、破壊、喪失、悲嘆がさらに深刻になったのである。

交通機関の災害もよく起こるが、さまざまな運搬手段による人間の輸送量の厖大さからすれば、その危険度は概して低いのである。航海史のなかの無数の海難事故は、海のもつ自然力に対する船舶のもろさを立証している。「不沈」といわれた「タイタニック号」の沈没事故（一九一二年。死者千五百人以上）は、その死者の数では最悪ではなかったが、戦時、平時を通じての一大海難事故として伝説化している。どの家庭もその親族・縁者のうちの男性の少なくとも一人を海難で失う可能性があるというノルウェイのような海国では、海での死は日常事として受け止められている。漂着した水死体の「迷える魂」についての扱いや特別の儀式まで現に行われているのである[114]。溺死にはもがき苦しむ恐怖がまつわったり、静かに海底に消えてゆく姿が想像されたりもするが、海難の悲惨さの一つに家族の破局にかかわるものがある――巨大な客船「タイタニック号」とともに沈んでゆく夫や父を、ライフボートのなかでなす術もなく見守った妻や子供たちのように。

鉄道災害にはさまざまなイメージがまつわる。一九八一年、インド北部ビハール州で死者数百人を出した惨事のように、列車が脱線して谷底や激流のなかに転落した事故、一九四四年、イタリア南部の山中のトンネルで急行列車が立ち往生し、乗客五百人以上が一酸化炭素中毒死した事故、一九七七年、オーストラリアのグランヴィルで脱線した列車が橋の支柱に激突し、落下してきた巨大なコンクリート・スラブが客車を押しつぶし、八十三人が死亡した事故など。このほか、衝突から飛び込み自殺にいたるまで、鉄道にかかわるより小規模な事故が無数にある。

航空災害は航空機の大型化が進むにつれて増大している。人間の過失、特異な事情、時には自然力などその原因はさまざまだが、航空機事故はかならずしも搭乗者全員ではないにせよ、たいていは大量死につながる。大型航空輸送の始まりである飛行船「ヒンデンブルグ号」（一九三七年、アメリカで炎上。死者三十六人）から現代のジャンボ・ジェット機にいたるまで、航空事故による人命損失の潜在的な危険性はますます増大してきて、視界不良や氷結などの自然条件、人間の過失や故意の行動などがさまざまな航空災害を引き起こしてきた。たとえば一九七七年のカナリア諸島テネリフェでのジャンボ・ジェット機同士の衝突惨事では五百八十三人が死亡し、一九八二年、ワシントンのポトマック河への墜落事故では、死者数こそ七十八人だったが、爆発炎上のなかと氷結した河のなかとその死に方こそ違え、いずれの場合もそれは恐怖にみちた死であった。

一九七九年、南極大陸の観光飛行中に墜落し、二百五十七人が死亡したニュージーランド航空DC－10機の場合のように、大型の国際便旅客機の事故では、故郷を遠く離れた多数の見知らぬ外国人同士の間での惨事ということになろう。航空事故による死は、身体の損傷がひどいことが多い。また家族が遠く離れていて、それと識別できる身内の遺体を見ることができない場合には、なかなかその事故の現実感がつかめないこともあろう。

自動車は現代人にはなじみの深い乗り物だから、その事故はとくに人間感情を喚起することが多い。先進諸国では自動車事故による死傷者数は他のほとんどの災害のそれをはるかに超えており、たとえばオーストラリアでは、過去十二年間の自動車事故での死者数は、第二次世界大戦の同国の戦死者数を上回っている。なかでもスクール・バスの事故は、幼い者の死傷と、子供とその未来への期待の喪失に直面した家族のはげしい悲嘆を引き起こす、もっとも悲惨な自動車事故の一つである。いずれにせよ自動車災害は、犠牲者の家族に強烈な私的悲劇をもたらし、人間社会での個人的な災害体験の発生源の最たるものである。

技術の発達とともに、新たな災害の可能性が増大してきたが、この種の災害ではとりわけエネルギー開発に関連するものが多い。たとえば大地の掘削は昔から落盤・生き埋めによる死亡事故の発生源であった。そして一九八〇年の北海での石油採掘リグの転覆事故は、構造物が海の力に屈伏する恐るべき状況を例証した。さらにアメリカのスリーマイル島原子力発電所で、一九七九年に起こったあわや放射能による大惨事が恐れられた事態が示したように、原子力の場合はその恩恵とともにその危険性をも併せて考える必要があろう。（訳者注　北海油田では一九八八年七月にも採掘リグでのガス爆発事故が発生し、百七十人が死亡した。また一九八六年にはソ連のチェルノブイリ原子力発電所の爆発事故が起こり、推定死傷者三百数十人を出し、その放射能汚染は地球規模に拡がり、甚大な被害と脅威をもたらした。）

毒性の化学物質と廃棄物は、人間とその環境に対して災害をもたらす潜在力をもっている。その影響が緩慢で遅発性の場合でさえも、きわめて有害かつ脅威的な災害になりかねない。インドのボパールのユニオン・カーバイド工場から有毒ガスが流出し、死者二千人以上、視力喪失などの疾患・負傷の犠牲者多数を出した一九八四年の人為災害は、化学物質による惨事としてはこれまでで最悪のものである。この災害の恐ろしさと予防と制御の対策が無効だったことは、科学技術の進歩の陰にひそむ危険性を浮き彫りにした。技術のもたらす利益や生産コストなどの要因も考慮されねばならないにしても、マス・メディアによってまざまざと報道されたこのような人命のコストはなんとしても抑止されねばならない。

第三世界での災害を特徴づけるのは、損害の甚大さ、飢饉、それに自然の脅威の集中がめだつことである。たとえばアフリカのビアフラでは、戦争と飢饉がいっしょになって襲った結果「近代史上最悪の栄養災害の一つ」〔046〕と呼ばれる事態を呈した。子供たちは年齢の高低を問わずみな栄養失調状態になり、それに貧血、伝染性呼吸器疾患、結核、マラリア、消化器疾患その他さまざまな病気が加わった。そしてビアフラ住民へのストレス要因には飢餓とそれが生む不安焦燥だけではなく、戦争がもたらす暴力と死、爆撃、難民収容所への移住、家族の絆と日常生活の崩壊まで加わったのである。まさに全住民があらゆるレベルで広範な大災害をこうむった。より最近では、エチオピアの飢饉が同じアフリカの別の人間集団に同様な災害をもたらした。バングラデシュもまたもう一つの「多発する災害によって引き裂かれた国」である。人口過剰と食糧不足に苦しむ国民は、台風や洪水のみならず、紛争、政治的不安定、社会的混乱などの追い打ちをかけられている〔091〕。このような社会その他の混乱状態はきわめて広範囲におよび、生存のための賃金労働、それも複数の家族構成員の労働に依存する世帯が目に見えて増加している。その結果、家族制度そのものに重大な影響がおよび、家族関係の性格が変化しつつある。このような社会では、生きるということ自体が災厄との絶えざる闘いのようなものなのである。

現代史のなかで特筆すべき二つの災害がある。それはただ当該被災者たちのみか、その恐ろしさと規模の大きさのために、人類の歴史の歩み自体にも衝撃を残している。その一つは「ザ・ホロコースト」で、六百万人のユダヤ人を含む無数の人間の抹殺が、計画的に、残酷に、もっとも非人間的かつ戦慄すべき状況のなかで行われた。もう一つはヒロシマとナガサキの原爆投下で、その結果は両市の壊滅と多数の市民の悲惨な死傷であった。被爆者は自分の心身に永久に消えることのない「死の刻印」を刻まれたのである。この想像を絶するカタストロフィについてはR・J・リフトンがこの悲劇の恐ろしさがまざまざと感じられるほどの鋭利かつ感受性豊かな記述によって、その真実を伝えている［166］。

災害と地域共同社会

警戒、衝撃、余波など災害の各段階での状況は、被災した地域共同社会がもつ性格によって大きく影響されよう。その社会の構造や対応能力、機能性の有無がきわめて重要な意味をもつのである。たとえば低開発国では災害の影響はより深刻になるだろうし、医療や技術のニーズに対応する能力はより劣ることになるだろう。

一つの地域共同体がもつ機能性のパターンが、災害への対応の在り方にどのように影響するかについては、前出のマナグア震災を事例とした研究がある［146］。この被災地域の住民は同族関係で結ばれた大集団で構成されていて、それぞれの住民が自分の属する集団の全員に対して強い連帯責任意識をもっていた。そのため被災者の七五パーセント以上が、被災後には同族の者の世話を受けたのである。このことはまた、同族の絆と同族者の困窮への配慮が、他のより重要な任務より優先するということにもなりかねず、実際に公務より同族への責任を優先させた公務員が多かった。福祉体制が整っていないため、震災で職を失った人たちへの食糧などの供給は行われず、略奪が一種の公認行為となり、他人の財産でも勝手に奪い取った者の所有となった。

地域共同体がもつその他の特徴も重要である。たとえばその社会の情報伝達のパターンや方法、災害についての警報や指示を発する当局者の考え方や信頼度、生活様式や民族的な諸問題、またその社会が依存的か自立的か、農村型か都会型かなどの特徴である。災害から社会を守るための古来の予知方法や儀式などと同様に、その社会が災害をどのように解釈するかもまた重要な点であろう。その社会のまとまりや分裂の程度も、災害への対応と立ち直りに影響するだろう。そしてまた、個人的な災難であれ、地域ぐるみの災害であれ、それに遭遇した個人の性格と対応能力の問題も、その個人の適応と長期的な順応を左右するだろう。いかなる災害にあっても、このような背景的可変要因を理解し、考慮に入れることが必要なのである。

災害の疫学

公衆衛生の観点から災害の意味するところを探るのが災害疫学である。疫学的な諸指標は、災害の予防・救済策を講じたり、その効果を評価するうえで価値があり、とくに災害による死亡率や症状の発生率をはっきり把握することを可能にする［163］。もっとも公的な記録・統計制度が不備な国や、災害自体が保健衛生施設に重大な支障をもたらした場合には、適切な疫学的データの収集が困難なこともあろう。

死亡率はたいていの場合には明確に記録されるが、それも災害の規模に左右されることがあり、大量死が発生した場合など、身元など不明のまま多数の遺体を埋葬する事態も起こりうる。死亡の様態別、死因別分類は、死傷者数の予測を可能にするなど、将来の災害管理のための重要なデータを提供することができる。たとえば地震の場合、倒壊家屋百戸当たりの死者数が判れば、建造物の適否を示す指数として利用できよう。地震の場合は負傷率が高くなる傾向があり、低開発国での地震では死者一に対して約三人の負傷者が出ると推定されている。地震以外のたいていの災害では、治療を要するほどの負傷者の数は死者数と比較してもっと少ないのが普通である。つまり死亡するか、または無傷で生き残る者が多いのである。年齢別の死亡率が得られれば、災害の犠牲者になりやすい年齢層を特定するのに役立つかもしれない。たとえばある種の災害では乳幼児と高齢者の死亡率が高いということもありうる。このような知識から死亡原因上の諸要素が明らかになり、将来死亡率を減少させることが可能になる場合もあるだろう。また水害などで、その災害の種類によって予測されていた以上の死者が出た場合には、警報が遅れて避難が間に合わなかったことを示すことになろう。

災害の衝撃が過ぎたあとの死亡率については、これまであまり解明されていないが、ただ無傷で助かった者の四分の三以上が、衝撃後三十分以内に実際に救助活動をしたり、またはしうる状態になると推定されている。この人たちはみずからを守り、自分の生存を確保するのにふさわしい状態にあることが多く、もし人工呼吸や応急手当ての基礎について適切な訓練を受けていれば、重傷を負い手当てを待っている人たちの死亡率を減らす可能性がある。

災害に関連した身体衛生面での罹患率は通常は比較的低い。洪水その他多くの災害のあとの罹患率は〇・二から二パーセントの間に収まる傾向がある。応急医療が必要な緊急事態は、たいてい災害後五日から八日以内で終わるが、被災地が外部から孤立した場合には負傷者の手当てがさらに遅れることもあろう［163］。

災害の種類によって特定の種類の負傷が多く発生し、その治療対策が逼迫することがある。たとえば前出の「聖灰水曜日の大火」のあとの被災地域の火傷治療体制は、同地域の恒常的な火傷治療のうえに、さらに多数の重傷の火傷患者が加わったため大いに逼迫したのである。また焔、煙、灰塵、飛来物などによって目を冒された者が多数出たので、点眼薬品も早々に底をついた。それでもたいていの災害では、罹患率はかなり急速にほぼ平時の状態に復するものなのだが、ただ一つだけ重要な留保事項がある。それは後章において詳しく検討することになるのだが、災害によるストレス作用が罹患の状態、治療の受け方、それに死亡率にまで重大な長期的影響をおよぼすということである。

伝染病と栄養の問題は、被災後の疾病と死亡をもたらす重大な二次要因となりうるものであり、したがって特別の対策を必要とするだろう。人為的な災害では、たとえばボパールのユニオン・カーバイド工場の惨事の劇毒性ガスのように、個々の災害のもつ特殊性が疾病・死亡の二次要因になりうる。戦争、内乱、テロリズムなどは、大規模な交通災害や建造物倒壊の場合と同様に、死傷率が高いので、専門的なレベルでの本格的な医療対策が必要になるだろう。これらの災害はすべて、災害管理を理解し計画するために重要な、疾病、死亡、保健衛生などの個別的な諸相をもっている。そして災害疫学という発展しつつある研究分野について言えるもっとも悲劇的なコメントは、そのデータが究極的な核戦争という事態での死傷者数の想定やその対策に役立つと、多くの人々が考えていることであろう。

災害の精神的問題点

この世界の災害について以上のように見てくると、災害がもつさまざまなイメージが提示され、それが災害がおよぼしうる精神面への影響とその結果についての考察への手掛かりになる。災害のストレス作用については、一般的にもまた被災体験者自身によっても広く認識されている。しかし災害を精神面から考察するさいに、いちばん大きい意味をもつのは人間精神の復元力、苦難を克服する勇気、不屈と忍苦の精神、愛他的また英雄的な精神である。カタストロフィは忘れてしまうことはできないにしても、それを克服して生き続けることはできるのである。

災害とその結果の精神社会学的な諸相について、今日までに知られている多くのことを検討してまとめること、災害の予防と制御、さらにさまざまな日常災害に対処するさいの配慮と感受性の育成などのための基本的な考え方を提供すること、それがこの本の意図するところである。このことに関連して、これまでの災害現象の精神社会学的な面の研究から次のようないくつかの基本事項が導き出される。

1. さまざまな災害について、個人と集団の行動と反応が調べられた結果、数多くの共通テーマが明らかになっている。
2. 災害の予期・管理の指示、救助・復旧作業の立案、生存者の長期的適応への指針の策定など、災害対策に従事する人たちの行動形態という観点からも、災害を研究することが可能である。
3. 災害は一つのまとまったストレス要因として、階層も付帯的な事情も多種多様な数多くの人間に全体的に影響をおよぼす。だから災害をストレス要因として考察することが有意義なのである。災害がもつこの特殊性のために、ストレス全般とりわけ日常生活上のストレスとその作用を理解するうえで、災害の研究が大いに役立つ［182］。
4. 災害に関連して、または災害後に一連の精神的、対人的な諸問題が起こる。被災時や被災以前のどのような要件が、これらの問題の成因になるのかを見定める観点から、災害を考察することができる。この考察から得られた知識は、災害がもたらす病的状態の予防策の策定に役立つし、その治療のための方策を立てることも可能になる。

災害という領域での考察から得られた知識は、より小規模な個人的災難に適用して、日常的な災厄についての理解と管理の向上に役立たせることができる。

5.

もちろんこれらの基本事項だけが、災害がこれまで社会科学系その他の研究者にとってきわめて魅力的な研究対象であった唯一の理由ではない。なぜ災害が人間の好奇心と関心をそそるのかを考えてみると、いくつかの重要なテーマが浮かび上がってくる。

災害にともなう死傷と破壊は、比類のないほど恐るべきものではあるが、同時に魅力的でもある。災害の現場には怖いものを安全な距離を置いてじかに見ようとして、群衆が押し寄せる。崩壊したり焼失した被災地のすさまじさを報道する新聞は、売上げを伸ばすためもあって、死と破壊をまざまざと詳細に描き出す。人間はみずから観察し現認することによって、恐ろしいものを克服するとともに、死に直面してしかも助かったことによって、みずからの生命と力を再確認しようとするもののようである。つまりこのようなプロセス自体が、一種の代償的な死の克服という意味をもつのである。

しかし災害の魅力にはもう一つの面がある。それは身の安全は確保したままで死と破壊の現場に臨むことで、人間心理の「攻撃性（相手に敵対し破壊的な行動をする傾向）」を空想という形で代償的に充たすことができることである〔328〕。このことから災害が喚起する興奮現象の一部は説明がつくし、また災害による損傷を癒し破壊を修復しようとする関与者すべての緊張と強烈な衝動にも理由づけができよう。

災害はまた人間の無力感を強める。しかし災害に対処して行動すること、つまり救助、復旧その他さまざまな災害対策の企画や活動に従事することで、手の施しようがないような事態になんとか対処することになり、このことが無力感の克服に役立つのである。

もう一つ考察に値することは、災害がもたらす覚醒と興奮である。このような心理状態は、災害に直接影響を受けた人たちに共通する警戒反応の一部であり、これは自分自身と自分にとって大切な他者を守るための適切な行動を促してくれる反応である。この覚醒と興奮の状態は、救援に駆けつけた人たちの間にも拡がってゆく。そしてまた、生き残った者たちの興奮がある。これは死んだのが自分ではなかったことを喜ぶ昂揚感であって、おぞましいようではあるが自然な感情なのである。災害の猛威との闘いに、なんらかの寄与ができると感じることからくる興奮もある。これによって無力感をまぬがれることもできるのだが、もしこの寄与ができなければフラストレーションが残ることになる。そしてまた被災者と救援者の間には、体験の共有からくる強い肯定的感情と、積極的な集団活動のプロセスからくる感情的な結びつきが生まれる。このような要素がいっしょになって、災害に関与すること、とくに救援の役割に関与することが、おそらく日常生活上の何事にもまして重要であり、やりがいのあることのように感じられるのである。

テレビで災害報道を見る場合のように、上記のような感情はすべて代償的に起動させることもできよう。大惨事をテーマにした映画や読み物が魅力的であり、きわめて人気があるという事実は、少なくとも部分的には、この代償行為という考え方で説明がつく。この場合は、災害の実態からの個人的な距離はさらに隔たるのだが、死傷、攻撃性、興奮、生存などの感情を充分に満足させる機会は得られる。無数の人々がこの機会を楽しんでいることが、人間にはこのような感情領域に空想を走らせたいという気持ちがきわめて強いものであることを裏づけている。

災害の脅威と心傷

災害がもたらす危険性、災害の衝撃とともに作用するストレス要因、災害から生まれるさまざまな心傷などの考察から、次のようないくつかのテーマが提起される。これらのテーマは、災害の精神社会学的研究の分野でこれまでさまざまな形で探究されている。たとえばこれらのテーマは、ノルウェイの研究者たちによる前出の北海油田の惨事についての調査研究の中心課題であった［133］。

1．**死と生存**　死の脅威、または重傷や死を招きかねない肉体損傷の脅威は、たいていの災害に内在している。ある個人またはその個人の身内の者が実際に負傷したり、死の脅威にさらされる場合もあるし、たとえこのような直接的脅威はまぬがれたとしても、他者の死傷に直面する場合もありうる。この死の脅威とコインの裏側のような関係になっているのが、生存という問題——自分以外の人間の死のなかで、自分は生き残ったという複雑な意味をもった問題——である。また死亡した者、死をまぬがれた者、救助された者、されなかった者、災害の責任を問われる者、問われない者などに関して、さまざまに異なる脅威やストレスが認められよう。

2．**喪失と悲嘆**　たいていの災害は喪失の脅威と実際の喪失、さらにそれにともなう悲嘆をもたらす。喪失には家族や親しい友人の死のような人命の喪失の場合があるのは当然だが、負傷による身体の部分と機能の喪失、生計の喪失、個人のアイデンティティの延長として象徴的意味をもつ住居の喪失、記録物など貴重な私有物の喪失、近隣・土地・地域共同社会の喪失など、さまざまな種類がある。災害には喪失と喪失の脅威と、さらにそれによる怒りと絶望的な悲嘆の意味がともなうのである。

3．**立ち退きと再定着**　災害のなかには、家族の別離のみならず地域ぐるみの避難などの大変動をもたらすものが多い。これは自然災害の場合がとくに多いのだが、人為災害によることもある。このような変動は、地震や水害の場合のように住居や土地に対する自然の脅威と破壊によって、または戦火に荒らされた土地からの難民流出のように人為的な原因によっても生まれる。時間的にはごく短い一時的なこともあれば、半永久的に続き、時には既存の地域社会の崩壊にまでいたることもあろう。もしも災害が社会的、地域的な組織網を分断し、その社会制度に大打撃を与えたとすると、被災後のその地域共同体の再建は困難、いや不可能かもしれない。そして被災者にとって、新しい地域社会、新しい生活環境への再定着の問題は、うまくゆく場合もあれば、同化できなくて失敗に終わることもあろう。

被災後の時期には、このほかさまざまな脅威や心傷が生まれる。それにはある種の災害に固有のものもあれば、災害にはとくに関係なく、ただ災害によって表面化しただけという場合もある。その好例としては、援助や補償を誰が負担し、誰が受け取るかの問題などをめぐる争いがある。官僚主義や怒りの感情が入り混じって、このような問題が被災後の苦難の大きな原因になるのである。

災害からの立ち直り

人間はたとえ非常に恐ろしい災害を体験しても、その記憶こそいつまでも消えないかもしれないが、その体験を克服して、有能な人材として機能し、生き続けることが多い。被災者はすべて、なんらかの形でその災害の影響を受けるらしく、被災前とまったく変わらないことはありえない。しかしこれは被災者の人生がより悪くなるということではない。たとえ痛々しい心の傷跡が残ろうとも、難局を乗り切ったことから新たに大きな力と英知が生まれることもありうるからである。時には逆のこともあるが、人間は自分で思っていたよりもはるかに勇気ある行動をすることが多い。そして死との遭遇によって、人間はみずからの生命と自分にとって大切なものを再評価することになり、その結果として対人関係とくに家族との関係や生きがいの目標が、その人間にとってより大きくより満足のゆく役割を果たすようになるのである。

後章でさらに述べることになるが、個人なり地域全体なりの被災後の回復・再生がまったくできず、その存在目的がすべて失われてしまう場合もある。それでも、一つの地域共同体を襲った最悪災害の一つというべきヒロシマは再生し、核兵器使用への抗議のシンボルとして生き続けている。同じようにイスラエルや世界各地のユダヤ人は、「ザ・ホロコースト」のあとも確実に再生し、人間の勇気と復元力と、二度とこのような大惨事があってはならないことを示す生き証人になっているのである。

ヒロシマや「ザ・ホロコースト」が示すように、災害は人間がみずからの生き方を顧みるための回帰点になる。災害がいかに苦痛に充ちたものであろうとも、誰かとそれを共同体験することには特別の意味があり、その出会いは即人間同士の絆になる。しかしもし災害があまりにも過大であれば、被災者は自分が体験した恐怖の大きさと、他者にはそれが判ってもらえないことのために、なんらかの形で他者から疎外されることもありうる。だからR・J・リフトンが述べているように、ヒロシマの「被爆者」たちは自分たちが拒絶され、差別された一種の「除け者」意識をもつのである。リフトンによれば、このことの最大原因は被爆者たちがもつ「死の痕跡」であり、それを「局外者は自分の生存感、不滅感に対する脅威として受け取り、自分の心のなかの死への不安と罪責感をかきたてるものとして感じる」のである［166］。

災害体験はその関与者を特別な立場に置くだけでなく、特別な「時間」的枠組みを造りだす。つまり大災害を起点として、物事を被災前と被災後に分けて考えるのである。大災害は記憶に強く残るから、多くのことがそのせいにされ、被災後の事象までそれに関連づけて解釈されかねない。災害についての回顧的な記述に接する場合には、災害は人間の認識や因果関係の考え方に強い影響をおよぼすことに留意することが肝要である。

災害の人間的様相

死傷者の数、家を失った者の数、家屋その他物的被害量、総被害額など、災害を量的、数字的に説明することが多い。しかし災害がもたらす苦難——恐怖、苦痛、絶望——こそ被災側にとっても、救援側にとっても、もっとも重大なことなのである。災害を予期しその脅威を感じる段階から、すでに恐怖が始まるかもしれない。また災害の衝撃――圧倒的な物理力、逃げ場を失ってどうすることもできない状態、死に直面した状態――にも恐怖がともなうだろう。災害体験は記憶に残り、その時の感情がよみがえり、その心象の生々しさもその感情の追体験も容易には消え去らない。被災者が自分は助かり、これから生き続けねばならないのに、被災前と同じ生活は二度と帰ってはこないことを悟った時、死と破壊にさらされたことの苦しみ、愛する者や住む家と土地を失ったことの苦しみは、絶望に変わるだろう。起こったことと失ったものへの絶望感、果たされなかった援助の約束、復旧を阻む政治や官僚の遅鈍と軋轢――こうしたことがすべて被災の苦しみの一部になるだろう。しかし個人的な災難の場合と同じように、被災の苦しみがもっとも切実に感じられ、もっとも痛切に体験されるのは、人間社会の仕組みの基盤たる「家族」の次元でのことである。母と子の別離、愛する配偶者の死、住む家や生計の崩壊、家と近隣を捨てて見知らぬ人たちの別社会へ移ること――これらはすべて災害のもつ人間的な様相なのである。

二　災害の予期

「ここでは起こりっこないよ。ここにいる私たちは大丈夫さ。そんな災害なんて他人ごとだよ」

いかなる災害が私たちを待ち受けているのか、またそれがいつ起こるのかについて、私たちはほとんど知らない。多くの天災や人災が実に悲惨な破局をもたらすのは、この「なに」が「いつ」起こるかを知り得ないためである。潜在的な災害の本質、規模、発生時期を予知する能力が高いほど、その災害が実際に発生した場合の人間への影響はより少なくなるだろう。

日常生活のなかでは、たいていの人間が災害の可能性を意識していないという事実は、この分野の研究者たちが広く認めるところである。危険が内在するこの世界で生きるためには、恐怖を制御する必要がある。もし絶えず危険に備える状態に置かれたとすると、人間の生体は生存と精神文化的発達に必要な機能を果たすことができなくなるだろうからである。それにしても、ほとんどの人間は災害の一般的可能性を念頭に置かないばかりか、たとえ危険な状況にあっても、まるで災害が「自分にだけは」起こるはずがないかのように行動する。これは自分だけはカタストロフィとは無縁であるという思い込み、いわゆる「個人的不可被害意識」のためである。いちばん単純な形では、この意識が水害の多い場所や大地震に襲われた土地に、性こりもなく造営を続ける人々のなかに見られる。このような行為はまた、土地への執着だけでなく、地域共同社会の総意、皆がいっしょになれば「避けられる」という気持ち、良かれかし、加護あれかしという理屈ぬきの共通信念を反映している。人によっては、これにさらに加護への盲信が加わる。つまり「雷は同じ所には二度と落ちない」とか、災害を経験してもう充分に苦しみ償いもしたから、これからは加護があるだろうと考えるのである。このような盲信から、人間は災害から身を守ること——一般的な予防措置はもちろん、災害の警告に対応することまで——を不要と思い込むことになりかねない。

これに対して、日常的な惨事、損害、苦難、絶望に慣れてしまって、繰り返し災害を体験することを当然のこととして予期している社会や人間が存在する。このような生活には、楽観や希望を裏づけてくれるものが何もないので、それ以上のことは望むべくもないのである。だからこのような人たちもまた、それぞれ自分なりの理由から、間近に迫った災害の脅威に対処しないことがある。災害をまぬがれようとすることに意義も期待もほとんど認められないので、来たるべき災害に無抵抗のまま身を委ねるのである。一方、運命を無抵抗に受容しないような人生観——自分を取り巻く環境のなかから、過敏なほど油断なく、恐るべき事態の予知のための前兆や徴候を探し求めて、なんとか災害から自分と家族を守ろうとする考え方——をもつ人たちもいる。この人たちにとっては、この世は災害の危険に充ちあふれている。もしこの人たちの危惧が大きければ、被災をまぬがれたい気持ちと、自分にとって大切な人たちをなんとか危害から守ろうとする行き過ぎた行動によって、その生活は多大な影響をこうむることになろう。

将来起こりそうな災害についての意識はすべて、過去の災害とりわけ同種の災害の体験いかんによって影響されよう。だから震災の体験者は、過去の地震のさいの前兆になったような徴候には、将来はすばやく対応することになろう。同様に火山噴火、大竜巻、洪水などの体験者は、噴煙、風の変化、増水などに敏感になるだろう。もしも過去の体験がとくに恐ろしいものだったら、実際には重大な結果を招きそうにもない状況でも、ごく些細な徴候が過剰反応を誘発するかもしれない。それほどではなくても、被災体験者は一般に災害に対する警戒の重要性の認識が深く、より適切に対応する傾向がある。大洪水のあと水害地を立ち退くとか、列車事故に遇ったあと列車旅行を拒否するとか、過去の体験が強い回避反応をもたらす場合もある。このような回避行動には、水害の起こりやすい土地からの立ち退きのように妥当な場合もあれば、列車旅行をすべて拒否するような警戒の行き過ぎになることもある。このような場合にはすべて、災害がもつ刺激要因に反応した「学習（過去の心理的・行動的な経験によって行動の仕方が発展すること）」が行われていて、過剰反応から過小反応までさまざまな行動となって現れる。

災害の可能性や警戒についての反応が、別なタイプの「学習」となって現れることもある。だから大量の警報が発せられたのに現実には災害が発生しなかったようなことが続けば、将来の災害警報に対する適切な対応は損われがちである。過去の誤った警報が対応行動を損った実例としては、一九七四年のダーウィン市のサイクロン災害がある。その少し以前にも同じようなサイクロン警報が発せられたのに、そのサイクロンは逸れてしまったことが災いして、今回も再三放送された警報を無視してしまった人が多かったのである。

災害の脅威と警戒についての反応の奥にある「精神力学（精神現象や行動を力学的な因果関係によって解釈するフロイトの精神分析の方法）」的な関係を解明しようとする研究者たちは、個人の「内面世界」にあるもの――破壊の脅威についての主観的な反応や、家庭環境や生活形態から身についた価値観など――が個人の災害に対する反応を大きく支配しうることを示唆している。だから情緒面で苦痛、恐怖、敵意に充ちた幼少期を過ごした人たちは、どのような脅威的状況からも自分の幼少期の体験と同じような結果を予想しかねない。この人たちは災害の脅威に対して過大に誘発されたり、また逆にその脅威を強く否定し、自分の心から締め出そうとするかもしれない。脅威的状況での個人反応はまた個人、社会、文化形態などのそれぞれの価値観によっても影響される。たとえばアングロ・サクソン文化の価値観には、危険な状況にさいして自分の反応を表面に出すのは、なんとなく子供っぽく、恥ずべきことだと信じ込んでいるようなところがあり、とりわけアメリカ人にはこの思い込みが強いとされている［328］。だからある災害の脅威に対して当然の対応をした者が、あとになるとその行動が恥ずべきことであったかのように、それを隠そうとすることも珍しくないのである。このような恥辱感には、別の要因もありうるが、そのことについては後章で触れることになろう。さらにまた、災害をうまく乗り切った人たちは、嫉妬を危惧する感情をもつことが多い。この人たちは災害にさいして自分より不運だった人たちからの嫉妬を恐れて、その対抗手段として自分自身とみずからのとった行動を過小評価する傾向がある。

もう一つの重要点は、災害の脅威に対する対応には「服従」的な要素がからまることが多いということである［328］。育児では服従と安全が密接に関係し合っていて、子供に絶対服従を求めることが即その子供の安全保護につながる。成人してからは他に服従することになじめず、災害などの警報に従うことにも抵抗する人たちがいても驚くには当たらない。このような人たちは災害への対応に適切さを欠くことが多い。

危険性の判断

災害や個人的な災難の可能性を考える場合の心理過程の一段階は、いくつかの危険性を比較検討することである。このためには多種多様な未来の危険性を認識し、比較し、さらにある程度その内容を定める基礎能力が必要である。それも個人単位だけではなく、地域社会から始まってさらに広い社会レベルでも、この危険性の判断にかかわらねばならない。災害の脅威の内容について、その災害が実際に起こる可能性はどの程度か、どのような、またどの程度の対人的、経済的影響がありそうか、マイナスの影響を補うようなプラス面の影響があるだろうか、などの一連の疑問が解明されなければならない。頻発災害に比べると、まれにしか起こらぬ種類の災害は、たとえその予想される被害が大きくても、適切な事前の評価や対策はなおざりにされがちである。どれほど近い未来にその災害が発生しそうなのか、もしそれが遠い先のことだろうと思い込まれてしまうと、たとえそれが長期的な対応策が必要な災害であっても、対応の出足はつい遅れがちになる。

危険性の判断にまつわるもう一つの問題点は、その危険についての認識結果に関するものである。たとえば事前に打つ手がないとか、ないものと人々が信じ込んでいる場合なら、その危険度など真剣に検討することさえないかもしれない。この点でも重要なのは、個人以上のレベルでの対応の問題であって、たとえばある組織とか政治体制にとって、危険性の存在を認めるのが不都合という場合がありうる。前章で触れたバッファロー・クリークやアバーファンの大惨事が起こる前には、関係当局のなかに災害発生の可能性を認めたくない事情があったようである。モン・プレー火山の大爆発のさいは、関係当局は目先の政治的課題に専念していて、目前に迫った脅威にさえ気づかなかったようである［329］。危険性の認識が費用のかかる対応策の必要性に即つながる場合には、行政当局もその他の関係機関もその危険の存在を一般に周知させたがらず、政治的な隠蔽工作までされかねない。こうなると災害の脅威に対する公共的な施策は便宜的に「忘却」されるのである。

当然ながら災害の危険性を明らかにし、関係当局と一般大衆の注意を喚起することに関心をもつ特定の集団も存在する。そのなかには防災関係の諸団体や、地震や気象の研究にたずさわるなど災害監視関係の諸団体が含まれる。

これとは別な立場から、災害の危険性にまったく異なった解釈をくだして警告に逆らったり、政治工作をする集団もいよう。たとえば環境保護団体は、自然環境を手つかずのまま放置すべきだと強調するかもしれない。しかし居住地の近くの叢林を茂るに任せておけば、火災の危険を増大させることになりかねない。南カリフォルニアの森林火災やオーストラリアの叢林火災による被害は、居住地の近くの乾燥した林野が伐採されずに放置されたままの郊外地帯や半農村地帯で発生している。人間のための快適な自然環境を残そうという意図は判るとしても、それは多数の住居が焼失する危険をはらんだ環境でもある。

災害の可能性と危険性が明らかにされても、それが納得され対応計画が打ち出されなければどうにもならない。それに人的、物的の両面での災害対策はどこが負担することになるのだろうか。行政当局が災害対策のシステムをもっていても、住民が危険性に気づき、なんらかの形でそれに対する判断に直接かかわることができなければ、災害に対応するために個人レベルで必要な措置はとられずじまいになるかもしれない。行政、関係機関、個人の三者が、危険性の判断やそれにともなう状況のなかで一致協力してはじめて、差し迫った災害の脅威に対して住民が適切に対応するための準備態勢が整うであろう。

災害の可能性

自然災害でも人為災害でも、事前に予知できないものが多いことは明らかである。しかし地理、気象、火山、生態系などの専門家は、起こりうる、しかも起こりそうな災害について高度に科学的な危険性の判断を提供することが、ますます可能になっている。地震なら、その発生の時期の正確な予知はかならずしもできないにしても、発生しそうな場所は充分に突き止められる。活火山の実態もよく判っていて、危険性のある噴火の適切な予報が可能な場合が多い。人工衛星による観測のおかげで、台風やサイクロンのような危険な気象パターンの予測はいちじるしく進歩している。

しかし予知能力とともに重要なのは、予知された情報の収集能力、さらに誰がその情報を入手し、その周知伝達の任に当たるかなどの問題である。とりわけ実際には起こりそうにない災害の場合は、それについての情報は関係者の間だけの主要関心事にとどまるかもしれない。たとえば政府その他の関係当局がしかるべき情報を得ても、なんらかの理由でその公表や利用をしないこともあろう。ことの重大さをより強く認識している防災関係者らが、データを入手して、防災のためその利用を提案しても、その災害が差し迫っていないようなら、誰も耳を傾けないかもしれない。ここに災害に関する知識と行動の面での一つの重要な問題がある。つまりさほど昔でない災害体験とか身近な災害の脅威がなければ、誰も災害の可能性を監視したり、備えを整えておこうという気にはならないということである。

この困った事態は、自然災害よりむしろ人為災害への備えの場合にいっそう顕著である。建造物や交通機関の安全と、その利用者の保護を確保するためには、民間も行政サイドもそれぞれ明確な指針をもっているだろうから、災害時の安全性は比較的に高い。偶然とか人間の弱点という要因があるから、災害に対して絶対に安全というものはあり得ないが、たとえば国際航空機関などの安全体制は、とりわけ先進国では偶然などに左右されないようによく整備されている。だから機能上の事故など起こりそうもなく、また予想もできないので、災害に対して備えることがきわめて困難になるのである。

このような準備体制への支障は、技術の高度化と関係しているがこれとは正反対に、社会制度とか文化形態が、因習的な理由から災害の脅威を認めたがらない場合がある。つまりサイクロン、洪水、地震などで死ぬかもしれないことが「因果応報」「神の意志」「宿命」などによるものとして受容されうるのである。低開発国などでは、災害がもたらす人間的な苦しみがいかに大きくても、それは全般的な窮状や荒廃のごく一部にすぎないように見え、その結果その災害への地域的な対応も、国際的な援助も消極的になることもあろう。さらにまた数多くの現実の難問を抱えていて、まれにしか起こらない災害などに対処するだけの財政的、技術的な余裕がないという低開発国も多い。

このようにして、理由はさまざまだが、起こりうべき自然災害とその危険性についての情報を、一般住民が容易に入手できる状態にある地域社会は数少ない。どういう災害がどのような影響をおよぼすかもしれないということについて、人々はほとんど意識しておらず、したがって関係当局者と協力して災害に備える心構えも不充分なのである。

備えの心構え

起こりうべき災害についての情報が関係者たちに適切に伝達された場合には、全般的にも個別的にも、「備えの心構え」を生み出すことになろう。この対応は通常は災害に対する守りの態勢を固めて、できればその発生を予防すること、または被災後の対応を計画すること、この二つのいずれかを目的とすることになる[198]。たとえば戦争防止のための団体などは、この前者を代表し、一方「国際赤十字」などは後者の好例である。

この二つの目的達成のため、まず国家的レベルでは政府が関連法規や行政機関を通して施策を行なっているのが通常である。全国的な災害対策組織、民間の防災・応急体制などは、災害に備えたり、社会全体の災害時への用意を支援することを、その存在理由としている仕組みである。運用面では、これらの仕組みが法的な裏づけをもって、さまざまな活動レベルで機能することになろう。恒常的に権限をもつものもあれば、非常事態にだけ発動されるものもある。たいていは非常事態や災害事態を宣言するための規定が設けられていて、災害時にはこれらの仕組みに、特別な権限が与えられることになっている。しかしこのような権限は平時ではごく限られた無力なものであろう。民主主義社会で、個人に対して災害に備えることを強制する立法措置がいかに至難であるかは、この分野の当事者ならよく承知していることである。たとえ国民の保護を目的としたものでも、このような立法措置は、個人の自由を重んじる価値観になじまない。だから自動車事故のような個人的な災難についても、シート・ベルトの着用を強制したり、飲酒運転を禁止するための立法には困難がともなうし、もし法制化されても、施行面で支障があったり、遵守されなかったりで、事故防止の効果が少ないという場合もあろう。

保険や財政上の特別措置も、災害に対する備えの心構えを強める働きをすることができる。たとえば洪水に対して安全な地域に家を建てたり、ハリケーンの被害に強い建材や設計を用いた場合に、家屋保険料率を割引くなどである。しかし一般的には、このような優遇制度はまだ未発達で、広く利用されてはいない。

災害に対する対応を個人のレベルで考えてみると、その心構えの面には数多くの心理的また社会的な要因が入ってくる。たとえば災害の可能性についての「悪い知らせ」など聞きたくないという人が多い。この人たちは自分に脅威をもたらすような情報に対しては——とりわけその脅威を予知したり軽減することが困難か不可能な場合には——対応したがらないだろう。災害の可能性の意識は、ある意味では心に重くのしかかり、おそらく恐怖、当惑、無力感、絶望感を誘発するだろうから、このような意識を拒否したい欲求が強い人が多いのである。

全面的な破滅をもたらす核爆発という大災害は、それを体験した人間の数こそ限られているが、その脅威に対する反応の仕方はさまざまである。核戦争の可能性やその破滅的な影響を単純に否定し去る人たちもいれば、みずからの関心を、たとえばテロリズムのようなより個別的で対処しやすい脅威の方へすり変えてしまう人たちもいる［257］。さらにその可能性は認めても、自分ではどうにもならないこととして、消極的な諦めの態度をとるのがいちばん楽だとする人たちもいよう。しかし核の脅威を意識して、それにもとづいて対応の心構えをもって行動する人たちもまたいるのである。このような人たちの対応は、すでに述べた二つのパターンに分かれる。つまり積極的な反核運動を通じて、脅威を減少させようと行動する人たちと、一方「生き残り派」と呼ばれる人たちは、生き残るための計画を進めることで、核戦争後の状況を緩和することに重点を置く。この二つの対応の仕方について究明したT・R・タイラーとK・M・マグローの共同研究によれば、危険に対する意識と危惧は、「生き残り派」よりも反核派の行動や考え方とより強く結びついていることが指摘されている。また「生き残り派」が生存のための行動を選ぶのは、自分にありそうな能力を信じてのことだった。そして両方のグループとも、それぞれの行動には、核戦争防止のための倫理的責任感や、戦争の脅威に対し自分がどの程度の影響力を行使しうると感じているかなどとの関係が認められたのである［308］。

個人と社会の両方のレベルで、災害に対する準備態勢に影響を与えるもう一つの要因は、物心両面でのコストの問題である。災害に備えるためのコストが、その災害の危険度と比較して大きすぎると感じた者は、準備態勢を怠るかもしれない。災害に直面していない場合には、防災訓練に参加するとか、より安全な地域に移るとか、住居の近くの叢林を伐採するとかは、すべてむなしく感じられ、その実行を促すだけの感情的牽引力に欠けるだろう。

社会全体というレベルでも同じことが言えることは、自然災害と公共施策について調べたW・J・

ペテクとA・A・アトキンソンの研究が例証している［227］。この研究では、自然災害の軽減のための重点が、たとえばダム建設のような「構造物」的なものから、「非構造物」的、あるいは行動形態的なものへと移行しつつある歴史的変遷が詳述されている。アメリカでは、自然災害に備えるためのさまざまなコストが上昇して、西暦二〇〇〇年までには総額百八十億ドル近くに達すると推定されるが、これは公共面での数多くの他の問題のためのコストを超えないまでも、それに匹敵するほどの額である。最大限に効果的な防災策を講じれば、そのコストはその施策によって減少すると推定される被害額をかなり超えることは認めつつも、この二人の研究者は、経済的に実施可能な最大限の防災策を講じることで、二〇〇〇年までに自然災害による総損失額を四〇パーセントも減少できると主張している。個々の人間の次元では、負担すべき個人的、経済的コストが、防災または被害軽減に要する精神、時間、能力面でのコストに見合うかどうかを考えることがおそらく必要であろう。

文化形態や社会の仕組みの違いもまた災害対応への影響要因であろう。D・S・ミレティは地震の予報に対するアメリカと日本の組織体の反応の差異を比較検討している［197］。それによると、日本の組織体は予報発令を、それに応じて行動を起こすべき「機会」と考え、実際の危険の有無には関係なく、効果的な対応をする傾向が強い。ところがアメリカでは、実際に危険を確信するまでは、予報を「押しつけられた厄介ごと」と考える傾向がある。そして特別にそうする理由でもないかぎり、災害への準備や、被害軽減のための行動は起こしたがらないというのである。この研究のためのデータ収集からすでに十年近く経過しているので、地震などの非常事態への各政府の対策が近年強化されつつあるのにともなって、このような傾向に変化が生じているかもしれない。しかしいずれにしても、社会・文化形態的に内在する差異が、災害に備える態勢におよぼす影響については――この問題のために、比較的に単純かつ低コストの防災策さえ阻まれているような社会ではとりわけ――もっと深い理解が必要なことは明らかである。

もう一つ考慮すべき要因に「依存」の問題がある。災害に対する準備などは「しかるべき連中」つまり政府や関係当局がやるべきことで「そのために税金を払っているのだ」と思い込んで「依存」の姿勢をとる人たちが多いのである。もちろん災害後の事態がうまくゆかないと、渦中の個人は真っ先に「連中」を槍玉にあげることで、責任やそれにからむ罪責感からまぬがれようとする。だから心理的には、災害の脅威に対する認識、それに防災のための基本的、全般的な心構えさえも、さまざまな意識と感情の過程を経ざるをえないだろう。災害の脅威についての知識は必要であり、入手可能でなければならない。つまりコミュニケーションとそれを受け入れる動機が、潜在的な被災者の側に必要であり、さらになんらかの行動がとられる前に、知・情両面での心理過程を経ることが必要なのである。感受性、個々の対応パターンとその弱点、自分が無力で打ち負かされてしまうことへの恐怖、災害の実態、さらに社会・文化形態上の差異などすべてが、災害に対する準備行動の最終的な在り方に影響することになろう。

災害のインパクトの緩和という観点に絞って見ると、事態はやや雑然としている。対応態勢が存在しない場合も多いし、存在しても資金、熟練した人員など対応能力が不足していることが多い。しかし災害の危険性、国際的なテロリズム、市民を脅かす暴力行為などに対する意識の高まりとともに、非常事態に対する医療、警察その他多くの組織が、緊急時の対策を打ち出している。たいていの大都市は、災害に対応するための総合的な計画をもっていて、そのなかには地震の脅威にさらされている日本の都市のように、きわめて周到な対策を備えているものもある。このような場合には、対策を裏づけるだけの人的、物的な対応能力があり、市民も市当局も何をなすべきかの訓練ができている。ところが過去に災害の直接経験がない場合には、個人の安心感が制度・習慣のなかに持ち込まれて、対応態勢が不充分ということもあろう。ある面では準備ができていても、他の面ではそれが欠けている場合もある。たとえば大量死傷に対する医療面での対策は整っていても、精神衛生面での対策がなおざりになっていることが多いのである［178］。

災害サブカルチャー

災害の「サブカルチャー（下位文化集団。同じ文化・社会の内部で他と異なる社会的、経済的、人種的その他の特徴をもつ集団）」とは「災害の脅威と衝撃の繰り返しに反応して生まれた目的観、価値観、規範、組織、技術などの複合的集合体」と定義されている［198］。災害サブカルチャーには、災害への対応の仕方、災害死の在り方と原因、将来への備え方などについて、その集団の精神的傾向が強く現れ、また他の幾多のサブカルチャーと同様に、それぞれ独自の強固な社会通念をもつようである。災害サブカルチャーは、将来起こりうる災害に対する社会と個人の意識と対応の在り方に影響を与えるという点で重要である。ある種の災害を過去に経験していると、それが将来への適切な備えに役立つし、過去の災害時に有効だったことが、恒常的なシステムに組み込まれることもあろう。また特定の災害にだけ望ましい対応ができるというのではなく、他の災害にも通用する一般的な準備態勢を助長することにもなりうる。災害サブカルチャーの実例は小規模な農村社会などに見られる。たとえば水害の恐れのある豪雨の場合には、ある集団が河川の近くの住民の避難準備に責任をもち、さらに外部から来る救援者に協力したり、いざ非常事態になればさらに別の役割につくこともあろう。

災害発生時の対処や事前準備に役立つ社会的かつ物心両面での適応に、この災害サブカルチャーがどのように反映しているかを示した研究がある。その反映の仕方は物心両面とも多種多様なのだが、この研究のなかで採り上げられたカナダのある町での水害地域サブカルチャーの事例研究では、このサブカルチャーがただみずから水害の脅威に対応するというより、むしろその地域社会全体が積極的に予防態勢をとるようにリードできることが例証されている。その結果として生じた変化は、ダムや建造物など構造的な面、自発的な警戒・対応グループなど組織的な面、それに水害の脅威と影響に対する認識の高まりなど精神的な面にまでおよんでいる。そして「災害が繰り返して発生し、いったん発生すると重大な被害をもたらすが、その間に警戒しなくてもよい期間が定期的に存在するような状況」がある場合に、災害サブカルチャーは発達し、しかも影響力をもつようになることがとくに多いとされている［118］。

だから地域社会と個人による災害の危険性の認識と備えの在り方を理解するうえで、災害サブカルチャーは無視できない大きな力を持っていると言えよう。

災害のイメージと意識

人間はそれぞれ個々の災害についての独自の記憶や空想とともに、災害全般についての個人的な認識をもっている。そして過去の経験のため、または別の原因から生まれた心象のために、災害全般または特定の災害への恐怖感が、人間の心に深く染みついていることがある。特定の心傷要因に結びついた心象や空想によって、独自の恐怖感が喚起されることがあるが、このような要因のなかでは、死傷、身体損傷、九死に一生を得たこと、破壊、喪失などがもっとも強力に作用するようである。もしこのような心傷性の状況にうまく対処できたという自己認識があれば、その個人は自分の対処能力に自信を強めるだろう。たとえ恐怖にとらわれそうな事態になっても、過去の災害を乗り切って生き残ったという自覚があれば、それが当人にとって大きなプラスになる。これに反して、過去の災害のなかの自己像が臆病、失敗、不適格などに結びつくものだったら、それは新たな災害状況での余計な負担となろう。

災害に対処する訓練を受けることでも、個人の意識と知識は深まり、災害の可能性、効果的な防災活動、救援の求め方、もっとも望ましい適応の仕方などをより確実に知ることにつながるであろう。訓練と知識が不足すると、災害時の不安はつのる。災害を想定しての役割のリハーサルや演習によって、災害時に起こりうる難局と、とるべき行動を、少なくとも一度は経験しておくことで、その不安感は軽減されるであろう。

特定の「葛藤（精神内部で違った方向の力と力が衝突している状態）」や病的な精神状態が、災害についての先入観を生むのか、また災害に対する心構えや対応のパターンに影響するのかは、まだ判っていない。暴力性、攻撃性、破壊性にかかわる未解決のままの「葛藤」を抱えている者は、災害の脅威によってストレス状態になりやすいとする説［328］もあるが、精神病患者がすべて、とくにそうなりやすいとは実証されていない。スリーマイル島原発事故などの脅威状況についての調査研究によると、精神病患者はこのような脅威にやや弱いことが明らかにされている。つまり放射能漏れの危険を知ったのに、適切な精神的な支えを与えられなかった患者のなかには、正常人以上の苦悩を訴える者がいたのである。しかしながら脅威にさらされなかった患者グループに比べて、このため精神医学面での治療回数が増えるほどではなかった［045］。だから精神病理的に災害に弱いことがはっきりしている人たちには、災害予期がもたらす若干の全般的影響はあるかもしれないが、それはとくに目立つというものではない。

災害に攻撃性の空想がもっともからまりやすいのは、おそらく人格異常者、とくに反社会的またはそれに近いタイプの人たちだろうが、このような人たちに災害の脅威がおよぼす影響についての調査研究は、現在まだ見当たらない。自我意識が不明確だったり、衝動の抑制ができないことは、脅威に対する反応が精神的な苦悩よりむしろ即行動となって現れることを意味しようが、そのような行動が順応的かどうかはまだ確認できていない。おそらく戦争という災害の脅威は、このような人たちの人格の崩壊の最大誘因になるだろう。

より深層的なおそらく無意識の次元では、災害についての心象が、自分がこうむったり他者に与えた破壊や懲罰の空想と結びつきがちである。破滅と恐怖、流血と暴力、心身の崩壊――このような空想や夢は、人間性のより暗い面を表し、実際に起こった災害がそのような夢想の具現のように思えるかもしれない。これと表裏一体をなして、英雄的、愛他的な行動や回復・再生の心象があり、これが災害を予期する時の興奮と、災害後に集中する奉仕的行為となって表れる。破壊と癒し、激動と平静、善と悪——この二面性がほとんどの人間では、うまく均衡を保っていて、無数の被災者の精神的回復と調和的順応となって実証されるのである。

警告と対応

災害が起こりそうだという情報が明確になると、たいていはしかるべき機関から警告が発せられる。一般論としては、このような警告は「なに」が「いつ」起こりそうかを明らかにするとともに、とるべき行動の指針をも示すはずである。I・L・ジャニスとL・マンは、警告に反応しての意思決定の在り方を、きわめて便利に類型化しているが、心理学の「葛藤理論」にもとづいて彼らが図式化した、緊急意思決定の基本的なパターンは〔図2・1〕に示すとおりである〔142〕。

この図式が示すように、伝達された情報はさまざまな意思決定とその結果を導き出す。警告された災害が実際に起こる場合には、何はともあれ「警戒」することが最適の対処の在り方である。防衛的回避は、行動を起こす必要性をシャット・アウトしてしまう「逃避」、他者の意思決定に依存する「責任転嫁」、ある意思決定に固執し、それを適切なものとして合理化してしまう「自説固執」につながりかねない。過剰警戒は、概して極度の覚醒状態で、これは適切な判断と意思決定の妨げになる。とりわけ逃げ場がないとか、逃げる時間がないという状況では、パニックに結びつくかもしれない。災害が接近する時には、効果的な対応計画を打ち出すために必要な最小限の時間というものが考えられる。たとえば大竜巻に襲われた住民の死亡者と重傷者の数は、まったく警告を受けなかったか、一分間以上前に受けた場合よりも、その直前一分間以内に受けた場合の方が、かなり多かったことが明

〔図2・1〕災害警告に反応する意思決定の過程（142）
（差し迫った危険に対する確かな警告の場合）

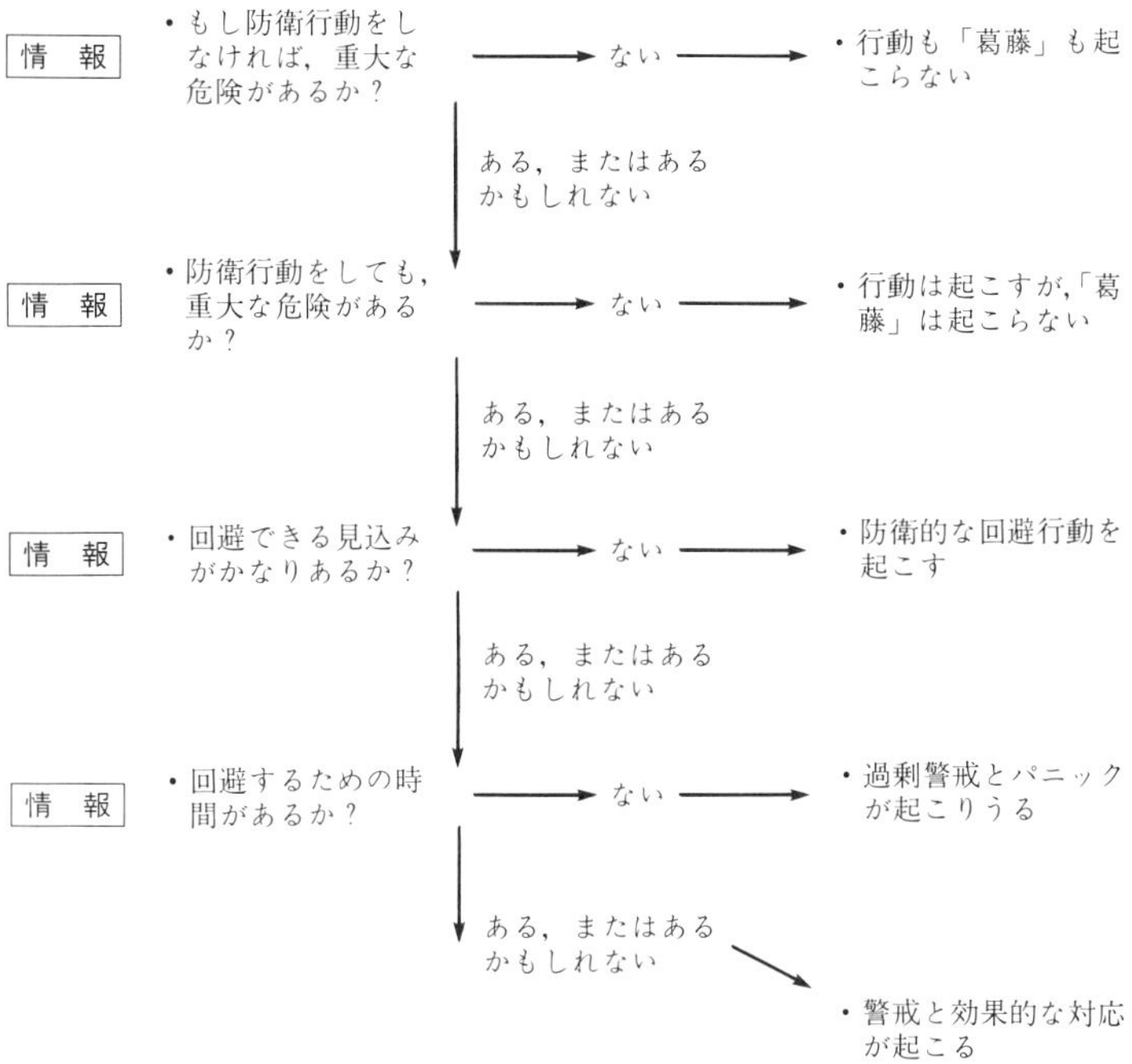

らかにされている〔100〕。この違いは、直前に警告を受けた人たちは過剰警戒状態になり、かえって適切な行動がとれなかったことを意味するだろう。しかし〔図2・1〕のような意思決定の流れを決定するには、さらに多くの要因が介入するはずである。これらの要因のなかには、伝達された情報と警告の本質、内容、根拠、その受けとられ方、またそれを確認する機会の有無などが含まれる。

D・S・ミレティらの研究グループは、「警告と対応」を「評価・伝播」と

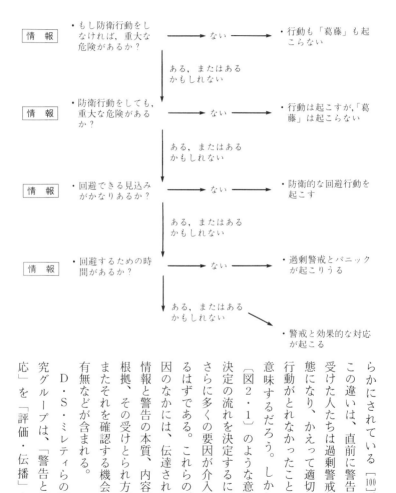

「反応」という二つの部分をもったシステム・プロセスとして説明している［198］。「評価」とは、脅威を判定するために入手可能な情報の検出・照合・解釈である。「伝播」とは、警告を出すという決定、警告の内容、その伝達方法と対象などを含む「警告メッセージ」の伝達である。「反応」の部分とは、その警告が個人、集団、組織、社会などによって受けとられた結果である。このような反応がフィードバックされて、さらに評価と伝播の在り方を修正してゆくことになろう。

災害情報の評価と伝播にかかわるのは通常は個人ではなく組織体である。警察その他の非常事態対応組織は、緊急時コミュニケーションの経験と能力があるため、警告の伝播の拠点になることが多いが、これら以外の組織体は、情報の処理・対応に関与することをためらうかもしれない。もしも組織間の連絡が不備だったり、各組織が災害に関して重大な責任や役割があると自覚していない場合には、とりわけこの躊躇が顕著である。地方自治体などは、かならず被害が発生すると確信しないかぎり、具体的な警告の発令をためらうだろう。これには住民がパニック状態になることを恐れる面もあるのだが、実際にはコミュニケーション不足こそパニックを引き起こしかねないのである。さらに警告が誤報になった場合の面目失墜や後始末を恐れるという面もあり、事態がより「確実」になるまではこの躊躇が続く。

警告の内容は同一であっても、個人の反応はさまざまである。その人間の性格、誰といっしょにいたか、また自分の目で見たものなどに左右されて、同じ警告に対しても人間は異なった受けとり方をするのである。

まず警告に対する信頼度が、個人の対応に強く影響する。つまり警告が「反射的恐怖」を生み、それが災害が実際に起こりそうであり、しかも悪い結果をもたらしそうだとの確信につながる場合には、人間はより確実に対応するのである。近い過去の災害体験や、災害発生が警告された場所への地理的な近接度も、適切な対応を生む可能性を強めることになる。第一次人間集団つまり家族といっしょにいた場合には、仲間や職場のグループといっしょだった場合よりも、適応反応が生じやすい。さらに、このような反応のパターンは、日常の行動パターンや対応の仕方に従うことになりやすいので、もしもその個人が非活動型とか拒絶型の性格であれば、そのような反応パターンが、災害警告に対する反応にも表れることになる。若年層と高学歴層はより敏感な反応を示す傾向が認められている。災害の警告に対する反応を左右するこのような諸要因をまとめると〔図2・2〕のようになる。

組織体という観点から見れば、高度に中央集権的な意思決定方式をもつ官僚機構では、災害の襲来以前の活動開始は遅れるだろう。官僚機構では、その恒常的な役割がいつでも緊急行動に移れるようになっていないかぎり、迅速に連絡をとったり対応を引き出すことが不可能な少数グループに、意思決定の権限が委ねられているからである。組織体内部の役割をめぐる軋轢が増えれば、それだけその組織の機動能力は減少するだろう。その反面「ある組織の災害時の役割と平時の態勢の間に、一貫性が強ければ強いほど、災害時の対応上の支障は少なくなる」のである〔198〕。

さまざまな自然災害についての近年の調査研究が、警告とそれに対する対応のプロセスのいくつかを明らかにしている。この種の研究の貴重な一例として、一九八〇年のセント・ヘレン火山噴火に関するR・W・ペリーとM・グリーンの共同研究がある〔225〕。この休火山は百二十三年間も噴火したことがなく、仕事・保養・娯楽の場になっていたので、火山活動が再開するまでは、災害源としての

〔図2･2〕災害警告に対する反応に影響する諸要因（198）

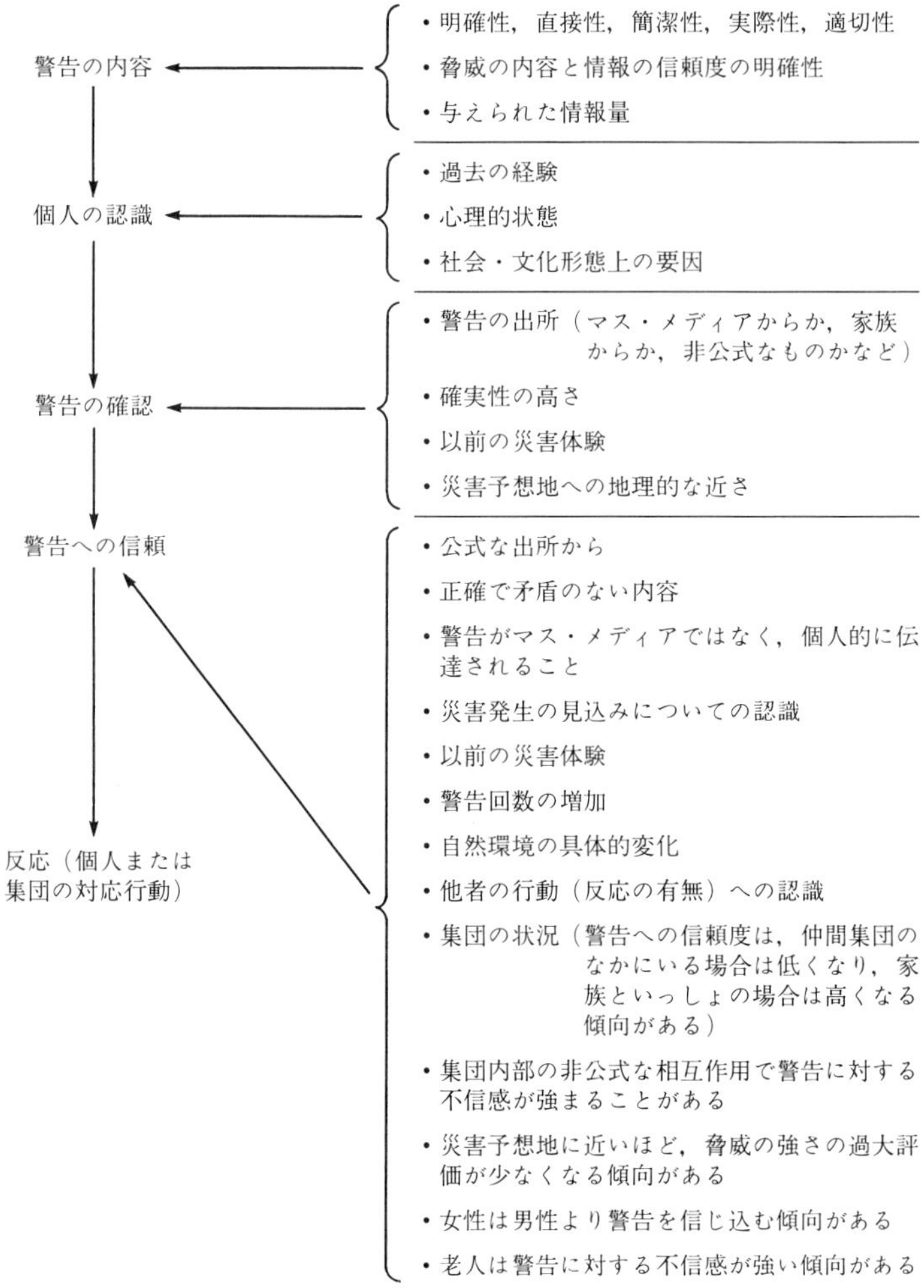

一般の認識は低かった。しかし最初の水蒸気と火山灰の噴出後の調査では、ほとんどの周辺住民に事態を深刻に受け止めようとする傾向が強まったことが明らかにされている。もっとも、このような状況下で科学者たちが危険性を強調しても、社会全体の対応態勢としては、なるべくその危険性を軽視しようとする傾向が認められた。しかしマス・メディアを通して繰り返し伝えられた警告は、最初の水蒸気噴出がそれを裏づけてからはなおさらのこと、しだいにその効果が強まったのである。

主要な情報源になったのはマス・メディア、それもとりわけテレビであった。このマス・メディアへの依存は、火山爆発について地元に経験がなかったことと、権威ある情報源を求める気持ちを反映していた。さらにまた「リード・タイム（警告開始から災害発生までの期間）」が、四月から五月十八日までとかなり長かったために、地元住民には警告内容を吸収・消化したり、さらに詳しい情報を求めたりする余裕があったのだが、こういうことはより不意打ち的に襲来する災害では不可能だったであろう。調査対象になった三つの地域で、住民の九〇パーセント以上が、一日に二回かそれ以上の頻度で、火山爆発の危険を警告されたのだから、情報が集中的に提供されたことは明らかである。いくつもの出所から頻繁に情報が流れたことで、住民の八〇パーセント以上が、自分たちは四種類の脅威――噴火・溶岩・泥流・降灰――のすべてについてまずまず充分な知識をもっていると確信できる状態になっていた。しかし他の災害でも同様だが、専門的な情報の理解があいまいで不確実だった場合にはかならず、事態はまだ差し迫ってはいないと自分勝手に再解釈されたという事実は、興味深いことである。

前出のペリーとグリーンは、危険に対する認識が非常事態への準備態勢に影響する度合いも調べているが、それによるとセント・ヘレン火山爆発時になすべきことについて、少なくともおおよその計画は、ほとんどの地元住民が考えていた。概して危険地域に近いほど、危険への認識は深く、対応策も明確だった。たとえばある地域に郡保安官事務所が設置した警戒システムでは、この事務所に関係する一定の人たちが、各個人や集団に電話で明確な指示を伝える連絡網が設けられるなど、目的にかなった計画性が認められた。それに各地域のほとんどの住民が、公的な情報源となんらかの接触が保てるようになっていて、これによって健康・生命・財産の保全にかかわる警告や対策が伝達されたのである。避難に関することも、その具体策こそまちまちではあったが、一つの重要な課題であった。この研究成果は、災害に対する準備態勢の有無や是非が、警告に対する信頼の程度に依存するという、すでに述べた要点を裏づけるものである。セント・ヘレン火山の事例では、警告に対する信頼感は、マス・メディアによっても高めることが可能ではあるが、むしろ前述の郡保安官事務所のような公的な警告システムによって喚起される傾向が認められた。

この火山災害では、警戒期間がかなり長かったので、一種の「非常事態サブカルチャー」が生まれ、このサブカルチャー内で重要かつ信頼できるものとして特定された情報源に対して、住民が適切に反応することができたのである。

警告に対する対応が、警告に対する個人の信頼度だけでなく、みずからの危険度をどう判断するかによっても左右されることも、この研究は明らかにしている。火山の近くに住んでいることが、脅威の認識と準備態勢の増強につながることは、すでに述べたとおりである。警告が明確であればあるほど、なんらかの防衛的行動をとる者が多くなるのだから、警告の内容自体も重要であった。非常事態への準備態勢が整っていない地域共同社会に、内容不明確な警告が届くと、住民が付和雷同したり、また一方では平常どおりの日課を続ける者もいるなど一種の「社会的混乱」が生じやすい。他の災害の場合と同様にセント・ヘレン火山の場合も、最初の警告は疑いの目で迎えられたのだが、やがて警告の重大さが認識されると、なんらかの防衛行動をとるべく反応したのである。

火山爆発の場合には、避難が最適の防衛行動であるとたいていの当局者は考えている。だからセント・ヘレン火山爆発の警告でも、避難方法が明示され、火山の至近距離に住む人たちは、当然の適応行動として実際に避難した。その他の住民もたいてい避難の方法や場所を具体的に計画したのだが、このような計画も災害に対する適応反応ではあるが、これは適当な警告期間と退避・脱出・安全確保の機会があってはじめて、実行可能になるものである。

〔図2・2〕で示したように、個人の反応が最終的に生まれるまでの過程はきわめて複雑であり、また数多くの個人的、社会的な要因に影響される。警告を受けた個人は、その警告内容と自分がもっているさまざまな知覚内容とを斟酌する。その結果として情的、知的な反応が生まれて、警告内容が確認され、さらにその警告を信じたり無視したりすることになる。この時点で個人の対応行動は、さらに多くの要因の影響を受ける。あらかじめ自分のとるべき行動を計画し、予行することもあるだろうが、これは日常生活でのさまざまな脅威への対処の仕方を予期するさいと同じく普通の対応なのである。またそれぞれの個人的、社会的、文化形態的な対応の様式が、その個人に影響して、警告を拒絶させたり、対応や問題解決のための行動を起こさせることもあろう。

脅威に直面すると、恐怖心と警戒心が生じるが、この警戒心はうまくゆけば適応行動につながるだろう〔142〕。そして高度の覚醒状態のなかで、どうやら避けられそうにない災害の衝撃を待つうちにも、数多くの要因が作用して、その後の対応の在り方が決まってゆく。

個人と家族の対応

災害に対する個人の対応のパターンは、当人に家族がいる場合にはきわめて大きな影響を受ける。家族のメンバー、とりわけいちばん身近な人たちの所在を確かめ、その安全を確保することが、当人が行動を起こすための最大の動機になるからである。災害時には家族はいっしょにいようとするものだが、このことは警告の確認や防衛対策より、さらに優先されるであろう。災害の警告があれば、家族は集まり一団となって避難その他の安全策を計画することになろう。警告が不正確で、災害の衝撃が不意打ちに襲う場合には、どうすべきかについて家族はお互い同士の意見に頼り合う。実際に避難する事態になると、人々は近親者同士いっしょに居られる場所を求めて、家族単位で移動する傾向がある。災害の予期から救助、立ち直りにいたるすべての対応に見られるこの家族の強い絆にもとづく行動には、多くの意味合いがこもっている。この根源的な愛着の強さは、文学や災害体験の記録からの次のような引用からも例証されるように、まず最初に災害の脅威と警告に反応する段階から現れる。

「何か恐ろしいことが起こりそうだと気づいた時、私がまず案じたのは、子供たちはどこにいるのか、安全だろうか、そばへ行って守ってやることができるだろうかということでした」

「核攻撃を受けたらどうするかを考えたことがあるわ。恋人と私、きっとお互いに探し合っていっしょになろうとするはずです……何が起ころうと、とにかくいっしょにいたいという気持ち、それがすべてですもの」

「あのハリケーンがやって来て、もうすぐ俺たちを直撃すると気づいた時、まず思ったのは家族といっしょにいてやること、子供たちと家内を守ってやらねばということだったね。いっしょにいてやれさえすれば……それだけで俺の頭はいっぱいだったよ」

興奮状態

災害が目前に迫るやや前の段階で、その脅威が「覚醒」状態と独特の行動を引き起こす。学校や仕事などの平常業務は放棄され、家族は集合し、すべての活動が高まる。このような特異な経験がすべて、普通の人々の日常生活からかけ離れた「興奮」状態を生み出すだろう。この「浮かれ気分」は機敏さ、活発さ、自分が偉くなったような感じ、そして時にはお祭り気分のようなものまで生み出して、人間を異常なほどの上機嫌にするかもしれない。とりわけ青少年はこのような反応を示す傾向がある。もし災害がさほど激烈でなく、個人的な脅威をおよぼさなかった場合には、この興奮状態は災害の衝撃の最中からそれ以降へと持ち越されるだろう。それは日常生活にはない異常に強烈な気分だから、容易には放棄しがたいことになるかもしれない。だが大いなる破壊と苦難の最中に興奮状態を楽しんだということが、やがて自責の念をもたらすだろう。このことは災害のみならず幾多の状況のなかで見逃すことのできない事実なのである。

洪水のように周期的に襲ってくる災害では、その性状が判って慣れてしまっていることもあって、それを当然のこととして予期する場合が多い。そこには、より強固な災害サブカルチャーが生まれ、その地域社会全体の適応能力も高まるのが通常である。しかしこのような状況でも、警告に対する誤認と誤解、そして無反応は起こりうる。同じ災害は二度は起こらない、少なくとも自分には起こらないという意識を、人々は抱きがちだからである。たとえば新しいダムができたから、それが洪水を予防してくれるだろうと理屈抜きで信じ込むかもしれないが、オーストラリアのブリスベーンを襲った一九七四年の水害ではそうはならなかった。関係当局者への不信感があって、警告を疑ってかかることもあれば、警告が現実感をともなわない場合もあろう。河川の水位上昇の予報などは現実感がなくて、自分の家屋や財産には関係ないことと思ってしまうかもしれないのである。

洪水や林野火災などの状況では、警告に対する反応度に年齢による差異があることを示唆する研究がいくつかある。たとえ過去に災害体験があっても、老人層は避難・立ち退きにより消極的になり、家屋・財産により未練をもち、また災害の脅威とそれがもつ意味合いに対してより強い抵抗力をもつだろう。おそらく老人層は、自分は大丈夫だという考えに固執しがちであり、またそれほど遠い先のことではない自分の死や喪失に煩わされることもより少ない。この種の災害の脅威に対しては、長期的な順応が必要なのだが、このことにきわめて消極的な老人たちが多い。洪水時に浸水する場所からの家の移築や土地改修を嫌がり煩わしく思うのである。とりわけ自分を取り巻く環境は自分を平穏に育んでくれる、そして「母なる大地」が自分に害をおよぼすはずはないという幻想を抱くタイプの人たちがいる。

自然災害の脅威が無視される有り様を環境面から例証した研究もある。たとえば樹木の繁茂した郊外に住むことを選ぶ人たちが多い。自然と生態系の保全の論議が盛んになり、森林を伐採したり、住居の周りに樹木を植えないのは悪いことだという訳だが、その森林がやがてある条件の下では、地獄のように恐ろしい場所になりかねないのである。このような状況は南オーストラリアのアデレードの丘陵地帯での叢林火災対策を扱ったH・A・エイブラハムの調査研究がみごとに例証している［002］。この研究の対象になった地域には、ある都市の樹木の多い郊外地区が含まれているが、この地区はのちに一九八三年の「聖灰水曜日の大火」で灰塵に帰した。住民の大半は、ある季節には叢林火災の危険がきわめて大きいことを知っていて、その予防に最善を尽くしていると答えているのに、実際には消防当局が指示した十項目の防火対策のうち、彼らが実施したのはわずか一項目に過ぎなかった。またほとんどの住民は、火災時には自衛消防団が適切な働きをするものと信じているのに、その消防団の電話番号を記憶している者はわずか一六パーセントに過ぎなかった。予防対策は全般的な災害対策の一部分に過ぎないが、この全体計画を的確に述べることができる者はごく少なかった。だから最善の対応策を講じてもどうなるか判らない叢林火災に対して、住民たちの準備態勢がまことにお粗末だったとしても不思議ではない。一見避けがたいような災害でも、それがいつどのように発生するかが不確かな場合の準備対策は、住民への不便や住民の無関心のために、なおざりになりがちである。

このような状況での災害警報は、準備の整っていない住民を不意打ちすることになる。やればできたことをやっていなかった住民には、うしろめたさと後悔の念が余計な重荷となって加わるだろう。もし損害が大きく、とくに生命が失われる事態になれば、それだけ怒り、呵責、非難の気持ちは強まるだろう。

準備不足をもたらすもう一つの要因は保険にかかわる。損害を補償する保険に加入している者は、準備の代償は支払い済みと感じて、対策を立て準備を整えねばならないという気持ちからは、心理的により遠ざかることになろう。たとえば自衛消防団のように、災害に対して責任をもつ役割と機能をもった人たちが、自分以外にいるのだと感じている場合も、個人的な責任感は失われるだろう。このような態度の底流をなすものは他者への依存であり、それはまた災害がわが身に降りかかる可能性を否定したいという心理の表れでもあろう。

これらの問題は、警告が出され脅威が高まった場合、とくにその災害の衝撃時まで短時間しか残されていない場合には重大である。それはもっと早く警告を受け、なすべきことを告げられ、準備を整えていなかったことに対し、人々は怒り、恨み、失望を覚えるからである。このような状況では、自分が責任を果たさなかったという気持ちを閉め出す必要があるので、とりわけ「あの連中」たる関係当局者が非難の的になりがちである。また支配統制の職権をもつ官憲当局に、個人の自由を侵害されたくないという気持ちもある。子供に対する親の命令は、たとえそれが保護者としての動機によるものであっても、子供の反発を買うのと同じように、官憲は反発を受けるのである。この点については、あるサイクロン災害に関する調査が、「自分だけは大丈夫」という盲信がいかに広範囲におよぶかを明らかにしている。回答者の二八パーセントまでが、サイクロンの襲う危険を警告された時、なんらの準備策も講じなかったし、大多数の回答者は、警告を真剣には受け止めなかったことをはっきり認めたのである［260］。

警告と待機

ひとたび災害の警告を心に受け入れた者は、一連の意思決定をしてから、事態がどう進行するかを待ち受けることになる。もしもその個人の知識と経験が適切で、警告内容がその災害の危険性ととるべき安全策について明確であれば、あとはただ待つだけで、他になすべきことはあまりない。この待機期間の心境については、当事者によって鮮やかに述べられた証言が多い。

「できるかぎりのことはやってしまったあと――ただじっと待っているのがいちばん嫌なことだったよ」

「家中でいちばん頑丈にできているバスルームへ、みんなして入りましたわ。言われたとおりにね。風の音が強くなって怖かったんですが、私たちにできるのは、ただじっとして祈るだけでした」

「この火事からはとても逃げられないと覚悟したね。どうか火の手がこちらに回らないようにと願いながら、ただ待つだけだったよ」

確かにこれは困難な時期である。警告が心に受け入れられ、まごうかたなき脅威が存在するのに、手も足も出ない状態である。災害に備えて何か問題解決のための行動をしている時は、緊張感が解放され、安心感がともなうのだが、この待機の時期にはそれもなくなっている。緊張と恐怖が高まり、とりわけ災害の襲来時が不確かな場合には、恐怖感がつのるだろう。個人または集団ぐるみのパニック状態に陥るかもしれない。脅威から逃れる機会はまだあるが、それが徐々に少なくなり、やがてなくなってしまうという状況では、とくにパニックが起こりやすくなる〔238〕。パニックはまた過剰警戒の状態でも起こりやすい〔142〕。

待機が長く続くと、覚醒状態と準備態勢の維持ができなくなったり、近づきつつある災害の現実感さえもてなくなるなどの事態が起こりうる。こうなると警戒心が「偽りの警戒心」に退化し、初めの覚醒状態の興奮は弛緩する。そして警告を発した者に対する怒りや、警告に反応した自分自身に対する愚かしさや恥ずかしさの念が起こり、これは将来また同じ警戒状態になった場合の、潜在的なマイナス要因になるのである。

長々と待機したのに災害が到来しなかった場合の影響については、R・H・ターナーの調査結果がある〔305〕。この調査ではカリフォルニアのロサンゼルス郡で、大地震が近いという予報が幾度か発表されたさいの同郡の住民が対象になった。この時はサン・アンドレア断層沿いの広範な地帯が隆起し、破壊的な地震が近いと予報されたのだが、その地震の脅威が存在した一九七七年の二月から翌年の十二月までに五回にわたって、住民調査が行われた。調査に先立って、一部重複する次の六種類の待機の心理状態が設定された。

1．緊迫感・警戒心・備えの心構えが減退するが、地震が来るという現実感は続いている状態。

2．緊迫感・警戒心は減退するが、地震の予報はおそらく誤報だったと信じている状態。

3．不安・恐怖がつのり、地震の危険性を自我防衛的に否定したい状態。
4．個人の緊張が高まり、とくに当局者に対する怒りと反感に移行する状態。
5．地震の徴候に慣れかつ敏感になり、その意味を理解している状態。
6．早期から繰り返された警告に対応し、リハーサルや訓練を行なった結果、地震に対する準備態勢が充実している状態。

この調査が行われた期間中にいくつかの変化は認められたものの、全体的にはこのような心理状態はかなり安定していた。おそらく地震の予報が系統的ではなかったことが、かえって安定した反応に結びついたのであろう。むしろ調査開始前により大きな反応の変化があったのだろうとターナーは推定している。住民たちは近い将来に地震が起こるだろうという不安をつのらせはした。しかし警告後二、三か月以内に起こるものと多くの人が考えていた地震を相当期間待機したあとでさえ、「妥当な根拠がある地震予報をわざと出さないでおくための理由とされがちなマイナスの影響は、住民の間には少ししか認められなかった」のである。つまりターナーが設定した心理状態のうち、いくつかは実際にはあまり目立たなかったのである。「狼が来る」式の人騒がせな虚報による「しらけ」や、つのる不安による自我防衛的な危険性の否定も認められなかったし、地震予報に関与した科学者や公共機関に対する怒りもあまり見られなかった。緊迫感の減退は認められたものの、これは「地震関係のニュースに対する注意がより選択的になったこと」で、地震への意識と理解が実際に深まったためのようである。だからこのような待機期間は、実際には順応効果をもたらすことができるようで、万一その災害が起こった場合になすべきことへの理解を深め、おそらくその災害の精神面への破壊的な影響を軽減できるであろう。

いずれにせよ個人・社会・文化形態上の要因と起こりうべき災害の性状によって、待機に対する反応のパターンにはかなりの差異がありうることは明らかである。この待機状態での反応行動のさまざまなタイプを理解し、待機期間の最適な利用法を知るためには、さらに調査研究が必要であろう。

個人的な災難の予期

災害の予期ともっともよく似た個人的な災難の状況は、おそらく自分の生命にかかわるような重篤な病気の診断を受けることであろう。診断が早期に行われれば、順応的な心理過程が始まるまでに、ある期間の不安状態が続くことが多い。このような場合、たいていの人が最初に受ける感じは非現実感であることは確かである。つまりそのような病気は「他人ごと」で、自分がその犠牲者になるなどとても考えられないという気持ちである。ここでもまた「自分だけは大丈夫」という気持ちが、危険性の判断に影響する。だから人間は喫煙のように危険性に関係のある行為を続けたり、発癌作用のある太陽光線からの防護を怠ったりするのである。健康保険に加入するだけが、このような個人的災難のインパクトを緩和する唯一の手だてといった場合もあろう。だからそのような診断を下された時、たいていの人は不信と拒否の心理過程を経験することになる。それから「なぜ自分が?」「なぜ自分の大切な人が?」という怒りの反応がよく起こる。これに後悔の念が混じることも多い――「なぜもっと予防しなかったのか?」「こんなことになるかもしれないと、なぜ誰かが教えてくれなかったのか？」と。病状が悪化し、その症候が直接に判るようになると、患者はただその病気の最終的なインパクトを待つだけになる。ただ待つこと、警告や治療上の注意に従わなかったこと、また最悪の事態への心構えをするだけの時間がなかったり、症候を無視しているうちに病状が悪化してしまった場合のショック、これらはすべて一般的な災害に対する人間の反応とぴったり照応するのである。

災害が迫る時

災害の衝撃時が接近すると、興奮と覚醒にとって代わって死・負傷・喪失への恐怖が現れる。この恐怖はほとんどの人が体験するが、それを制御することができるのである。恐怖やパニックの叫び声をあげることはまれであるが、もしも災害の恐怖がきわめて大きかったり、当人やその所属する文化形態の価値観が、そのような感情の吐露の仕方を受容している場合には、ありうることである。しかし自然災害では、接近しつつある猛威が人間の声を圧倒し、その無力感と矮小感をつのらせる。最初は昂揚・興奮状態にあった子供たちも、親の反応が恐怖へと変化するのを感じとって怯えるであろう。

P・ヴァレントが記録した「聖灰水曜日の大火」の状況は、災害が差し迫ってから衝撃時にいたるまでの体験内容を鮮やかに示している〔312〕。叢林火災の火の手が烈風に乗って迫ってくる轟音を被災者たちは「まるでジャンボ・ジェット機が二機並んで隣の家から飛び立つようだった」と述べている。煙と灰塵が日光を遮って夜の闇のような感じになり、どの方向へ避難したらよいのかも判らなくなった。「巨大な火の玉」となって殺到する火の手の恐怖に圧倒されてしまった者もいた。ますます勢いを増して迫ってくる火の手から、熱く炙られた車で逃げまどうことの恐怖もまた、この大火の衝撃の恐るべき一面であった。

前兆と警告の回顧

あとになって回顧する場合には、人間は警告に対する自分の反応についての認識を、その時点での必要に応じて修正することが多い。自己統御ができていたと感じる必要性のために、災害の前兆や徴候に気づいていたとか、予期していたと言う人が多いのである。自分が見た夢を思い出して、それを前兆めいて解釈したり、その日がなんとなくいつもとは違っていたと言ったり、普段と違った恐ろしい不穏な空気があったなどと言うことも多い。このような追憶は、他者が死んだのに自分は生き残ったことの言い訳にするためとか、自分だけは大丈夫という気持ちを維持する必要性とも関係があろう。警告とそれに対する対応不足を回顧して自分勝手に意味づけることは、当人の罪責感の軽減に役立つものとしても認められよう。しかし概して災害の予期の段階があとになって回顧される場合は、その災害のショックの緩和、自己統御の維持、恐怖や心傷の未然の防止に役立つような、順応的効果のある回顧の形をとるのである。

不意打ちの災害

爆発事故や航空機事故、それに時には地震なども、ほとんど無警告かまったくの不意打ちに発生することがある。場合によっては現に起こりつつある災害についてさえ、その事態がはっきりしないかもしれない。このような状況でも、人間はたいていそれまで気がつかなかったような技量や力を発揮して、みずからと愛する者を守るため最善を尽くすのである。しかし不意打ちの災害では、ショック作用がきわめて強く、そのことが精神的な立ち直りに影響をおよぼすことになろう。

たいていの場合、人間は災害を恐怖の念をもって迎え、さらに当人の過去の経験のなかでそれに匹敵しそうなもの——それは戦争体験であることが多い——と考え合わせる。この待機の体験をある被災者は次のように述べている。

「これほど怖い思いをしたことは一度もありません。火の手が迫ってくるのに、自分にできるのはただ待つことだけでした。全神経をピリピリさせて怯えていましたよ。これまでにこれに近い経験をしたのはベトナムのジャングルのなかでしたね。いつどの方向から爆弾が炸裂して死んでしまうかもしれないのに、それを防ぐ手だては何もなくて、ただこわごわと待っていた時ですよ」

三　衝撃と余波

「恐ろしい悪夢のようでした。走っていた列車に衝撃があり、まるでスローモーション映画のように、客車がつぶれたんです。乗客の悲鳴が聞こえ、それから何かが上から落ちてきました。客車の天井が落ちてきたんです。もう助からないと思いました。それからあとはどうなったのか判らないのですが、また意識が戻った時には、身動きができなくなっていました。隣の座席の男性は死んでいました。他の乗客は見えなかったが、通路には血が流れていました。静かで物音一つしなかったが、やがて呻き声と遠くの叫び声が聞こえました。初めはこのまま押しつぶされて死ぬんだと思っていましたが、そのうちに近くで「助けに行くぞ」という声が聞こえたんです。そして自分はまだ生きているんだ、もしかしたら助かるぞと思ったんです」

ショック状態

災害が不意打ちに襲うか、恐怖に充ちた待ち時間のあとでやってくるか、いずれにしても個々の災害の恐るべき物理力が衝撃時に結集する。不意打ちかそれに近い状況では、心傷性のショックが顕著な作用をもたらすであろう。衝撃のごく初期の反応は精神麻痺、非現実感それに恐怖の感情に支配される。そして災害に見舞われた個人が、自分に何が起こったのかを理解しようとするにつれて、強烈な覚醒状態が生まれる。自分の周囲に起こった物理的な激変の根源や原因が判らない場合さえあるかもしれない。たとえば突然の爆発事故の衝撃を経験した者は、それが地震によるものと思うかもしれない。火災の場合でも火元や原因が判らず、煙を有毒ガスと誤認することもあるだろう。交通事故の場合なら、被害者はごく短時間にもせよ意識がはっきりしていても、やはりその事故の根源が判らず、さまざまな解釈をするかもしれない。このような災害、とくに航空機事故の場合には、ショックの緩和に役立つような行動はほとんどとれず、このことがショック、非現実感、恐怖感の作用をさらに強めるのである。そして生き残った者には、この圧倒的なショックとなす術がないという無力感が、心に深く焼きつけられて、その被災体験全体の集約的な意味づけをすることになろう。

不意打ち災害の衝撃は、過去の経験や恐怖に充ちた空想に影響され、誤って解釈されることが多い。たとえば大竜巻、ハリケーン、サイクロンなどが突然襲った場合、警告を聞きのがしたり、その意味を充分に受け止めてなかった者は、敵襲を受けたとか、爆撃か爆発事故に遭遇したと思うかもしれない。最近のメキシコでの爆発事故では、その結果発生したキノコ雲を見て、ついに核戦争が勃発したと誤認した人たちがいたのである。

ヒロシマでの初めての原爆を体験した人たちが、信じられない思いをしただろうことは想像に難くない。このショック力はまことに巨大なもので、「まったく驚倒され、恐れおののいてしまった」というある新聞記者の報告が、この場合の反応を典型的に示している〔141〕。ヒロシマの原爆被災は午前八時を少し過ぎた時で、住民は出勤の途中だったり、主婦は朝食の準備中とか、子供たちは屋外に出ているといった時間帯だったので、このタイミングも非現実感を強める結果となった。このタイミングの影響は、人々が眠りを覚まされ、いったい何が起こりつつあるのか把握しにくいという状況のなかで、おそらくもっとも際立つであろう。午前零時直後に発生したマナグア地震や、午前五時過ぎに起こったサンフランシスコ地震の場合が、この実例である。タイタニック号は夜の十一時四十分に氷山と衝突し、翌日曜日の朝に沈没したのだが、何事が起こったのかに気づいた者は少なく、寝ていた大勢の乗客を起こして、沈没の事態に対処させねばならなかったのである。

だから不意打ちの衝撃のタイミング次第で、事態の認識と対応はさらに困難になるだろう。このような非常事態では「自分だけがやられたのだ」という「自己中心幻想」がもっとも顕著に現れる傾向がある。つまり災害の猛威がまず自我との関連において感知され、事態の解釈が自己中心的にならざるを得ないのである。

巨大な物理力の突然かつ劇的な衝撃には、五官による強い知覚がともない、これがきわめて根元的な連想を引き起こす。知覚されたある種のことは、衝撃のあと長期間にわたって恐ろしい思い出や記憶のテーマとなって残るだろう。サイクロンやハリケーンの鋭い風の音は、耳をつらぬき、五官を引き裂き、心を苛むようである。地震のさいの不安をかきたてるような地鳴りが、地滑りや地割れと同様に、物理的な力の恐ろしさを増幅する。爆発の大音響、火の手の咆吼、大気の振動音、これらはすべて聞きなれない原始的な音である。とりわけ衝撃のあと、人為的な騒音源の構造物が崩壊してしまったあとでは、静けさ自体が恐怖をかもし出す。動物や鳥まで声を立てず、静寂が他の音を閉め出してしまうのである。

鮮明な視覚印象が被災者たちの記憶に永久的に留まることが多い。森林火災の体験者は巨大な火の玉、天に沖する火の柱、火の壁、張り裂ける樹木などを語る。バッファロー・クリーク水害の生存者は、黒い泥土、荒廃の跡そして水のことをよく語る――「まるで黒い大海のようだった」「水が生きもののようで、私たちみんなに襲いかかって来たような感じでした」と[087]。ヒロシマの被爆者は、衝撃波とその後の破壊に先立った原子爆弾の爆発時の恐ろしい閃光のことをはっきりと記憶している。災害から発生した匂い――煙や埃の匂い、化学物質の刺激臭、人体の焦げる匂い、そして腐敗臭――も人によってはより鮮明に災害の記憶と結びついている。

衝撃波など災害に関連した物理力をじかに知覚する場合も多い。この力は当人の想像を絶することが多く、自分の体をコントロールできなくて、地面に叩きつけられたり、空中に舞い上がったりという最悪の恐怖の事態をもたらす。暴風や爆発と同様に、洪水によってもこのような事態は起こることがある。衝撃時の物理的な力の知覚は、聴・視・嗅覚などによる知覚と同様に強烈だが、さらにそれ以上に人間の生体が実はいかにもろくて無力であるかを、強く思い知らせるのである。

既知の災害が個人や地域社会を襲った場合には、知覚的に予期される一連のこと――過去に実際に起こった水害や森林火災、これまでに警告されたり想像した災害の姿など――と今回の災害とを比較検討することになる。これは事態を認識し克服する見込みが大きくなることを意味する。五官で知覚したことは警告抜きの災害の場合と本質的には同じであっても、この場合はそのショックが軽くなる。それはその当人は無力で恐怖に震えていたとしても、少なくとも自分が直面した災害の一般的な性状については知っているからである。そして災害時に自分がなすべきことと、その災害がいかに、いつ過ぎ去るかについての知識があるから、自分の思考と行動を結集して、その災害と闘ったり、被災後になすべきことを予期することができるからである。

衝撃時の感情体験

災害の強烈な衝撃時の人間反応について理解するには、主として二つの情報源がある。その一つは被災者たちの体験談、もう一つは社会学、心理学、精神医学などの専門家による科学的な研究成果である。

まず最初に「高度の覚醒状態」が生まれ、人間は主としてみずからの安全確保のために対応することになる。もし危険状態になり生命への脅威が大きい場合には、強烈な恐怖感も生まれる。家族など自分に庇護責任がある者たちの安全が最大関心事となり、母と子のように絆が強い場合には、自分自身への配慮すらあと回しになるだろう。とにかく生き残る事が最大の目的である。死と破滅が近い、自分は死につつある、これでもうお終いだという思いとともに、自分の一生の数々のイメージが脳裏にひらめくかもしれない。高度の覚醒状態では注意力は高まっている。このようなストレスに直面して、非順応的な行動を示す者はごく少ないのである。たいていの人が恐怖心を抑制して、自分や他者の生存に役立つような行動を起こす。恐怖が激しければ悲鳴や叫び声をあげるかもしれないが、通常はそうはならない。これには当人が所属する文化形態が強く影響するし、たとえば女性なら悲鳴をあげてもよいが男性はだめというような性役割（セックス・ロール）などによっても差異が生じる。

覚醒と警戒心が高まると、人間は危険度や自分への脅威の性状についての手掛かりを求めて、周囲の状況を精査することになる。暴風や爆発のさいの飛来物による損傷、地震によって大地に呑み込まれること、建物の倒壊による生き埋めなど、災害の脅威は多種多様で、それぞれが特有の恐怖をもたらす。溺死、焼死、窒息死、圧死などもすべて、自己破滅の脅威としてさまざまと恐怖を感じさせるのである。

だから「恐怖」は災害が激烈で生存が脅かされる場合に、強く現れる当然の反応である。この恐怖は現実的で、動悸亢進、口の渇き、内臓や筋肉の硬直・緊張など肉体的な付随徴候と不安感をともなうことが多い。危険な兆候への対応として、闘うか退避するか、いずれにせよ行動するための準備態勢が生まれる。恐怖は自分自身に対して、また他者、自分の未来、生命、さらに人間社会全体に対しても感じられるだろう。このような当然の恐怖にさらに添加されるかもしれないのが、不合理な恐怖——その発生源が意識されているといないにかかわらず、死、破滅、肉体損傷、破壊、喪失などと象徴的に結びついている恐怖である。恐怖感とは自然なものであり、究極的には生存のための順応なのだが、この情動は、多くの文化形態のなかで当人の不適応性を示すものと見なされているので、恐怖を感じることを恥ずかしいと思う人が多い。災害について語る場合には、恐怖を感じたことを否定したり、軽蔑したりする者がいるので、この情動の発生頻度を推測することは困難なことが多い。核攻撃、バッファロー・クリーク水害の破壊的な泥流、オーストラリアの叢林火災の焦熱地獄など、巨大な物理力と生命への圧倒的な脅威をともなう災害では、恐怖感もより深刻で威圧的なものになることは疑いない。

災害の衝撃に付随する感情としては、さらに「無力感」がある。災害の猛威の前で、人間の行為にどれほどの意味もなく、閉じ込められたり、逃げ場を失ったりして、どのように行動しようとも、自分や自分にとって大切な者たちの生存を確保できないと悟った時に生まれる情動である。災害が持続するなかで、人間はみずからの無能力に直面せざるを得なくなる。恐怖感と無力感の高まりが、さらに強い恐怖を生み、子供の頃の無力感や不適応感まで呼び起こされよう。そしてフラストレーションや怒りの気持ちとともに、どうする術もない自分自身に対する理由のない恥辱感も現れるかもしれない。いずれにしても中心的な感情は無力感であって、この感情の内容、性状、程度が災害の衝撃による精神的負傷の主要因になるのである。

「火の手に取り囲まれてうずくまっていた時には、どうにもならない無力感を感じたよ。自分たちにできることがなんにもなかったんだ。もし何かできることがあったら、こんなにもみじめな思いはしなかっただろうに」（叢林火災の被災者）

「暴風が私たちの家を引き裂き、雨が降り込んできた時、もうどうすることもできないという気持ちでした。これがほんとに恐ろしかったのです」（ハリケーンの被災者）

「信じられないような唸り声をあげて、サイクロンの矛先がまたこちらに向かってきた。さらにひどいことになり、わが家が壊れ始めたのに、どうする術もなかった」（サイクロンの被災者）［278］

「遺棄感」もまた災害時の感情体験のなかの強力かつ恐るべき部分であろう。個人または集団ぐるみで、神にも人にも見捨てられたような気持ちになることである。M・ウォルフェンスタインは、この感情を災害体験、それも独りだけで孤立してしまった場合の精神的な苦しみの主要部分として認めている[328]。この遺棄感はどうにも手の施しようがないという体験とも結びつくだろうし、以前の絶望や遺棄の体験が呼び起こされて、さらに疎外感や孤独感がつのることもあろう。とりわけ親から隔離された子供たちは、信頼していた庇護をすべて失ったように感じるであろう。大人でさえ「自分は大丈夫」という安心感や「自分は頼りになる社会に住んでいて、自分を守ってくれる人たちがいる」という気持ちを失うことになりかねない。

「救助・救済への切望感」も強烈である。何年ぶりかで祈りの言葉が口をついて出たり、これまで認めていなかった「神」に対して祈ることもあろう。その災害が過ぎ去り、克服され、また安全になることへの切望が心のなかに生まれる。時には、とりわけ災害が長引く場合には、死への願望が生まれることがあるかもしれないが、このような場合でも、実際に願い求められているのは恐怖と苦痛の終結なのである。また喪失したものへの後悔と自責の念や、もう一度機会を与えてほしいという切望がある場合も多い。自分の人生観や価値観の再評価は、生き残ったことへの喜びと幸福感とともに、災害の衝撃の終結直後に顕著になることが多いのだが、この再評価が衝撃時にすでに行われることもあろう。さらにまた「取り引き（バーゲイニング）」と呼ばれる心情が生まれて、たとえば心のなかで次のようなことを唱える者もいよう――「神よ、今度だけ助けて頂ければ、これからはきっと良い人間になります……今までとは違った生き方をします……今度だけ助けて頂ければ誓って……。私を、私の大切な者たちを生き残らせて下さい……どうかこれでお終いにしないで……」

ほとんどの人間は、災害時には自分自身と自分にとって大切な人たちを守るための適切な行動をするものである。強烈な恐怖と、しばしば無力感をも体験することが多いにもかかわらず、災害の脅威時や衝撃時にも通常はパニックは起こらないのである。「聖灰水曜日の大火」を扱った「リーダーズ・ダイジェスト」誌（一九八四年二月号）の記事は、衝撃時の体験をまざまざと描いている。

アデレードのあるラジオ・リポーターは、轟々と燃えさかる火災の現場から、携帯無線電話でラジオ局に次のように叫んだ――「空が真っ赤になったり、白くなったり。まったく異様な状況です。グリーンヒル・ロードの真上に、火の柱が三十メートルから五十メートルも高く燃え上がっています。……家はまったく見えません……。グリーンヒルは消えてなくなりました。ほとんど呼吸困難です。空気が白熱状態です……」。他の人たちと農場の近くに避難していたこのリポーターの頭上にまで、火の手が迫り、彼は自宅の前まで逃げてきて、さらに報告を続けた――「私がこれまで十三年間住んでいた自分の家がなくなってしまいました。まだ爆発音がして、火を噴き上げていて……とても見てはいられません。道路を隔てた向かいの家の奥さんは、家のなかから逃げ出せなかったようですが、その家も燃え落ちてしまいました」

別の地区では、十歳の少年が両手を差しのべて救いを求めながら、警察カーの方へ走り寄ってきた。少年の着衣は焼け焦げて肌もあらわ。顔はほとんど識別できない。少年の体は火傷のため異様に脹れあがっている。激痛のため泣き叫んでいる少年を、警官が車の後部シートにやさしく寝かせる。それと気づかぬまま父親が警察カーのそばに寄ってくる。「パパ！　僕だよ、パパ！」という息子の叫びを聞いて、父親は卒倒する。救急車が間に合わないので、警官は自分の車で少年を病院まで運ぼうとした。アスファルトが溶けた道を、焔をかいくぐるようにして車を走らせていたが、やがて火の手に遮られ立ち往生してしまった。後部座席で少年が叫んだ――「ああ神様、僕は死にそうです」。別の車がやって来て、少年と火傷を負ったもう一人の男を移乗させ、最寄りの病院に向かったが、少年の方は到着前に死亡した。少年といっしょに逃げた母親は、溶けたアスファルトに靴をとられたまま、路上で焼死体となって発見された。

（オーストラリア南部の）ビクトリア州の町マシドンのマシドン・ファミリー・ホテルは約二百五十人の住民の避難所になった。押し寄せてきた火の手のため、外に駐車していた車や付近の家の燃料タンクが次々に爆発した。懸命の消火活動にもかかわらず、ホテルの周囲はすべて焼け落ちたが、この人たちはみな助かった。専門家たちが後日推定したところによると、この火災の高熱は摂氏千度にも達し、このマシドンの町の住宅その他の建物の半数近くが焼失した。

ビクトリア州の叢林地帯では、計十二人の自衛消防団員が消防車もろとも焼け死んだ。ある消防隊長は、この叢林火災の衝撃を次のように説明している――「大規模な叢林火災がいったん荒れ狂いだすと、消防車が千台来ても、消防団員が一万人来ても、ちょっとどうにもならないね。火が自分で風を呼び、まるで自分の意思をもった悪魔のようになるんだ」

災害が襲いかかった時、それが可能ならまず「脱出と避難」をすることが、もっとも理にかなった行動であろう。たいていは脱出者、避難者は危険に気づいていて、自動的に、または理性的に選択して逃げることを選ぶ。パニックとは異なり、脱出と避難には統制とある程度の合理性があり、自分だけでなく他者のニーズも認めるという点で、社会性も存在する。危険から比較的に安全な状態へと脱出するために、また自他を守るために、人間は平素のレベル以上の力と強さとスピードを発揮することがある。しかし一方では、一時的またはかなり長期的に活動不能の状態になり、このため対応が妨げられたり遅れたりすることもある。他者が逃げるのを目撃した場合によくこのような反応状態になり、時には盲目的に、不適当なやり方で、逃げる他者に追随したりするのである。

脅威が背後からまたは周囲から迫っている状況では、脱出そのものが恐怖に充ちたものになるだろう。「……そしてどっとやって来たんだ。まるで大きな黒雲のように……大声で家内を呼んだんだが……どんどん上から襲いかかって来て……もうどうにも時間が足らなかった……」というバッファロー・クリークのダム決壊の鉄砲水からの脱出の記述も、その一例である〔087〕。さらに脱出の恐怖の事例を挙げれば、北海の石油採掘リグ転覆事故のさいの次のような記述がある。

リグがぐらりと傾いた時、ある非番の青年はテレビ映画を観ていた。重大事の発生にすぐ気づいた彼は、近くの通路から脱出しようとした。他の連中も走り回っていた。倒れている同僚の一人につまずいたが、その男は落ちてきたドラム缶の下敷きになって助けを求めているのだった。なんとか助けようとしたが、ドラム缶が重すぎて動かず、他の仲間たちも手を貸してはくれなかった。海水が押し寄せてきたので、この同僚を見捨てざるを得なくなった。デッキに走り出て、傾いて摑みどころのないその表面をなんとかよじ登ろうとしているうちに、突然リグ全体がさらに傾き、大きなコンテナーが滑り落ちてきた。同僚の何人かはそれに押しつぶされ、波にさらわれていった。やがてリグが逆立ちになり、彼は海中に引きずり込まれた。もう死ぬのだと思いつつも、凍るような荒波のなかでもがいているうちに、やっと救命ボートに辿りつき助け上げられたのである［139］。

脱出が不可能な事態では「守りの姿勢」がとられよう。頑丈そうな物の蔭にうずくまったり、ベッドなどの下に潜り込むのである。頭を垂れ、両膝を上げて身をまるめて、頭と顔を両手で覆うという原始的な「守りの姿勢」をとることが多いのだが、おそらくこれは自然の攻撃力に対する服従の姿勢でもあろう。また腹這いにひれ伏して、自分の肉体と大地との接触がもたらす何ほどかの安心感に身を委ねるかもしれない。

衝撃時によく見られるもう一つの動作は「自分以外の人間と抱き合う守りの姿勢」である。この動作は二人が一組になればより心丈夫に感じるため、またはただ恐怖を分かち合うために、他者に縋りつくことで安らぎを経験するのである。他の人間によって抱き締められることの原始的な慰安もまた作用しているはずである。そこにはまた、自分より無力で弱い者、とくに自分の子供など愛する者を守るため、自分の肉体を利用しようとの気持ちもある。洪水、飢饉、暴風雨、虐殺などさまざまな災害の状況のなかで、この動作は観察される。その状況が恐怖に充ちていて、社会制度上の障壁が突然に消え去るような場合には、他人同士でも身を寄せ合うかもしれない。

すでに述べたように、災害の衝撃時に起こる数多くのことが「家族中心的な行動」という観点から説明できる。家族のメンバーがその場に不在である場合には、恐怖、覚醒、そして強い懸念が生まれよう。自分にとって大切な者を探し、助け、そしていっしょにいるために、人間は理屈抜きで衝撃の猛威と闘うのである。家族が一つに集まると、男は女を守り、女は子供の世話をするという身分階層的な役割に従うことになろうが、このような行動が災害の衝撃の緩和に大いに役立つのである。P・ヴァレントが「聖灰水曜日の大火」での人間反応や行動の諸相について述べているように、このような庇護行動が、保護を求めて泣き叫んでいる自分以外の無力な人間の行動を補完することになる［312］。そこにはまた、何よりもまず家族同士がいっしょにいたいという願い――「どうせ死ぬならいっしょに死にたい」という願い――がある。

ただ単に他の人たちといっしょにいたいという「親和的な行動」もまた、災害時には全般に多くなる。恐怖が刺激要因になって、人間は共にいることがもたらす安堵感を求め合う。そのような身近さそのものが慰安なのである。モンスーンの暴風雨という状況のなかでの人間反応を調べた研究でも、恐怖と親和のこの関係が裏づけられている［279］。

災害の衝撃には「英雄的な行動」と勇気が連想されるが、これはむしろ救助という局面により深く関係している。家族、友人さらに他人であっても、その命を救い、援助するために、人間は常ならぬ努力を払うことができる。高度の覚醒状態、とり得べきさまざまな行動の可能性をとっさに探ること、そして利他的、人間愛的な衝動などがすべて、このような行動に結びつく。愛他的行動と英雄的行動とは共通性のあるテーマであり、このような行動がしばしば見られることが、人間には他者への配慮という根元的な衝動があることを、明確に物語っている〔273〕。しかし遺憾なことに、心理学関係の文献は一般に「勇気」の方をなおざりにして、もっぱら「恐怖」の方に集中する傾向がある〔241〕。英雄的な行為は時に無謀行為になることもあるし、それを試みた者の破滅を招くこともあるが、たいていは自己保全の本能と生存への欲求の方が優先するのである。

俗論には反するが「パニック」状態はめったに起こらない。学問的な基準による定義が不充分なため、パニックという言葉は普通は「脅威に直面して無統制かつ不適当な逃走をすること」と解されている。しかしこの言葉は確かにもっと広い意味で解さるべきで、L・ウェイサスも指摘しているように、単なる逃走行動だけではなくて、抑制のきかないことを特徴とする他の無秩序な諸行動も含むように定義されるべきである。そうすれば、閉じ込められて逃げられないような状況で、無統制で機能不全的な行動や無意味な過剰行動をする人たちの恐慌反応までも含めて説明ができることになる。この意味でパニックを「意識的な抑制が減少・欠如していて、自他の死傷の危険性を増大させるような、衝動的かつ極度に動揺した行動」としたウェイサスの定義は便利である〔317〕。

パニックを起こす人たちの比率はおそらくごく少なく、しかも特殊な状況に限られていると言えるだろう。パニックを「逃走または逃走未遂をともなう激しい恐怖」と規定したE・L・カランテリは、パニックが起こる状況として、目前に危険が迫った時、退路がせばまるか、阻まれるか、または断たれそうになった時、極度に孤立した時などを挙げている〔238〕。つまり対人連絡がつかず、この先何が起こるか、いつ難局が終わるか、いつ救助の手が届くかが判らないような場合に、パニック状態が発生しがちである。不安、混乱、無力感、孤立無援感などはすべて、パニック発生の可能性を高めるであろう。一方、集団の結束が固く、リーダーが存在する時には、この可能性は低くなるであろう。いずれにしても、たとえ状況が恐るべきものであろうとも、パニックが頻発することにはならないようである。パニックが無秩序な逃走の形をとったとしても、この非理性的で抑制のきかない逃走そのものが、避難と安全につながることもあり得るので、かならずしもパニックがすべて非適応的とは言えない。しかしパニックとはとりわけ非社会的行動ではある。つまりパニック状態になると、自分以外の人間の指示や要求は知覚されず、他者との関係において自分のとるべき行動を決めることはなくなるからである。

煙が充満して、しかも退路が限られている場所から逃げようとする場合のように、火災とパニックを関連づけて考えることがあるが、科学的な調査研究では、そのような関連づけは無理であることが実証されている。たとえば前出のウェイサスが実施したノルウェイの塗装工場の爆発・火災事故の調査では、この事故の衝撃時の行動について、自己申告と他者の報告の両面から調べた結果、実際にパニック状態になったのは、わずか三人の女性にすぎなかった。この三人は極度に不安で自制のきかない恐慌状態になったと認められた。これに次いでさらに八人がきわめて混乱した逃走的行動を示した。しかしこの事故では潜在的には危険なはずの逃走行動が、結果としてはこの十一人すべてにとって適切な脱出行動につながったのである［317］。全般的に見れば、ほとんどの人間は自制心を失わず、勇気をもって適切に行動することが、他の災害についても報告されている。

もはや災害の衝撃と闘ったり、それに耐えることができないと感じた時、人間は諦めて、その衝撃の結果——たいていの場合、それは死を覚悟することにつながるのだが——を受け入れる気持ちになるかもしれない。この諦観には、神に召されるとか、カタストロフィの力の生贄になるとか、一種の犠牲感がともなう。そして自分にできることは何もないという思いとともに、安らぎすら生まれるかもしれない。このような諦観に、生存につながるだけの意義があるかどうかは、個々の災害の状況によって決まることになろう。

いわゆる「被災症候群」は災害の衝撃時、またはその直後に発生する。これは心傷性の体験に圧倒されないように、人間を守るための反応であり、心理学的にも確認されている。この反応形態では、人間は茫然として、無感動、無表情になり、じっと立ったり座ったままでいたり、また危険、周囲の状況、他者の存在やそのニーズには気がつかないかのように、当てもなくさまよい歩いたりする。激烈な災害では、被災者の二〇パーセントから二五パーセントが、この症候群を呈するとした調査や、このような非適応的な行動者の比率は二〇パーセントをやや上回るとした調査がある［306、317］。たいていの場合この症候群は一過性で、その後「過剰活動」か適切な行動に移行するものだが、時にはこの状態が数時間も続くことがある。だから被災後の荒廃のなかを、無感動、無表情の顔で、当てもなくさまよっている者を、救助者が見かけることになるのだが、このような人に対しては、その安全を確保することが必要であろう。また被災症候群を経て、被災後によく見られる感情の病的な高揚状態や興奮状態に移ることもあるが、この場合には愛他心、感謝、集団への強い帰属感などが顕著に現れる。文献によると、被災症候群の現れる見込みは、災害のストレス要因の強度と破壊の程度が高まるにつれて増大するようである［317］。

この他にも災害に関連して報告された適応不全行動の事例は多い。たとえば強度の錯乱、反応性精神異常状態、解離状態（精神活動が統一を失って分裂すること）、ヒステリー反応、無益で現実から遊離した行動などが見られるが、これらは一括してパニックのなかに分類することもできよう。

衝撃時のさまざまな行動パターンについては、研究者たちが幾通りかの分類を試みている。たとえばJ・S・タイハーストは災害に対する反応を三グループに大別し、まず冷静沈着で、適切な行動計画を立て、それを実行できるグループが一二―二五パーセントだとしている。次に茫然、狼狽、注意力の局限化、主観的な感覚や情動の失調など「標準的」な反応を示すが、それにもかかわらず反射的に行動できるグループが、全体の五〇―七五パーセントを占める。さらに一〇―二五パーセントは、パニック、活動不能なほどの不安状態、ヒステリー的行動など、明らかに対応不全の反応を示すグループである［306］。

前出のカランテリとR・ダインズの共同研究は、大半の人間はパニック状態にはならないこと、たとえばある洪水の脅威に直面して、被災住民の九二パーセントは秩序正しく避難したことを示している。ショック性反応や被災症候群を呈するのは、ごく少数派であり、ある大竜巻災害では、被災住民の一四パーセントだけが、この症候群のいくつかの初期的徴候を示したにすぎなかった［240］。あるナイトクラブ火災で生き残った人たちの反応を調査した研究では、現実否認的反応を示した者が三七パーセント、激しい不安を呈した者が三〇パーセント、残りは状況に対して理性的に対応した［176］。

一つの災害事例についての人間行動の調査のなかでも、もっとも徹底的かつよくまとまっているのは、おそらく前出のウェイサスによるものであろう。ウェイサスは「認知的統制（衝撃とその結果についての評価の質）」「不適切な行動（危険を増加させるような行動過程）」「（当人だけでは対応できないような場合の）安全確保に要した助力の程度」「発揮されたリーダーシップ」「関与と協調の程度」「救助活動への絶対的、相対的な参加度」などの差異を調べ、これを「災害行動指数」として数字化した。前出の塗装工場の爆発・火災事故の百二十五人の生存被災者について、この指数で測定した結果、その反応が最善型と判定された者が二九・八パーセント、適応型が四九・六パーセント、適応不全型が二〇・七パーセントと、三つのグループに大別できたのである。さらに細分化した比率を見ると、認知的統制の減少を示した者七〇パーセント、運動神経の麻痺などなんらかの適応不全を示した者二四・六パーセント、精神的な阻害現象を克服するため助力を要した者一五パーセント、有意義なリーダーシップを発揮した者三三パーセント、協調的な活動に従事した者四六・九パーセント、主要な救助活動を遂行した者二二パーセント、期待以上の貢献をした者二七パーセントであった（一人で二つ以上の項目に該当する場合があるので、合計は一〇〇パーセントを超える）。甚大な心傷性ストレスが存在したにもかかわらず、このような行動パターンが見られたことには意を強くさせられる。それに防災訓練と過去の被災体験が、最善型の災害対応にもっとも強く相関し、もっとも適切な行動を導き出していることは興味深い［317］。

衝撃時にはまた、数多くの精神生理学的な反応が見られる。動悸亢進、筋肉の緊張、痛み、失神、頭痛、下痢などがその代表的なものである。被災者たちの言葉によると「まるで胸に石がつかえているような」感じの恐怖、「頭から足先まで鞭で打たれたような」筋肉の硬直感、「重い物を引きずるような」気持ちを経験するのである［312］。このような感情のなかには、長く尾を引いたり、心身症へと進行する例もあるが、たいていは恐怖や不安が過ぎるとともに消滅するものである。

衝撃時の反応と行動の意味

災害の衝撃時の人間行動は、災害に対するその当人の認識や対応にとって大きな意味をもつことになるだろう。まず第一に、適応行動が生存確保につながりやすいことは明白である。当然これが最重要事ではあるが、これだけが生き残りのための要因ではない。適応行動が、当人の災害体験――その災害をどのように認識し解釈したか――のなかに組み込まれなければならないのである。被災時よりずっと以前に形成されていた自己観に照らし合わせて、人間は災害時のみずからの行動を肯定したり、または不適応、恥辱、挫折を感じたりするだろう。このような反応が、ノルウェイの研究者たちが「自責的心傷」と呼んでいる精神的葛藤の原因になり、災害後の順応への重大な障害になることもある。たとえば、もっと勇気ある行動をすべきだったとか、逃げるべきではなかったとか、もっと救助活動をすべきだったとかと感じた場合には、恥辱感と罪責感が残るだろう。他者が自分の行動を容認してくれないために、自分でもその行動が容認できないと思うようになることもある。一例を挙げれば、ある女性はサイクロン災害時に夫が明らかに怯えているのを感じとり、また夫が自分や子供たちを守ることができなかったことを、男性失格の証拠だと思い込んでしまった。その結果、この夫の自己観も、この夫婦の結婚生活もともに、この災害体験によって破壊されたのである。

このようにして、他者に対して義務・責任をもつ立場にある者にとっては、特別の葛藤が生じうる。これは戦場の指揮者の立場に似ていて、自分自身の個人的な危険より、自分の指揮下にある者たちの生命に対する責任の方が、より大きな脅威をもたらすのである。より一般的には、このような葛藤、呵責、後悔を経験するのは、家族や仲間を助けられなかった者や、自分が助かるために助けを求める他者の訴えを無視せねばならなかった者たちである。たとえばあの北海油田の惨事で、仲間を見殺しにしたある男性は、身体の不調と抑鬱状態に悩み、のちに自分の恥辱感、罪責感を克服するまで、この症状は改善しなかった。このような状況には心傷性の記憶がともない、これが生き残った被災者の心中にまざまざと刻み込まれ、たえず呼び起こされる。自分の命が他者を犠牲にしてあがなわれたと感じているから、その記憶はおそらく永久的に自責の種として残るのである。このような反応はヒロシマとナガサキの被爆者にも認められている［141、166］。

衝撃の持続時間

災害の衝撃は短いこともあれば、長く続くこともある。突然の爆発事故ならごく短いし、洪水なら長時間続くだろう。つぶれた車のなかに閉じ込められた人は、救出までに数分間、数時間、あるいは数日間も待つかもしれない。

衝撃の持続時間についての認識は、かならずしも実際の時間と一致しない。ごく短く感じることもあれば、まるで時間が停止したように思えたり、衝撃の瞬間に自分が凍結されたように感じることもある。また恐ろしい出来事をスローモーション映画で観ているように、時間が果てしなく続くように感じられたり、頭の中で空転しているように感じられたりする。時間に対するこのような個人的意識は、まざまざとした形で記憶のなかに残り続けよう。

衝撃の最悪の時点がいつ過ぎ、いつ生存が確認されたかは、明確にしがたいことが多い。地震や爆撃のあとの火災のように、災害が二次的な脅威をもたらし、それがそのまま衝撃の継続のように思える場合も多い。このようなストレス体験が長びけば、それだけ被災者の生命の危険、苦境、心傷も大きくなるのである。

災害時には、脅威についての判断、警戒態勢、適切な行動の準備などができるように、いかに自己管理するかが問題になるが、実際には、長時間にわたり、時には不眠不休のままで、これができる人が多い。生存への意志が超人的な力をもたらすようである。時にはまた「自己遮断」の期間が生じることもある。これは災害の脅威と苦難を部分的にシャット・アウトするため、一時的に「防護壁」を築くことで、強烈な刺激を回避し活力を温存するのである。当然ながらこの期間にはある程度の精神麻痺と情動閉鎖がともなうが、これが信じがたいほどの苦難の時間を耐えさせるための一要因になりうる。

人間の災害体験は、その継続時間が数日、数週、数か月、そして時には数年にもおよぶことがある。強制収容所や旱魃・飢饉がその例である。このような状況では絶え間なく体験している恐るべき事態を、感情面でシャット・アウトできる場合にのみ、生存が確保できるようである。感情が麻痺したまま何年も続くこともある。また近年のエチオピアの飢饉のテレビ報道でも観察されたように、感情が表面のすぐ下に抑え込まれていて、愛する者の死にさいして初めて悲嘆が噴出するような場合もある。

生存への対処

それでは生き残るための要件は何であろうか。信じがたいほどの苦難とストレスを切り抜けられる性格や状況、それに「対処（コーピング）」の仕方とはどのようなものであろうか。

最重要な要件の一つは、人間が人間に対して抱く「愛着」であろう。S・ヘンダーソンとT・ボストックは、南オーストラリア沖でのある海難事故の七人の生存者の「対処」の心理過程を記述している［124］。この七人は自分たちの船が難破するという試練を受け、さらに苦難に充ちた状況のなかで、救命筏で漂流した。最初は十人いた男性船員のうち、まず一人が死亡、次いで猛暑のなかでの数日間の漂流中にさらに二人が死亡、残る七人が十三日目に救助されたのである。救出後二、三日以内に生存者に面接し、遭難中の思考や感情の状態について聞き取り調査をしたうえでの結論は「苦難の全期間を通して、もっとも顕著だった精神過程は、妻、母、子供、恋人など自分にとってとりわけ大切な人たちへの愛着の念」ということであった。そしてこの「愛着の心象化」が、生き残るためにもっとも役立った精神的要素だったと報告されている。

この二人の研究者も指摘しているように、このような精神体験は、愛する者と離れたままで重大な危険にさらされた数多くの人間に共通するものである。だから囚人や戦時の兵士は、自分がその許へ帰って行きたい愛する者への、強い思いと感情だけを頼りに生きてゆけるのである。ナチスの強制収容所での対処の仕方についてのある研究では、いくつかの方法が解明されているが、とりわけ目立ったのは自分が強い愛着をもっている者への気持ちを中心にした「なんらかの目的をもって生き抜くこと」であった［071］。前述の海難事故や強制収容所の生存者に顕著に認められるのは「生存への衝動」でもあった［071、081］。劣悪な自然・肉体条件のなかで独りだけで漂流する船員、砂漠で迷った探検家、テロリズムや屈辱的な拷問・投獄の犠牲者、この人たちを生かし続けたのはこの衝動である。これはただ死にたくないということだけではなく、生きる意志であり、生きることへの「攻撃的」なまでの欲求・執着である。そして人間が生存への意志によって駆り立てられるのは、愛する者にふたたび会いたい、敵に勝ちたい、復讐したいなど、あるはっきりした目的のためであろう。

「リーダーシップ」や「集団への帰属意識」も生き残りのための対処の助けになる。前述の海難事故の生存者はすべて、リーダー役になった一等航海士の強い影響力について述べている。決然・毅然としていながら思いやりもあったこのリーダーは、全員の士気を保ち、怒りと絶望を和らげた。同じように戦闘、鉱山事故、強制収容所などさまざまな状況のなかで、リーダーシップとそれに対する支持が生き残るために肝要であったとする事例が数多くある。お互いの助け合い、前向きの希望をもった感情の分かち合い、情報・助言その他何かにつけての支えの提供、これらのことが強制収容所のような状況でさえも、ストレスの影響をある程度は和らげる。そして集団に帰属できなかった人たちの生存の見込みは減少するようである。

生き残るためには、危機状況の「克服への試行」がさまざまな形で現れる。まず認知的統制力による形は、みずからが体験していることとその影響の意味を知り、それと闘うための助けとなるような情報や知識を探すことである［317、318］。またその場の事態の悪い面はシャット・アウトして、良い面だけに心を向けること、ささやかな楽しみやとにかく現時点までは生き残れたことに心を集中させることも、この種の対処法の一つである。過去の危機対処や生き残りの経験を回顧するのも、克服への一つの試行である。状況を知的に理由づけすることは、不安を回避するための自我防衛的な方法にもなりうるが、これは現実直視を避けることにもなりかねないので、適切な対処のためにはプラスにもマイナスにもなる。状況の緩和、自我防衛、他者への援助などのための活動が可能な場合には、そのように活動することが当人の克服感を高めることになろう。たとえそのような活動ができなくても、それを心のなかで演習してみるだけでも有益なことは、強制収容所で生き残った人たちによって実証されている。

すでに述べたように、ストレスが持続するような状況では、一時的な「感情の遮断」とある程度の「現実否認」が役立つかもしれない。ただしこれは後日まで精神麻痺が尾を引くことがあるので、最終的な順応のためにはならないかもしれない。このシャット・アウトの仕方には、みずからの危機体験をまるで他人ごとのように感じる一種の非現実感がともなったり、過去、未来、来世のことなどに思いを集中することがあるかもしれない。強制収容所での事例では、「引きこもり」状態が進行すると、強度の無感動、周囲の状況や心身への刺激に対する完全な無反応の段階にまで達する。このような自閉的な状態を短期間経験した者は多いが、もしこれが長びくと生存への見込みはそれだけ遠のく結果になっている。感情をシャット・アウトするもう一つの方法は、災害がもたらした苦痛に充ちた思いを抑え込み、その代わりにユーモアなどで自我防衛することである。このような克服方法にはすべて高い適応効果があるが、もしもそれが定着してしまうと、結局は正常な感情反応と順応を損なうことになるかもしれない。だから災害後にこのような精神状態のカタルシス的解除を図ることが、心傷を受けた被災者の治療の重要な目標になるであろう。

それまで宗教心がなかった者でも、危機にさいしては「祈り」という反応を示すことが多いことは、すでに述べたとおりである。祈りは一種の解除、哀訴のよすがであり、絶望的な事態での希望の媒体にもなる。たとえば前述の海難事故では、遭難者たちはそれまでの日常生活ではまったく無縁だった祈りに縋ったし、サイクロン、大竜巻、ハリケーンなどの被災者も神の加護を祈ることが報告されている。祈りとは、神の怒りに触れたので、その怒りを鎮めるように、また哀願とわが身の弱さを神が聴き届けて助けてくれるようにとの人間の思いと結びつくものであろう。また頼りになる親に縋るように、神的な存在や万能の力に縋ることでもあろう。

次に「希望」がある。これは個人、家族、集団それぞれのレベルで呼び起こせるものである。最初のうちは強い希望があっても、やがて絶望と悲観にとって代わられることが多いのだが、そのような段階で、集団のすぐれたリーダーが適切に希望を喚起したならば、その集団は生き残りのための行動に必要な原動力を維持できるのである。前出のヘンダーソンとボストックは、適応行動としての希望には次のような特徴があると結論している。すなわち希望とは、自他の行為によって苦難から救済されると期待すること、希望が言葉に出して表現され、さらに集団のなかで共有される場合により強力になること、またたとえ希望などもてない状況のなかでも、士気の維持のためにリーダーが希望を役立てることができることである〔124〕。本質的には希望は気分を統御して生存を助長するべく機能するものである。ナチスの強制収容所では、現状はいつまでもは続かないという信念を助長するという積極的な面と、一方「命あるところ希望あり」という態度を鼓舞するという消極的な面の両面で、希望が役立ったのである［071］。

災害を生き抜くための諸行動はまた、災害ではなくても、生存のために耐え忍ぶことが必要なストレスに充ちた状況のなかでもはっきりと認められる。生存のための精神過程として「自己保存のための引きこもり」に注目する説があるが、これは外的環境からの離脱と無反応というプロセスによって、生体の生存を支えることを意味している［084］。この引きこもり状態は、もしそうすることが生存のために絶対に必要という事態になれば、反対に積極的な行動にとって代わられる。

この考え方によって、いくつかの極限的状況での人間行動を調べたW・アイアンサイドは、ダグラス・モーソン卿の南極での孤独な生き残り体験、デイヴィッド・ルイス博士の南極への単独ヨット航海、ミラード某のマストの折れたヨットでの太平洋漂流などの事例を調べた結果、いくつかの共通的なテーマを引き出している［138］。それによると、生き残るためには身体を強健に維持しなければならないから、食糧と基本的な身体機能のことをまず第一に考えること、それに非情性と自己鍛練もまた生存のための重要な要件であることなどが挙げられている。前出の海難事故の調査でもそうだったが、この生存者たちも自分にとってもっとも大切な存在である妻や子供たちのことをもっぱら考え、心に描いていたのである。絶望と疲労困憊に圧倒されそうになったり、ストレスがあまりにも長く強く続いた場合には、諦めの期間がやってくることが多いのだが、これがまた「自己保全のための引きこもり」のプロセスを引き起こすようである。そして眠りや引きこもりからまた覚醒すると、この生存者たちはただちに生きるための闘いに復帰することができ、しかも以前にも増した警戒心と新たな対応能力を発揮することが多かったのである。当然ながらこのような行動は、災害の衝撃時の対応のために肝要なものである。またアイアンサイドが指摘しているもう一つの極限状況での心理、つまり「証言への欲求」があるために、このような対応行動は、被災直後とそれに続く時期にも重要な意味をもつことになる。生き残るための過程でも、それに続く時期でも、数多くの人間が自分の体験を書き留めたり語ったりすること——みずからが学びとったことを明確に示すこと——を自他それぞれのために必要だと思うのである。

衝撃はいつ終わるか

災害の衝撃が続くにつれて、人間の頭はそれがいつ終わるかという思いでいっぱいになる。もうこれ以上は頑張れない、その恐ろしい体験の終結にしろ、または自分の生命の終末にしろ、いずれにしても「終わり」がすぐに来なければならないと感じるのである。過去の経験、入手しうる情報、周囲の状況からの手掛かりなどから、衝撃の続きそうな時間が推測できる場合には、その事態に対する克服感が増大することが多いのだが、その場合でも衝撃が続いている時間は長すぎるように思えるだろう。

ハリケーンやサイクロンに襲われた人たちは、それが果てしなく続くように感じたり、ふたたび戻って襲って来るという噂が、すでに怯えている人たちをさらに混乱させたりするだろう。だから誰しもその衝撃の終結、救助、安心への手掛かりを、周囲の状況のなかに探し求める。筋の通らぬ縁起をかついだり、ほんのわずかな徴候からもどっと希望が湧き出してくる。そしてまた、その災害の終末には自分はどうなっているか、自分は生き残れるか、自分にとって大切な者が生き残れただろうか、損害はどの程度だろうか、自分は重傷を負うだろうか、家、近隣、町はどうなっただろうか――このようなことについて誰しも危惧を経験するのである。もちろん最大の関心事は、愛する者とともに自分がその衝撃を生き抜くことであり、この時点ではこの思いに比べると他のことはすべて無に等しいぐらいであろう。

極度の恐怖とストレスに充ちた状況のなかで、もうこれ以上耐えられないように思える時でも、ほとんどの人間は耐えるに必要な新たなる力を見出すようである。そしてついに衝撃の終結が訪れる。最初はそれが信じられず、終結を認めようとしないものである。しかしやがて徐々に安堵と喜びと幸福感が湧き出してくる。にわかには信じられぬ思いで自分の体に触れ、五体満足であることを確かめる。そして生まれ変わったような気分になって、愛する者たちと抱き合う。いまや死を逃れ、生き残ったのである。

衝撃の直後

生き残ったという現実が確かめられると、荒廃した現場からの離脱が試みられる。自分と、自分にとって大切な者たちが助かったという安堵感は圧倒的で、周囲の死と破壊のすさまじさは、一時的にシャット・アウトされるだろう。そこには「死に打ち勝った」という気持ちと、自分の力に対する強い意識が生まれる。

やがて肉体的な感覚と意識の衝突が始まる。衝撃が去った直後の「恐ろしい静寂」については、しばしば報告されている。鳥の鳴き声や周囲の物音はぱたと止まり、大災害のあとなら都会の騒音も静まりかえっているかもしれない。この静寂のなかから、やがて助けを求める人々の叫びや呻き声が聞こえてくるだろう。そして生き残った人たちは、人間の死傷と現場の破壊の実態をはじめて本当に認識し始める。この時点でショックと恐怖の新たな波が押し寄せてくることになろう。

災害の衝撃時とその直後に、とりわけ感情を喚起するのは他者の死と肉体損傷である。ヒロシマの生存者たちは、肉体が焼けただれ脹れ上がってほとんど人間とは識別できないような惨状を述べているが、酸鼻をきわめた外見に対する嫌悪感と恐怖感のために、救助の手が出せないこともあるかもしれない。しかしたいていの場合は、愛他的な反応は強力であり、すでに述べたように、本格的な救助作業が始まる前に、被災者たち自身による初期の救助活動が始まるのである。この救助行動はいわば自動的なもので、それはおそらくは集団的生存本能に由来する根元的な人間反応なのだろう。

家族と離れていて災害に遭遇した者が、衝撃が去ったあと真っ先に起こす反応行動の一つは、その家族を探し求めることである。家族との分離がもたらす強い不安感は、衝撃中のストレスと脅威によって高められ、それは愛する者たちとの再会、少なくともその安否の認知、またはその死傷を認知しての悲嘆の時点までは和らぐことはない。

生存者が負傷していた場合には、衝撃後に自分に何が起こったのかを検証する段階で、その負傷の事実をはじめて本格的に認識することになろう。衝撃のため心が奪われ興奮状態にある時は、自分の負傷をまったく意識しないでいて、あとで気がついて愕然とすることが多い。傷の痛みまでまったく感じなかったのである。重傷の場合でも、この段階までは痛覚が抑制されていることがある。また生き残りのための精神集中と「自分が災害の中心にいる」という錯覚のために、この時点まで気がつかなかった被害の範囲が徐々に理解されてくる。そしてこの段階では、物質的な所有物の損害がかりに大きくても、それほど重大な事とは意識されないのである。

この段階では、ショックと精神麻痺が死傷や損失の感情面へのインパクトを遮断して、結果的にその当人を保護することが多い。それから徐々に少しずつ被災の現実を直視することができるようになるのだが、人によっては「被災症候群」特有の茫然自失の無感動・無反応の状態がさらに続いたり、それがこの段階ではじめて発生して、破壊、喪失、苦痛に充ちた被災の現実を幾日もシャット・アウトすることさえある。しかしこのような状態はたいてい長続きはしない。またヒステリー、一時的な反応性精神障害、錯乱、分裂的・適応不全的な行動などの精神の不調状態が現れても、それらもまた普通は長くは続かず、進行性の重大な障害になることはまれなのである。

たとえば火災の場合など、被災後の難局とさらに続く脅威への認識が高まるにつれて、食糧、衣料、医療、避難場所の用意など、さまざまな自己防衛のための手段がとられる。住居が破壊された場合には、人々は期せずして教会、学校、病院など大きくて安全な建物の方へ向かうだろう。家族、友人、時には他人同士で小さな集団を作って、お互いに探し合うだろう。このような集団形成は一時的なことが多いが、それでも強い連帯が生まれるかもしれない。この集団意識が被災直後のこの時期の「ハネムーン」的異常幸福感と集団的治癒効果をもたらすのである。人々はまた、より大規模で正規の集団に援助を求める。そのような集団がもともと存在しなかったり、消滅してしまった場合には、便宜的な集団とそのリーダーが自然発生することが多い。

お互いに連絡を保ち、状況の推移についての情報を得たいという強い欲求もある。連絡システムが崩壊すると、無力感と不安感がつのり、それが災害による心傷を深くする。自然災害でも人為災害でも、ラジオが聞こえなくなったり電話が不通になるなどコミュニケーション・システムが崩壊したり支障をきたすことが多い。また責任者が不在だったり、気づかなかったり、死傷したために、通信や情報伝達が不能になることもあろう。このような状況では、災害とその結果に対処するのに必要な情報の入手や共同利用が困難になる。ダーウィン市のサイクロン災害では、警察、救急隊、ラジオ局などすべての通信連絡網が破壊されたのだが、その影響は次の記述で明らかである。

「連絡方法がまったくないということが、私たちの悩みでした。停電で緊急用発電機も動きません。ダーウィン市全体の通信連絡網がすべてだめになったと判った時は、本当に愕然としました。ダーウィン市がやられたことを、オーストラリアの他の所が知っているのかどうかを知る方法もなかったのです……。自分が助かって生きていることを、身内や仲間に知らせることができないというのは、まことに気掛かりなものです」〔260〕

衝撃直後の時期でもう一つ重要なのは、緊張の解除と安堵感という反応である。前述の塗料工場の爆発・火災の生存者の調査では、比較的にストレスが軽かった者の三分の二以上にこの反応が認められたが、ストレスが強かった者ではこの反応はやや少なかった〔318〕。この反応は「解除反応（意識下に抑圧された経験を、言語や行動を通して表出し心理的な緊張を解消する作用）」的、カタルシス的なもの、さらにこの災害による心傷性のインパクトが深くはおよばなかったことの証左と認められる。緊張の解除には数多くの形態が認められ、たとえば静かに落ち着いたり、上機嫌になったり、踊り笑って喜んだり、性的な逸脱行為やヒステリックで愚かな行為に走るなど、さまざまな気分の展開が見られるであろう。さらにまた、災害という状況を克服し自己統御を図るために、被災者たちがそれぞれの恐怖の体験内容をお互いに「トーキング・スルー（体験したことを具体的に言葉で表して、他者が理解できるように自我を外面化すること）」するという心理過程が始まるであろう。

ストレスからの解放はまた、心身医学的にも表面化するだろう。たとえば前述の北海油田の惨事、グランヴィルの列車事故、サイクロン「トレーシー」などの災害の生存者たちには「嘔吐」症状が数多く報告されている［132］。「下痢」もまた身体が緊張とストレスを象徴的に解除する一つの方法である。「吐き気」もしばしば報告されているが、これもおそらく感情の激変を反映するものであろう。

この他の精神生理学的反応と認められるものには、頭痛、呼吸の支障、震え、動悸、発汗、不快、眩暈、脱力感などが含まれる。これらの反応には一過性のものもあれば、長く尾を引いて進行性の症状になるものもある。前出のウェイサスの調査には、被災後一週間の精神生理学的反応の頻度について、おそらく初の科学的調査結果が示されている。それによると被験者の六一パーセントが強度の震えを経験するなど、三分の二以上が不安感と関連したこれらの症候を呈したと報告されている。もっとも激しく衝撃にさらされた者の少なくとも三分の一には動悸、発汗、発声障害が認められたが、おそらくこれは不安感の頻在を示すものであろう。これらの症候もその他の精神生理学的な反応も、衝撃に激しくさらされた者ほど顕著に現れ、しかも長く続く傾向が認められたのである［318］。

外部からの救援の到着とともに、ある程度の安心感が生まれる。被災者にとっては、地方自治体、国、外国などからの対応は、単なる援助だけではなくて、自分の苦難が認知されたことを意味するのである。通信連絡が復旧し、ふたたび情報が流れ始め、個人や地域社会のニーズに対処するための体制も再編成されてくる。

しかし、緊張から解放され援助が届いたことが判って安心感が増大しても、恐怖、不安、覚醒状態はそのまま続いたり、潜伏期間ののちに再発したりする。これは当人が警戒の心構えを体得したので、信号としての機能をもつ不安という情動が、新たなる危険からの自己防衛のためにふたたび現れるかのようである。この不安は散在的だったり、全般的だったり、主観的だったり、またその災害体験のさまざまな心傷に個々に結びついていたりする。この不安感は衝撃後の覚醒や興奮と混じり合っていたり、その後にくる活発な活動状態のなかに紛れ込んだりするので、その持続時間を正確に示すことは困難な場合が多い。ウェイサスは、被験者の九〇パーセント以上が、救出後五時間以内にふたたび不安を感じ始めることを発見しているが、おそらくこれが現在までの唯一の科学的な調査結果であろう。この不安感は、就寝時、活動停止時、その他内省的になった時によく現れた。そしてこの場合も、もっとも強い衝撃を受けた者たちが、最大の影響を受けていることが認められた。つまり最大の衝撃を経験したグループの四〇パーセント以上に、恒常的な強度の不安が認められたのに対し、衝撃がより軽かったグループでは、この比率は一三・六パーセント、標準グループではわずか〇・八パーセントにすぎなかったのである[317]。より軽度の不安感は、一時的または断続的に見られ、激甚災害のあとでは、たとえ不安を感じる理由がなくてもある程度の不安が残るのが普通である。また強度の覚醒状態と恐怖感も簡単には消滅しないものである。

サイクロン襲来の最中に初産の陣痛が始まった女性による次の報告は、災害の衝撃体験を示す好例である。

「この体験は誰かに話さずにはおれない気持ちです。その場にいた人でなければ判りっこないんですけど。皆さん外部的なことばかりおっしゃいますが、問題は心のなかのことなんです。いつまでも心のなかから消えないで、本当に心の傷となって残るんです。あのサイクロン警報が出た時、私は他の人たち以上に怖くなりました。ちょうどクリスマス・イヴで、皆さんどうせ大したことにはなるまいと思って、パーティーなどに出かけていました。でも私は臨月で、初めての子が今日にも生まれるかもしれなかったので、余計に怖かったのです。だから病院に連れて行くように夫のジョンに頼んだのですが、夫は嫌がりました。私が大騒ぎしすぎると思っていたし、自分は仲間たちとクリスマス・パーティーに行きたかったんです。でも結局、夕方になって病院に連れて行ってくれました。病院も最初のうちは入院を渋っていたのですが、陣痛が少し始まったみたいだったし、風が本当に強くなってきて、もうこれでは家に帰るのは無理だということで、とにかく入院させてくれたのです。

夜になってサイクロンがもろにやってきて、ますますひどいことになりました。ものすごい暴風雨のなかで、陣痛がひどくなり、破水してしまったのです。夫のことも心配でしたが、どうすることもできません。夫に何か起こるのではないかと怖くて、それに自分と生まれかかっている赤ちゃんのことが心配で心配で……。窓が壊れて雨がどっと降り込んできました。病院の方たちはいっしょうけんめいに私たちを守ろうとしてくれました。すばらしい方たちでした。ますます暴風雨がひどくなって、私は同室の妊婦といっしょにベッドの下に潜り込みました。出産を済ませていたお母さんたちも、赤ちゃんを助けようと、もう大変でした。あたり一面ガラスの破片が飛び散って、大勢の方が怪我をして、血を流していました。まるで恐怖映画で、宇宙船が唸りをあげて飛んでくるみたいな……。私は陣痛を繰り返していました。サイクロンの真っ最中にとうとう女の児が生まれたのですが、私は死ぬんだ、赤ちゃんも私もきっと助からない、それに外出中の夫も死んでしまっただろう――そんなことを考え続けていました……。あの音とガラスと血と雨と――あんななかで赤ちゃんを生むなんて……。この出来事はその後もずっと私の頭にこびりついています。これからも絶対に忘れることはないでしょう」

個人的な災難の衝撃

個人的な災難の衝撃は、急激なこともあれば漸進的なこともある。襲撃、交通事故、心臓発作など予期しない突然の衝撃は、その犠牲者と家族の心をショック、興奮、恐怖、救いのない気持ちで充たす。このような状況での適応行動と生き残りの見込みは、生きようとする意志、他者への強い愛着、他からの支え、医師などリーダーの指導によって増大する。より緩慢な衝撃をともなう個人的災難で、もっとも一般的なのは重篤な病気である。癌、多発性硬化症、それにアルツハイマー病などの痴呆症は、死、廃疾、当人以外にとっての喪失の脅威をもたらす。このような場合も、無力感、恐怖、危惧を何とか制御することはできるのだが、感情面での反応のパターンと、家族への配慮、祈り、希望の重要性は、災害の場合と同様なのである。感情面での反応とその表出の仕方が、このような状況での適応のため重要であることが、近年の調査研究で確認されてきたのは興味深いことである。大規模な災害の場合と同じように、自分自身とその生存のための闘いにふたたび取り組むためには、一時的な感情のシャット・アウトと現実否認、そして内に力を蓄えることが必要なことが多いのである。

まとめ

集団としてでも、あるいは個人としてでも、およそ災害の体験者には多くの問題が残される——死に対する勝利、他者の恐るべき死を見たあとの死生観の変化、財産・土地・地域社会・生活形態の破壊、住み場所の移動、そして自己観と人生観の変化などの問題である。もちろんこれらの問題には数多くの種々相がある。死傷、家屋・財産の損壊などの統計数字は、災害の衝撃を数量的に理解するのに役立ち、個人の経験の裏づけにはなるだろう。しかしながら精神的な諸問題こそ、災害というカタストロフィのあとにくる日々、月々、そしておそらくは幾年にもわたって、さまざまな面で重要な意味をもち続ける。ひとたび災害のインパクトを経験した人間は、もう元と同じ人間ではあり得ないのである。

四　死と生存

「毎晩はっとして目が覚めたものでした。またあの衝突現場の夢を見ていたのです。大混乱、悲鳴、そしてしーんと静まって。それからパニック。血や埃や排泄物の匂い。恐怖。いつでもそんな夢ばかり見ていました。なぜだかは判りません。でもあの事故のことは絶対に忘れることはないでしょう」

被災直後の時期に、意識と能力のある者たちによる救助活動が始まる。なかには「被災症候群」の状態で、茫然としている者もいようが、たいていの人たちは目的意識をもって、自他の安全と生存のために必要な活動を始めている。外部との通信連絡ができるようになると、救援の人員と物資が急速に被災地に向けて集結するが、時にはその押し寄せ方が圧倒的で、すでにみずから適切に対処している被災者たちの活動の妨げになることさえ少なくない。

災害の時間的段階別の説明では、衝撃後のこの初期段階は「検証期」とか「反動期」と呼ばれることは、すでに第一章で紹介した。被災した各個人が、自分の身に起こったことを「検証・整理」して、死に直面して生き残ったことを認識し、負傷したことに気づき、自分以外の人たちの死傷によってショックを受け、所在の判らぬ家族などを苦しい思いをしながら探し回る時期である。生き残れたことを心から感謝してはいるが、まだある程度のショックと精神麻痺が残っていて、これが感情面への全面的インパクト、とくに人的・物的な喪失のインパクトを防いでいよう。それから何時間、おそらくは何日間にもわたって、その災害のストレス要因がもたらしたインパクトにじっくり直面し、それに対する反応が始まり、そして続くのである。すでに述べたように不安感、それもとりわけ心傷要因に結びついた不安感が、高まったり再発することもある。情動の解除が始まるか、または精神麻痺やシャット・アウトの状態が続いているかもしれない。

しかしまたこの時点では、心身のエネルギーは主として生きること、引き続き生存と安全を確保すること、そして家族との再会や家族の保護のために向けられる。脅威がまだ続く可能性が残っていたり、家族別離などによる不安が続いている間は、いぜんとして覚醒状態が続くであろう。

災害の衝撃が個人にもたらしたものについての認識の一部として、被災者の身体的な状態も重要である。裂傷を負って血が流れていたり、火傷や打撲傷を負っていたり、衣服が無くなったり汚れたりしていようが、これもまた被災者が受けた被害と、これから耐えて克服しなければならないストレスの構成要素である。

それでも人間は徐々に自己と環境のコントロールをある程度まで回復するものである。救援が届いたことが判り、食糧・衣料など人間としての基本的な尊厳性に必要なものもなんとか確保できた段階で、いまや自分の災害体験を心のなかに取り込んで「同化・統合」することを始めねばならない。

被災者はそれぞれ自分の災害体験を、みずからの内面意識、自己観、過去の経験などと調整しなければならないのだが、災害とのこの対決は、基本的な人間性という点ですべての人間を平等にしてしまう。死と破壊がもたらした心傷性の諸問題が、常にこの「同化・統合」の心理過程の一部になる。そしてこの過程は決して容易なものではなくて、生き残った者たちの心に長期にわたって消えない痕跡を残すかもしれない。

個人的な接死体験

災害が人の心をもっとも掻き乱す一面は、みずからの生命への脅威の程度にかかわっている。この脅威の認識には、もしかすればその災害現場に居合わせたかもしれなかったという想像（リモート・ミス）から、もう少しで死ぬところだったという思い（ニア・ミス）まで、さまざまな様態があるだろう。圧死、窒息死、溺死など特殊な死に方を恐れる者にとっては、そのような個々の死に方の脅威が、独特の恐ろしい意味をもつだろう。死の恐怖とともに、自分の一生の記憶が回顧的に脳中をあわただしく駆けめぐることがよくあるのは、これまでの諸研究で明らかにされている。そして恐怖が去ると、安堵と幸福感と高揚感がとって代わるのである。

それから災害体験の「同化・統合」がなされねばならない。あやうく生き残った者は「自分だけは大丈夫」という気持ちが失われたことを思い知らされる。興味深いのは、これが時には逆に「自分だけは不死身だ」という気持ちにとって代わられることである。つまり自分は死に直面したが、死に打ち勝ったのだから、もうこれからも死ぬことはあるまいという気持ちになるのである。

自分の生き残りざまを回顧して、自分は他者を犠牲にして助かったのだと感じる者もいるだろう。それはおそらく自分のそばで誰かが死んだとか、自分に助けを求めた者がいたとか、自力で逃げられない者を見捨てて逃げたとか、何か特別な事情があったのである。事情はどうあれ、その生存者はみずからの体験と行動に意義を見出そうとして、思いをめぐらす。その意味づけに合うような情景が、その場で聞こえたこと、見えたことなどの知覚とともに、心のなかに浮かび上がってくる。そしてこのような記憶は、自分が体験したその惨事のいちばん恐怖的だった場面の縮図的な心象のなかに組み込まれるようである。

精神力学的な理論で説明すると、死に直面するというこの心傷性の刺激が強大な場合には、自我が圧倒されてしまって、この刺激のもつ興奮喚起作用を防ぎきれず、その結果として心傷性の不安感が残るということになる［156］。これが信号性の不安なら、そのような心傷性の不安から自我を防衛する働きをする。S・フロイトが唱え、のちにO・フェニヘルが利用した「反復強迫」説によると、状況克服のために、自我は想像によってふたたび衝動強迫的にみずからを心傷を受けた状況に直面させ、それと同時にその心傷を回避したり、シャット・アウトすることで、自我がその心傷を追体験しないように防衛するのである［092、097］。M・J・ホロウィッツは、このような考え方を利用して、侵入性の記憶、心的追体験、驚愕・回避・恐怖反応などをともなう「ストレス反応症候群」を説明している。彼はまた衝撃の事例別の尺度を用いて、心的負傷後の現象を示す調査方式を開発した［134、135］。このような考え方による心傷性の反応や精神障害などについての調査研究は、最近ではさらに進んでいる［042、111］。

災害の衝撃を受けた旬日後に起こる回避や心象（イメージ）などの心理現象をまとめて「心的負傷後の反応」と考えることができよう。これは何も異常な状態ではなく、心傷性の刺激にまったく特有な反応であり、ちょうど肉体損傷によって傷ができたり、喪失によって悲嘆の反応が起こるように、本質的には順応と治癒につながるものなのである。

この現象の多くは、体験した出来事の心的追体験にかかわっていて、自分ではシャット・アウトしたいと思っていても、まざまざとした情景が心のなかに瞬間的に侵入してきて、インパクトを与えるのである。このような場合には、震え、動悸、さらに強度の不安感やパニック感までともなうことが多い。睡眠中には、このような心象の侵入は、火災、衝突、奔流、揺れる大地、倒壊する建物などに、死にそうになっている自分自身の恐怖がからまった悪夢の形で現れることになろう。この心傷性の記憶の侵入と悪夢は、初めのうちこそ強烈かもしれないが、当初の数週間のうちに徐々に弱くなり、その頻度も作用もともに減少してくる。自分が死に直面したり、他者が死ぬという夢見は、被災後の初期にはきわめて一般的に見られる。バッファロー・クリーク水害の生存者の夢見を分析した調査では、死をテーマとした夢を、罪責感や不安感をテーマとしたものよりも二倍以上もよく見ていることが明らかにされている〔295〕。

この「侵入」現象と並行する心理現象として「逆行」がある。これは強度の恐怖体験の記憶と、それを呼び起こすものすべてをシャット・アウトしたり抑圧する試みで、心理的な回避が行われたり、会話、場所、人、写真、音その他の刺激で、記憶喚起の引き金になるようなものはすべて避けて通ることになる。この回避傾向につながるのが、知覚的な手掛かりになる事物、音、匂いなどに対する反応である。嵐の気配、風雨の音、トタン屋根が風に鳴る音などが、ハリケーン、サイクロン、台風などの被災体験者の多くに、不安や恐怖を引き起こす。交通事故の生存者なら、急ブレーキの音や列車の車輪の響きから不安感と記憶を触発されるかもしれない。このような刺激には、きわめて個人的なものもあれば、ほぼ普遍的なものもあるが、いずれにしても災害の追体験と恐怖の引き金になる。

死に接近するという心傷性の刺激が、遠い過去の災厄の記憶を呼び覚ますことがある。爆撃、敵の砲火、塹壕のなかなどの戦時体験をもつ者に、忘れてしまっていたそのような情景がまざまざとよみがえる。オーストラリアのある女性は、「聖灰水曜日の大火」のさい、直接に被災したわけではなかったのに、猛火のなかで逃げ場を失うという「心象侵入」を経験した。実はこの女性は、第二次大戦中のドイツのドレスデンの爆撃で生き残るという幼時体験をもつ人で、この心傷性の心象は、それまでは抑圧されていたのである。

災害的な状況で死の脅威を受けた者すべてが、これまで述べてきたような心的負傷後の反応を示すのではない。過去の経験その他の防衛作用によって、このような反応から守られている者もいる。衝撃にさらされた度合いが軽かった者は、一般にその心傷性侵入の体験が比較的に早く収まり、その度合いによって数日から数週間続くだけである。回避の欲求も静まり、思い出の種とも冷静に対応でき、ただ恐怖と苦痛の淡い記憶が残るだけとなる。ほとんどの場合、この反応は四週間から六週間で収まる。しかしなかには睡眠障害がひどくなり、その他の症候でも苦しみ続けることがあるが、これは心的負傷の背景が不明の場合にとくに目立つ傾向である。さらに不安、苛立ちその他心傷性の反応にともなう一般的な苦痛と、そのような体験を忘れて解放されたいという欲求のために、対人関係、仕事への集中、快楽享受の能力などに支障が生じることもあろう。

心的負傷後のストレス障害

体験した諸反応が「心的負傷後のストレス障害（PTSD）」となって定着したり、再発したりする人がいる。この障害の診断基準としては、前出のホロウィッツによるこの種の障害患者についての研究から考案され「アメリカ精神医学会」の「精神障害の診断と統計のためのマニュアル（DMS－Ⅲ）」に記載されているものがあるが、そのなかには次の事項が挙げられている。

1. ほぼ誰にも徴候が現れるほどの、はっきり識別できるストレス要因があること。
2. 原因となった出来事を回帰的、侵入的に回想することによる心傷の追体験、その出来事についての回帰的な夢見、またその心傷性の出来事が再発したかのような突然の行動や感情が生じること。
3. 心的負傷前にはなかった反応性の鈍麻と外界に対する関与度の低下（有意義な活動への関心の顕著な低下、他者への無関心、感情性の収縮などの徴候のうち、少なくとも一つが該当すること）。
4. 過剰な警戒心、過大な驚愕反応、不眠、生き残り自責感、記憶力と集中力の支障、出来事の想起につながるような行動の忌避、その出来事と類似または関連的な事象によって症候が増大すること（以上の徴候のうち、事前にはなかったものが少なくとも二つ以上認められること）［070］。

死に直面するという強烈な経験をはじめ、その他の心傷性の災害体験が、なぜ精神的な障害を招くかについてはまだ確認はできないが、若干の具体的な論拠と理論的な説明を提供することはできる。まず精神力学的に見ると、ショックの影響がとくに重大で、自我に防衛のいとまを与えないためだと説明できよう。これはまったく不意打ちの衝撃をもって襲う災害の場合に多い。自我と生命に対する脅威の激しさのため、自我がその災害によって打ちひしがれてしまうこともあろう。また人間が心傷要因に直面して感じる無力感の程度も関係しよう。このような反応の影響は、その後の状況克服によってある程度は緩和される傾向がある。そしてこの考え方からすれば、以前に精神的に負傷している者は当然ながら障害をより生じやすいはずである。

この点については、前述の工場爆発・火災の惨事についてのウェイサスの貴重な調査研究で、具体的な実証がされている［317］。この工場の従業員で、被災一週間後にはまだ高度の不安、心傷性の睡眠障害、驚愕反応、事故現場に対する恐怖、対社会的引きこもり傾向などを示していた者は、七か月後になってもまだそのような障害に悩む事例がきわめて多かったのである。幼時や成人後の順応不全、精神医学上の障害の既往症、心身相関的な過敏反応、性格異常などいくつかの個人的な背景の差異が、心的負傷後の障害発生の危険性と関連づけられ、さらに女性にこの危険性がより強いことも明らかにされた。衝撃時からの災害ストレスの強さと日常生活上のストレスも、ともに可変要因と認められた。被災衝撃の強さ、被災後一週間以内の急性段階と七か月までの亜急性段階の心傷性障害の程度、それに精神医学上の既往障害の有無、これらはすべて四年後の障害発生の可能性の程度と関連していることが認められた。

各症状とくに当初から比較的に軽かった症状は、時間の経過とともに軽減すること、また当初の四週間以内に症状の急速な改善が見られることも明らかにされている。苛立ちと「攻撃性」は併発することが多く、激烈かつ破壊的で長びくことがある。慢性化した事例では人間関係や機能上の支障が生じている［317］。ナイトクラブ「ビヴァリー・ヒルズ」火災など別の災害の調査では、苛立ちの増大と障害の発生が関連づけられている［112］。

「聖灰水曜日の大火」の消火に当たった消防士たちの精神的障害の発生についての調査がある。被験者の大半は熟練の消防隊員で、この大火のさい平均十五時間近くも消火に当たり、二五パーセント以上が負傷し、約三〇パーセントが逃げ場を失うような状況を経験し、また約二〇パーセントがあやうく死をまぬがれたと感じている人たちだった。しかしこのようなインパクトの激しさだけでは、かならずしも事後のストレス障害の発生とは結びつかなかった。この人たちには侵入性の想念が顕著だったが、これもまたかならずしも障害の発生とは関連しなかった。事後に不調をきたしたグループは、概して精神医学上の弱点、たとえば内向性、神経過敏症、また本人や家族の精神医学上の既往症などが目立ったことが指摘されている［183、185、187］。

しかしながら症候群的な状態を示さなかった者も、その多くは相当量の医療処置を必要としたのであり、このことはストレス体験がこの消防士たちにより不明確な形で影響を与えたことを示唆している。いずれにしても直接的・個人的な脅威、激しいショック作用、なす術がない無力感などをともなう強度のストレス性災害体験では、侵入性の心象の反復と回避的行動という反応が共通して認められるようである。このような反応が持続するか、障害と呼べるレベルにまで達するか、医療や専門家による処置が必要になるかどうかは、また別の問題である。災害体験によって生じた精神的な苦痛が、事後の障害に影響する可変要因であることを示唆するごく最近の研究成果も見られる〔189〕。心的負傷後の諸反応の性状そのものが、当人にとっては認めたくないもの、人には話したくないものなのであろう。

死傷者との遭遇

個人的な生命への脅威、たとえ本当はそうではなくても自分では死にかけていると感じるという体験を、精神的に「同化・統合」することは容易ではない。ショッキングな大量死と突然に対決することもまた同様である。大量死が発生する災害はすべて、それも無残な肉体損傷がともなう場合はとくに、被災者であれ救援者であれ、それを目撃した者に精神的な動揺と苦痛を与える。

第二次大戦中の都市爆撃を心理学的に研究したI・L・ジャニスは、大量の死傷者とその損傷した肉体を目撃することの影響について再三論じている〔141〕。彼は初めて大規模な空襲を経験したあるドイツ女性の話を次のように引用している――「崩れ落ちてきた煉瓦のため死んだ人たちを見ましたし、火焔に包まれて焼け死ぬ人たちの悲鳴も聞きました。私は無二の親友を燃えている建物から引きずり出したのですが、彼女は私の腕に抱かれたまま死んだのです。完全に発狂してしまった人たちも見ました。私の心と神経に刻み込まれたショックは、消そうとしても絶対に消せるものではありません」

ジャニスはまた数多くのヒロシマ、ナガサキの被爆者にとって、死傷者を目撃したことが、最大の感情反応を引き起こしたことを指摘しているが、次のような被爆者の話は、そのことをはっきりと裏づけている――「顔の火傷がそれはひどくて……目はつぶれて肉の塊になっているし、唇も裂けて溶けてしまっているんです。負傷者たちは大変な苦しみようでした。気分が悪くなる光景でした……死んだ人たちの姿がひどくて……。体の色が青黒く変わっていて、死体に触るとその皮膚が手にくっついてくるのです」

多くの災害にまざまざとした死のイメージが結びついている。たとえば南極大陸でのDC－10旅客機の墜落事故で、遺体捜索に当たった人たちは「顔面がつぶれてしまった頭部、割れて脳が出てしまった頭蓋骨、足がちぎれてしまった体、黒焦げになった死体」など忘れることのできない恐ろしい情景を述べている[283]。またダーウィン市のサイクロン災害の死者たちについても「つぶされ、ずたずたになった老若男女の死体を見て、みんな悲痛なショックを受けた」と述べられている[278]。バッファロー・クリークの水害でも、その心傷性のインパクトのなかで、死のイメージはとりわけ大きな部分を占めている。

「あの女性の顔と目の恐ろしい表情を忘れることができません。溺死というよりまるで恐怖のあまり死んだようでした」

「死体はねじれ曲がって、膨れ上がって、泥やなんかで真っ黒になって、誰のものやら見分けがつかないんです」

「突然の死に見舞われた姿を見るというのは、葬儀場で身なりも姿形もきちんと整った遺体を見るようなわけにはゆきませんよ。かっと見開いた目やゆがんだ口元に恐怖が刻みついているんです。本当に怖いものですよ」

「絶対に忘れることはないよ。百歳まで生きても忘れないだろうね」［087］

バッファロー・クリーク惨事を調べたK・T・エリクソンが述べているように「このような死にざまは、心の片隅にひっそりと納まっているようなものではない。……地獄の予告篇のような死が心を充たし、その光景は容易には消え去らない」のである［087］。南米ガイアナのジョーンズタウンでの集団自殺事件（一九七八年、アメリカの新興宗教団体「人民寺院」の信者九百人以上が集団で服毒自殺）で、遺体処理に当たった人たちについての調査でも、子供たちの腐乱死体を見ることの極度のストレス作用が報告されている［144］。

他者の死に遭遇すること――目で見たもの、耳で聞いたこと、匂い、とりわけ肉体の損傷と子供の死――は苦痛であり、感情喚起的である。しかしこのような体験もまた「同化・統合」されねばならない。それはみずからがショッキングな死の脅威を受けるのと同様な反応を生み、死体、損傷された肉体、血などにまつわる記憶が、日中は心のなかに侵入し、夜は悪夢となって眠りを妨げるだろう。もうシャット・アウトされ忘れてしまったと思える頃になっても、匂い、言葉、場所などが引き金になって、原体験時の強烈な感情がよみがえるかもしれない。このような侵入的な記憶や夢は、自己防衛的な回避行動と侵入性の心象や感覚の抑圧という形に代わることもあるだろう。このような反応もまた、災害後の数週間で収まることもあれば、心に巣くう苦しみの核となって残り、「心的負傷後のストレス障害」に進行することもある。

さまざまな接死体験の反応のもう一つの面は「死の刻印づけ」と呼ばれるものである。この言葉が示すように、死の心象は接死反応のきわめて顕著な構成要素である。ヒロシマの場合のように、大量死との全面的遭遇や変わり果てた肉体のグロテスクさが、この刻印づけをさらに深刻なものにする。被爆者は「死のおよんだ範囲とすさまじさとともに、死という事実についての心を掻き乱されるような気持ち」を体験したのである［166］。死を見聞したのに自分は死ななかったことから、恐怖に対するせめてもの防衛のため、克服感に似たもの——死を知りそれに打ち勝つ術を体得したような感じ——が生じるかもしれない。まるで呪縛されたように死との遭遇に釘づけになり、強制的で消しがたい死の心象が、事後の生活に影響することもある。このような場合には死の心象は、当人の心に侵入してそれを全面的に支配することにもなりかねない。死と死者とを自己同一化したこのような生存者は、まさに「生きている死」の体現者となろう。

このような圧倒的な接死体験が、すべての災害のなかで起こるわけではないが、戦争という災害形態ではこれが目立つことが多い。第一次大戦の塹壕戦の経験者には、戦友の死や肉体損傷の記憶を心に深く刻みつけて復員した者が多かった。また航空機の墜落やホテルなど建造物の倒壊のような人為的な災害は、接死による心傷をもたらすことが多い［325］。一次的にせよ二次的にせよ、火災が発生した場合には、焼死というショッキングな脅威と心傷によって、そのような死にざまが生き残った者の記憶のなかに一つの問題として残る。「ザ・ホロコースト」は死との圧倒的な遭遇の極端な例で、生存者たちの心のなかに強烈な記憶となって生き続けている。

しかしながら、大量死発生の場合には「精神麻痺」が一般的な反応のパターンである。この場合は、反応のなかで回避、現実否認、シャット・アウトまたは抑圧的な部分が優勢を占めるか、または全部を占めることになる。この反応の仕方は、生存者が死の不安や死にまつわる罪責感からみずからを守るための、最大の防衛方法になりうる［166］。大量死との遭遇時には、このような反応が圧倒的な無力感や苦痛の感情から自我を守ってくれて、それが当人の生き残りに寄与するだろう。しかしあらゆる感情をシャット・アウトすることは、行き過ぎれば慢性的な適応不全につながるかもしれない。このような例は、ナチスの強制収容所やヒロシマの生存者に典型的に見られるが、その他の災害も例外ではない。バッファロー・クリーク水害の生存者のなかにも、このケースの深刻な例が数多く現れ、被災した地域社会の組織自体の崩壊の一因となったのである［086］。

このような極端な反応を引き起こす要因を正確に規定することは容易ではないが、大量の接死体験とそれによるショックと救いのない気持ちなどがすべて寄与しているのであろう。人間はある程度までは自己統御できるが、いったんある限界に達すると、感情のシャット・アウトや麻痺が、自我の生存のため必要になるということかもしれない。

当然ながら数多くの災害、むしろほとんどの災害では、みずからの死の脅威と直面したり、他者の死と遭遇するような圧倒的な体験はむしろ少ないだろう。「リモート・ミス」つまり当人の安全が確保されている状況での死の想定が、心傷性のストレスを招く可能性も少ないだろう。それに災害の衝撃時でもその後でも、高度の感情喚起作用の結果として、「死と危険な戯れをし、その誘惑をまぬがれた」という高揚感と興奮が生まれるかもしれない。災害の最中やそのあとでの、まるでカーニバルのような興奮状態について述べている研究者もいるが、この現象も上記のような反応として説明がつく。この場合、死はすでに遠い存在である。ここでは死は想像のなかだけに存在するか、すでに通り過ぎてしまったか、あるいは他者の生命と行為が死との遭遇を代行してくれたのである。

生き残ることの意味

カタストロフィを経て生き残るという体験は何をもたらすのか。生存者とは何者なのか。その特徴は、そのインパクトは、その結果はどうなるのであろうか。

まず初めには、自分は生きているという高揚感と、時には恍惚感さえ生まれることが多い。しかしやがてためらいと悲しみの気持ち、そして結局は罪責感が忍び寄ってくる。これは多くの死や喪失を前にして、自分だけの生存を喜ぶのは悪いと思えてくるからである。もし愛する者たちを、それも全員失ったとしたら、そこには高揚感などありえない。ただあるのは自分も死にたいという願いだけかもしれない。

生き残りの罪責感は数多くの源泉から湧いてくる。たとえば自分が死ななかったことへの安堵、自分の命が誰かの犠牲によって贖われたのかもしれないという気持ち、助けてやれなかった人たちへの気持ち、自分の指示に影響され、そのため死んだのかもしれない人たちへのうしろめたさ、それに誰しも思うことだが、自分は助けられるに「値しない」人間だという気持ちなどである。素朴で自懲的なあらゆる空想が呼び起こされ、良心の激しい呵責が作用する。そして他からの羨望や公正を求める声に「おまえが死ねばよかったのだ」とうしろ指を指されないために、自分の生存を隠匿したい、軽視したい、そして自分の損失も軽んじたいという気持ちが現れるのである。

R・J・リフトンは、生存者（サバイヴァー）を「精神的または肉体的に死と接触し、みずからは生き残った者」と定義し、さらに生存者の精神的な経験内容をまとめている。それにはすでに触れたものもあるが、次のようなことが含まれる。まず「死への罪責感」――これには自分以外の人間が死んだのに、自分は生き残ったという意識と、他者の生命を犠牲にして生き残れたのだという気持ちが結びついていて、とりわけ自分の子供が死んだ場合には顕著である。次に「精神麻痺」――死の不安と死への罪責感を排除しようとする作用である。さらに「懐疑感」――他者が心にもなく慰めてくれているのではないか、自分の接死体験の影響に感染するのを恐れているのではないかという気持ちである。そして最後に「意義づけ」――そのような体験を公式化して、意義を見出そうとする努力である［166］。

生き残ったあとで直面しなければならない問題の一つは、生き残るために何をしたかということにかかわる。生き残りが攻撃的な競争になることが多いのだが、それは人類の進化、それに種族とみずからの血筋の保存にとって絶対に必要な、人間の根元的な本能にかかわる。およそ生存競争では「自分のため、自分の生活を続けるため、子供と血筋のために生きるのだ。たとえ他人が死のうとも、他人を差し置いても自分と自分の家族は生きるのだ」という攻撃的な衝動が起動するはずである。生存のためのこの攻撃的な競争が、想像のみにとどまる場合もあろう。しかし災害とはいわば種の優劣の選別の機会であり、このことが自分の子供の保護と家族の安全の確保を最優先することになって現れるのである。親がみずからの肉体を盾として子供の生存を確保するという話は、さまざまな災害に登場する。ヒロシマはじめ戦争時の被災都市でも、また旱魃・飢饉のさいの生存競争でも、まず自分の子孫と自分自身の生存が最優先されるのは当然である。

この根元的な衝動は否定すべくもないのだが、問題は災害が過ぎ去ったあと、人間がその行動のもたらした結果に耐えて生きねばならないことである。たとえば食糧を独占したために、自分は生き残ったが他の人たちが死んだとか、人を押しのけて救命ボートに乗ったとか、充満した煙のなかから他人を突き飛ばして脱出したといった事実に耐えて生きねばならなくなる。このような行動はきわめて自然な本能の赴くところなのだが、いざ回顧する段階になると、それは当人の理想の自己像にも社会の通念にもふさわしくないものであろう。原始時代なら人を殺し、そして空想のなかでなら自己とその子孫を保護することになる本能が、災害という場では現実に他者の死の原因になるようである。

生存のための攻撃的な競争には、さらに考察を要する面がある。戦争の場合がそうだが、生存のためには殺人さえ現実に起こりうる。しかしたとえ自分の方に正義があり、もっとも強烈な洗脳と訓練を受けていても、兵士は自分が殺した敵のことは容易には忘れないし、ましてやその敵が若かったり、自分と何ほどかの共通点をもっている人間だったら、なおさらのことである。兵士にとって最初の殺害行為は、たとえそれが自分が生き残るために必要だったとしても、とりわけ忘れがたい。このような状況で敵を殺害するためには、相手を「非人間化」し、邪悪な存在と認めることが必要である。この心理過程に要した精神メカニズムは、戦争が終わって自分の安全が確保されたあとも長く持続するかもしれない。多数の兵士が正義なき戦いと思っていたベトナム戦争の復員者たちは「人間に対して以前のような気持ちになれない」と嘆くかもしれない。たとえ戦闘という状況でも、自分の手で殺した相手に対する罪責感は、長期にわたって残留する。テロリストの襲撃を逃れるような状況でも、みずからの生存のため相手を殺すことが必要になるかもしれないが、それでも罪責感は残るだろう。また自分を襲い、暴力には暴力をもって対抗せざるをえなくした相手、自分では否定したい暴力性と攻撃性が自分の内部に存在したことを露呈させた相手に対しては、怒りの気持ちも大きいのである。

他者の死が自分の生存につながるという状況で、さらに特異な場面がある。孤立と飢えと窮迫の極限状態では、生き残るために個人または集団による「人肉食い（カニバリズム）」が行われてきた。これはたいていの社会形態で深く定着しているタブーを犯すことなので、当人はそれを避けようと努力するだろうが、ついに「諦めて」人肉を食べることになるのだろう。このような状況で生き残った者は、自分は永久に元の自分には戻れないと感じ、この行為の烙印は死ぬまで残るだろう。しかしこの行為がなければ、生存もまたなかったのである。

生き残るために払われねばならない犠牲には、もう一つ問題がある。死の脅威にさらされた時には、みずからの安全を確保しようとして、神の怒りを宥めるための宗教儀礼、まじない、タブー風習などに頼ることがある。そして生き残れたあとでは、まじないが効いたとか、祈りをしたことで神の怒りが治まったという思いのために、一種の義務感を覚えたり、こんご償いをしなければならないと感じたりする。おそらくはこの償いは罪責感に悩むという形でなされ、損失をこうむった生存者にとっては、感情的な苦痛によって贖うこの償いの方が、実際の損失よりもはるかにつらいかもしれない。罪責感の重荷が大きい者なら、こんごの自分の行動で物心両面から償いを果たしたいという強い衝動に駆り立てられることがある。

生存のためのさまざまな局面で最重要なのは広い意味での「力」、肉体的な「耐久力」、それに心身両面での「技量」など必要な対応能力である。人間が生き残るために闘う時には、自分にあるとは知らなかった力や技量を発揮できることが多い。このような能力が潜在しているという意識、またはその能力を引き出せる一種の精神力があるのかもしれない。たとえ負傷、病気、食糧・水の不足などの事態にあっても、必要な活動は遂行しようとする力こそ肝要であろう。さまざまな災害の状況で、いざという時に発揮できた自分の力に、生存者たちが驚くことはよくあることである。しかし脅威が過ぎ去った時、この人たちは圧倒的な消耗感、まるですべてを使い果たしてこれ以上続ける余力皆無という気持ちに襲われる。被災直後の段階で、他者のための救助・救援の努力がなされた場合には、さらにこの気持ちがつのり、生き残りはしたものの少なくともその当初は、災害の試練によって極度に消耗していることがある。生存にともなう精神的な葛藤は、次の記録が例証している。

友人二人（ジムとアレン）といっしょに沿岸帆走中に行方不明になり、十日後に捜索隊によって発見された時、十九歳のアンドルーはまるで人間の脱け殻のようだった。帆走航海の二晩目に激しい嵐に襲われたこの三人の若者は、強い風雨と高波から小さなヨットを守るため苦闘した。この苦闘は一晩中続き、全員が疲労困憊していた時、まずジムが波にさらわれた。ジムはアンドルーに助けを求めたが、速い潮流に押し流されてどうすることもできなかった。前夜嵐と闘っていた時、アンドルーは自分たちは親にも会えないまま死ぬだろうと思っていた。これまでの人生で楽しかったこと、やり残したことをあれこれ思い、このままで死ぬのが本当に情けなかった。そしてもし誰かが死なねばならないのなら、それが自分ではないようにと祈ったり、またそんな自分がうしろめたくなって、全員が助かるようにと祈ったりした。ジムが波にさらわれた時、アンドルーはパニック状態だったが、ほんの一瞬の間、それが自分ではなかったことでほっとして、これで自分の方は大丈夫だろうという希望を感じたのだった。ヨットは嵐のためすっかり破損して、アレンと二人だけでは操縦不能の状態だった。それに現在地もまったく見当がつかなかった。ふたたびスコールが襲い、こんどはヨットが転覆してしまった。二人はヨットから離れまいと必死にしがみついていたが、数時間後に疲れ切ったアレンが手を離した。アンドルーに「おまえは助かれよ」と呼びかけながら、アレンはすぐに波間に消えていった。アンドルーはそのまま頑張り続けて、ついに近くの海岸に漂着した。日晒しのなかで飢えと渇きの極にあった彼を、捜索機が発見した。アンドルーの精神的な回復ははかばかしくなかった。「友人二人の命を犠牲にして生き残った」という罪責感が、彼の心を充たしていた。もう二度と人生を楽しむことはできない、そんなことをすれば死んだ二人を裏切ることになると感じていたのである。

すでに述べたように、災害の衝撃時の対処を助け、生存に相関するいくつかの要件があるようである。すなわち愛着観念の強さ、生存への欲求と意志、良きリーダーシップによる支援と模範の提示、状況克服に合致した行為と思考、恐怖感のシャット・アウト、そして希望と祈りへの依存である。これらの要件のいずれかまたはすべてが、衝撃直後とそれに続く状況のなかで、生き残る者に影響を与えることになろう。生存者にとっては、自分にとって大切な者たちと再会できたことが、苦闘し耐えてきたことすべての目的達成のように思えるだろうし、もし再会できなければフラストレーションと苦悩を味わうことになろう。ともに災害を体験したグループに対して、生存者は永続的な愛着を感じ、この愛着が将来のための特別な支えにもなるだろう。被災体験から学んだことは、自分を強め、より注意深くしてくれる大きな教訓として内面化されよう。苦難をともに耐えたグループは、自分たちの経験した心理過程を利用して、他者に対してもきびしい肉体的、環境的な状況に身をさらすことによって個人的な成長と自己認識を高める試みをするかもしれない。どうにもならない状況のなかで祈りだけが自分を救ってくれたとして、宗教に向かう者もいよう。そして精神的な自閉状態が治まり、完全な情動活動が回復することもあれば、そのままシャット・アウト状態が続くこともあることは、すでに述べたとおりである。

いわゆる「生き残り症候群」は、また「強制収容所シンドローム」と呼ばれることもあるように、ナチスのユダヤ人強制収容所の生存者について述べられることが多い。またヒロシマの被爆者についても記述されている。この症候群には、身体的、器官的なものと精神的なものとの両方が含まれていて、顕著な慢性的不安、抑鬱、対社会的引きこもり、悪夢、不眠、身体上の愁訴、疲労、情緒不安定、意欲減退、性的・対社会的その他全般的な適応不全などが挙げられる。睡眠障害には、収容所での経験などが悪夢となってよみがえることが多く、恐ろしい状況を夢で追体験して、悲鳴、発汗、高度の不安と興奮状態で目が覚めたりする。ヒロシマの生存者にもこのような「緩慢な絶望が染みわたった」症候群を呈した事例が報告されている。この人たちの「半人間的」な生き方はまるで「歩く死体」「生きながらの死者」のようだったと述べられている〔166〕。ノルウェイでの強制収容所の生存者についてのある科学的な調査では、二百二十七人の生存者の八三パーセントにこのシンドロームが検証されている〔081〕。また収容所で生き残った人たちでユダヤ人以外の者も含めたいくつかの調査でも、例外なくこの症候群が高い比率を示している。災害的な事態が終わって当人の生活が順調になったあとで、この生き残り症候群が遅れて発現することも多いのだが、その場合も症状と収容所などでの災害体験との関係は常に明白だった。

生存者のノーマルな反応とは異なるこの症候群の発生は、主として被災時のストレスの程度によって決まるようである。ヒロシマや「ザ・ホロコースト」のような圧倒的な大惨事はもちろん、バッファロー・クリーク水害のような大量な接死体験などによっても、この症候群が引き起こされる可能性がある。このようなカタストロフィでの個々の人間がどのような役割を果したかも、その後の罪責感、怒り、無力感、また人間が他の人間に対して何ほどのことができようかという認識などの誘因になるのだから、この症候群との関係を無視できないであろう。

状況の克服と対処

死と遭遇して生き残ったことのもたらす影響について述べてきたが、個人や集団がこのような影響を克服しようとする心理過程には、さまざまな要素が含まれるだろう。

このような体験に順応してゆく心理過程では、たいていは肉親への愛着その他の重要な人間関係が肝要な役割を果たすのである。まず愛する者たちと再会することが、別離や接死の体験から生じた不安感の解除に役立つ。この再会は死の衝撃を打ち消すと同時に、その衝撃で心傷を受けた者に慰安をもたらすのである。愛する者たちとともにいることで、健全な感情の受け入れ能力が回復し、遺棄感と絶望感が取り除かれ、少なくともある程度までは、死の恐怖感も閉め出される。しかしもしも自分にとって大切な者が生き残れなかったのなら、自分も死んでしまいたいという気持ちが大いにつのり、それを抑え切れないことにもなりかねない。

個人の存在価値を肉親など第一次的人間関係の場で確認してもらうことは、少なくとも一時的には当人がみずからの生存にともなう罪責感を追い払う手助けになる。家族とりわけ子供たちの存在が、生活継続の意義を与え、それだけ死についての思いが遠のく。まず最初にこの慰安と自信回復があり、そのあと通常はやや遅れて自分の体験を身近な者に分かちたい、何が起こったのかを話したいという願望が現れるであろう。この願望は実現可能であり、またカタルシスにもなるものだが、これは体験したことを隠しておきたいという欲求が強すぎないこと、それに聞き手がその体験談の感情面へのインパクトに耐えられることを前提にしての話である。聞き手がその災害の共通体験者ならともかく、死と喪失の脅威と直面することは、聞き手にとっても大いに心を乱されることだからである。

死の脅威の侵入的追体験を繰り返すことは、家族関係に支障をきたすような困った事態を招きかねない。これは脅威が明らかに過ぎ去り、安全が確保されているのに、いつまでも苦しむことは、当人以外には理解しがたいことだからである。悪夢が睡眠を妨げ、苛立ちをつのらせ、夫婦や親子の関係にストレスを生むこともあるだろう。しかしながらたいていの家族は協力的で理解があり、災害体験の克服のためにお互いに助け合う努力をするものである。

災害が残すプラスの遺産の一つは、根元的な家族の絆の再確認であり、これが家族内の連帯と感情の深まりにつながる。この成果については、死との真近な遭遇があったさまざまな災害についての諸研究のなかで言及されている。

ともに死と遭遇し、ともに生き残った者同士の関係は、とくに重要な意味をもつと思われる。「同じ目に逢った」人たちには特別な相互理解と共感があるらしく、被災後に起こる諸問題は他人には理解されず、その存在さえ気づかれないかもしれないが、この人たち同士は同じ苦難を味わっていることが多いのである。真相がどうだったかを知っている者同士の連帯から、きわめて大きな相互の理解と支援が生まれる。この絆では当該災害について感情、記憶、認識、解釈を共有することがすべて大きな意味をもつ。全体的に見て、このような人間関係は被災後の順応に役立つ。たとえば個人的な災難や病気の犠牲者やその家族を支援するための互助的な団体の組織造りの基盤になるのは、この種の人間関係なのである。

災害の衝撃後の段階で、このような人間関係が基盤となって、被災社会の立ち直りの推進力として重要な役割を果たすべき自発的なグループの結成にいたることがある。時にはこの絆がとりわけ強固で心情的にも強大なため、そのような共通体験をしなかった家族の方が疎外されたように感じ、その結果として家族関係にストレスを生むことさえ起こりかねない。しかしたいていの場合、この絆の重要性は時間の経過とともに徐々に減少し、その絆の契機となった災害はさらに過去へと遠のき、日常的なしきたりでつながる本来の親密な家族の絆が優先される状態に戻る。

救助者は自分が死から救った者との間に特別な関わりと絆をもつことになろう。たとえばある列車事故のさい、一人の救助隊員はコンクリート・スラブの下敷きになった若い女性の手を数時間も握り続け、頑張るように励まし続けた。この女性がついに救出されたのちも、この隊員は頻繁に彼女を病院に見舞った。二人の交流はしばらく続き、この事故の経験からお互いの間に特別な強い愛着が生まれた。この愛着は他人には理解しがたいものではあるが、二人にとっては心情的に大切なものだったのである。救助活動に従事する数多くの人たちが、このような愛着について語っている。そして救助された側にも、自分が生きているのは救助者のおかげであるという特別な感情がある。両者のこの関係は、生存をもたらしたのみならず、立ち直りをも助けることになろう。それは精神的な支えとなり、また人間の生命、善行、奉仕の精神などを具現したことによって、遭遇した死と邪悪なるものをある程度は帳消しにしてくれる。

地域社会のリーダーや構成員たち全体が、被害や精神的な打撃の克服のため協力するという災害のもつプラス効果的な面の象徴になることがある。災害発生の初期の自発的な救助活動と、それに続く地域社会からの救援グループの到来によって、死と遭遇した被災者たちは、生命とその回復のために積極的に働く人間の力を見せつけられることが多い。そしてこのことが心の支えとなり、目的意識を生み、順応への心理作用を促進するのである。災害という非常事態で生まれた友愛と、社会的な障壁が一時的に取り除かれることによる一種独特な親密感が「地域社会ぐるみの治癒的な効果」を高めることになろう。そのあとより本格的に組織された救援体制ができて、長期的な被災対策に当たることになる。災害は社会的相互関係の平常パターンを壊してしまうかもしれないが、このような新たなる体制すべてが、被災体験の同化・統合のための機会になりうる。

当然ながら人間同士の関わりのすべてのパターンが、死と遭遇して生き残った体験の同化・統合を促進するというのは妥当ではない。事実はそうではないのである。無力感を経験したこと、死と望まざる対決をしたことその他から怒りの気持ちが生まれ、これが災害後の人間関係の充足と役割に支障をきたすことがある。敵意の矛先が家族に向けられることもあろう。個人的にもまた社会全体としても「悪者探し（スケープゴーティング）」、つまり災害を引き起こした責任者を見つけようとする試みがなされるだろう。これは怒りを発散する手段でもあり、またこれによって被災者はみずからの個人的な罪責感の重荷を下ろすことにもなる。その結果、争いごとが起こったり、人間関係の崩壊につながることも少なくない。なかには気分を一新して平常状態に戻れる者もいようが、長期にわたって影響を受け、結局ストレスが重なって「同化・統合不全」にいたる者も出てこよう。

克服のための行動

死と遭遇して生き残った人たちが、被災後に自分の体験を克服しようとする試みには、数多くのやり方がある。死との遭遇でもっとも心傷的な面は、自分ではどうする術もなかったという救いのない無力感が中心である場合が多いから、このような気持ちを解除することがとくに重要である。

被災直後の状況では「救助活動」に従事することが、このような気持ちをある程度まで克服する一つの方法になる。当人の役割が積極的で、リーダーシップを発揮したり人命救助にかかわったりした場合は、とくにそうである。このような役割を演ぜずにはいられないで、もうその必要がなくなったあとまで長々とその役割にしがみついている場合さえある。とくに男性にとっては、なんらかの活動をすることが必要なようであり、体力を発揮できる役割につくことも、その場の状況に対する自己統御力の回復に役立つであろう。

「トーキング・スルー」も精神的克服への一方法である。これによってみずからの体験の意味づけができ、それに対する他からの反応も判断できるだろう。また他からの反応によって、全体の一部としての自分の役割、感情、行動を知ることができるのも有益である。このトーキング・スルーはまた、感情を吐き出す手段となり、それによって被災体験にまつわる苦しい気持ちが和らぐことにもなる。しかしながらいつもそうなるとは限らない。時には克服と適応が得られる代わりに、いわゆる「でしゃばり人間」になってしまって、自分の体験をくどくどと話し続けることで、少なくとも当初は他からの注目が得られても、自分の感情の解除にはあまり役立たないこともある。水害で生き残ったある男性が語っているように、このような人たちは災害で死に遭遇したことによって、「自分が大物であることが初めて他人に判ってもらえた」気分になったりするのである。

記述したり、報告したり、テレビに出るなど「証言」することもまた、克服への一方法である。生存のため長期にわたって苦闘中の人たちにとって、日記などの形で証言を残すことが重要な意味をもつことを論究した研究もあるが、実際には事後の証言になることが多い。これもまた自己統御と災害体験の意味づけのため、みずからの生存をもたらした自他の行動やその経過などを立証するため、そして他者への将来の指針とするための、具体的な試みである。

死との遭遇体験では、それにからまる「感情」の同化・統合がきわめて困難な場合が多い。これまで述べてきたような対人的あるいは個人行動的な面での心理過程には、その行動に強烈な感情がともなっていて、その吐け口と解除の機会となっていることもあろう。その心理過程に、家族の愛情に支えられた前向きの気持ちとか、他者に災害体験をトーキング・スルーするというカタルシスが含まれる場合には、とくにそうである。この感情がすこしずつ処理されてゆけるように心理的な侵入・抑圧作用が働くこともある。しかし時には、時間が経過したのちに何か大きな契機が生まれるとか、その体験が遠い過去のことになって、ふたたびひどい脅威をもたらすことはないと安心できるようになってようやく、この感情の再現・解除が始まることもある。

心理的な解除の過程では「涙を流す」ことがとくに重要なのだが、これは男性にとっては、また簡単に泣くことが認められていない文化形態にあっては、それほど容易なことではない。安堵のためだけではなく、自分が耐えたこと、死にそうになったこと、他者が死んだこと、そして死に対してもはや無心ではいられなくなったことのために、初めて悲しみの涙を流す時が、その被災体験をみずからの感情生活に同化・統合する転機になるかもしれない。告別の場など公然と他者の悲嘆や苦悩と接する機会が、この涙の引き金になるだろう。

「公共的な儀式・祭典・声明」もまた、個人や集団の感情解除の手段になる。特別の儀式、記念式典、公的な追悼行事、それに災害の苦難が国家的または国際的に認知されることが、涙と怒りと悲しみの解除を促す。

被災後の感情の同化・統合は、当人の感情受容力の程度に依存するところ大である。精神麻痺が長引けば、当人の感情と生き方に対する自信が失われ、もうこれ以上の脅威、喪失、苦痛は受けたくないので、災害体験にかかわることを恐れることになろう。だから自分の感情生活――関与と表現の両面とも——の安全性を、自分を取り巻く世界がふたたび信頼できる場だと思えるようになるまで、ゆっくりと手探りで試してみるような心理過程を辿ることになろう。ほとんどの場合、このような感情は一回だけでどっと解除されるのではない。その推移は急激でも劇的でもなくて、むしろ日常的に少しずつ時を経て徐々に薄れてゆく記憶のなかで、なしくずしにされるのである。

希望の源泉としての「未来への認識」は、精神的な立ち直りのための重要な一面である。生活を続ける必要性と生活上の実際的なニーズこそ、人間を災害体験からいやおうなく引き離してゆく過程の一部なのである。おそらく人間にはすでに内面化されている健全な経験とこの世界への基本的な信頼感があるので、このようにつらい心傷は二度と経験することはあるまい、そしてこれからの自分の人生は脅かされることなく、生き甲斐あるものになるだろうという希望をもつことができる。さらに考え方の変化が、未来への前向きの姿勢につながるかもしれない。たとえば死と遭遇して生き残ったことが原因になって、自分の家族や人生目標を以前とは違って精神的に重要視する見方になったり、またみずからの本性、資質、危機に対処する能力についての認識が高まることもあるだろう。

災害と生死の関係

あらゆる災害にある程度は言えることだが、多数の人間に対して激烈な死の脅威が襲い、身体損傷をともなう無残な死傷が発生した場合には、死と生存の問題がとりわけ重要性をもつことになる。だから破壊力の強い兵器や戦術による爆撃や戦闘をともなう戦争災害は、生き残った者たちに心傷をもたらしがちである。このような状況では、その衝撃にさらされた者はすべてなんらかの影響を受けるのだが、とくに衝撃の強度、近接度、持続時間がストレス性の障害を生じる主因である。核戦争がもたらすものこそ、この種の戦争災害の究極的な姿であろう。ショック、死、破壊、生存の面から見た核攻撃のインパクトはまことに恐るべきものだから、万難を排してこの事態を回避する以外には解決策はない。ナチスによる強制収容所の慢性的、圧倒的なストレス状況は、核戦争とは異なるタイプの全面的な接死・臨死体験であり、これも顕著な「生き残り症候群」を生んだのである。

工場の爆発事故やナイトクラブの火災などの調査研究が立証しているように、平時の災害もまた死と破壊の猛威をふるうことがある。バッファロー・クリークの惨事は、平時の災害としてはその精神面の諸問題がもっとも徹底的に研究され、これまで述べてきた諸反応のおよぶ範囲が明らかにされた事例である。地震災害にもこの種の反応がともなうかもしれないが、この面での詳細な研究はまだ見られない。これらすべての事例を通して言えることは、災害の突発性と衝撃性とともに、もしその災害が人為的なものであれば、それだけ心傷性の影響を増幅させるということである。

このような反応と症候群を生む傾向はテロ事件にも見られる。そこには死にまつわる心傷性の影響その他の精神面への刻印づけが起こりがちである［090］。カリフォルニアのチョウチラで起きた児童の集団誘拐・人質事件についても同じような調査結果が得られているが、これは被害者たちの精神発達が初期段階のことだけに、その心傷性のストレス作用は成人の場合とはやや異なっていた［288］。

サイクロンなどの暴風雨その他の自然災害が心傷をもたらす場合、その原因は他者の大量死と直面することよりも、むしろ個人みずからの死の脅威との遭遇であることが多い。この種の自然災害では死亡率は概して高くはないのである。恐ろしい脅威と無残な死傷をともなう火災は、心傷性の障害を引き起こす可能性が高いようである。たとえばオーストラリアの消防士たちについての調査では、火災惨事の衝撃が心傷性の記憶などの侵入、悪夢、抑圧的な回避行動などになって現れ、なかには病的な状態に進行するケースがあることが明らかにされている［183、185］。

災害からあやうく生き残ったことにともなう諸問題には共通の面がある。生存者がもつなんらかの罪責感は、破壊と喪失の埋め合わせをするための活発な活動への動機づけに寄与するだろう。しかし生き残るための競争と死との恐怖に充ちた長期的対決があった場合にのみ、生存にまつわるより強度の問題が心に刻まれ定着することが多い。バッファロー・クリーク、ヒロシマ、強制収容所の被災者たちは、強烈な罪責感を示したが、これは他の災害でも現れることが多く、北海油田惨事のように、脱出・生存のための精神的な葛藤があり、また他者の救出ができなかった場合にはとくにそうである。たとえば航空機の墜落のように、ほぼ全員が死亡する惨事では、無残な死体と遭遇することによる心傷の問題は、救助や遺体処理に当たる側に移行する［182］。そして災害の残した悪夢に苦しむのは、被災者ではなくてこの人たちになるであろう。

個人的な災難の生死

個人的な災難にも、これまで述べてきたような死と生存の問題が重要なテーマになるいくつかの状況がある。常時透析が必要な末期の腎臓病患者のように、慢性的な重病のため生命維持装置に頼っている人たちは、生き残り症候群にきわめて近いことを体験するだろう。生命にかかわる病気で、死を身近に感じ、心傷要因を繰り返し経験している状況では、暴力的な襲撃や強姦の被害者と同じように、すでに述べてきた災害時での個人的な臨死体験に似た諸反応を呈することがある。しかしこの問題をもっとも端的に例証する個人災害はおそらく自動車事故であろう。この種の事故にかかわった者は、自分の生命が危険にさらされ「もうだめだ」という気持ちを経験することが多い。自分のかたわらで家族や友人が死んだり、無残な重傷を負うこともあろう。事故の突発性とショックが心傷を深めるし、とりわけ自分が運転していたり、なんらかの形でその事故に責任ありと感じている場合には、生き残ったことへの罪責感が顕著になる。たいていの先進国では、自動車事故による死と心傷が、その数と程度において他の自然・人為災害のいずれよりもはるかに大きいのである。ある自動車事故の生存者は次のように語っている。

「夜中にパニック状態になって目が覚めるのです。体が震え、汗びっしょりで、あの事故の時と同じように悲鳴をあげているのです。トラックが恐ろしい怪物みたいにこちらへ突進してくる……もうだめだ……自分にはどうすることもできない。それから衝突……何も判らなくなる。ぞっとするような静けさ。エミリーもジョンもメアリーも血まみれで、顔がつぶれてしまって……みんな死んでいたのです。みんな死んでしまって……私もただ死にたいだけです。夢と事故の記憶に責めさいなまれているのです。どうしても頭から離れません。なんとか忘れようとするのですが、急ブレーキの音、車のつぶれる音、それにガソリンの匂いまでよみがえってくるのです。ものも言えないような気持ちで堂々めぐりしています。精神集中ができないし、仕事も手につきません。頭のなかはみんなといっしょに死ねればよかったという思いだけでいっぱいです。自分がまだ生きているのは罰のようなものです」

ま と め

集団的または個人的な災厄で、死にそうな目に逢ったり他者の無残な死に接することは、強烈な精神反応を引き起こしがちではあるが、これはまた常態に復することが可能だし、それに順応することも可能である。死に直面したのちに生き残った場合、とりわけ自分以外に人間が死んだ場合には、みずからの生存についてかならずなんらかの感情が生じるはずである。たとえこのような経験を克服しようと努力しても、また他からの支援的な配慮があっても、その経験によって心傷を負う人は多い。死との対決とそのストレスが突発的、衝撃的で強大だった場合はとくに心傷を負いやすい。それでもなお、たとえ被災体験によるストレスを受けていても、ふたたび自分が生きることと、人間関係を維持してゆくことに新たな責任を感じる人間が多い。この人たちにはある種の自覚が生まれ、人間的な成長すら経験するだろう。そしてみずからの災害体験を「人生という競技での価値ある第二のチャンス」を与えてくれたものとして受け止めるようになることも充分に可能である。

五　喪失と悲嘆

「家族のこと、夫のこと、私が愛してきた人たち、そして大切にしてきた物をよく夢に見ます。私はそれをすべて失ってしまったのです……もう永久に帰ってはきません」

災害が過ぎ去ったあと、まず最初に生き残ったことへの安堵感が心のなかに広がり、そして精神麻痺が続くことが多い。さらに避難場所、保護、食糧、保温など基本的な生存機能維持のための闘いが続くこともあろう。ショックが治まるにつれて、恐怖と不安が戻ってきたり、それが衝撃時のままで持続することもある。災害の猛威がまた戻ってくることから身を守るための警戒心や自己防衛の感情もあろう。もし自分にとって大切な者の安否が確認できなければ、不安感はきわめて高くなり、苦しい思いを抱いて必死の捜索がなされることになろう。

自分以外の人たちや周囲の状況が次第に判ってきて、人的・物的な喪失がはっきりしたのちでも、喪失感をシャット・アウトするための精神麻痺は続くかもしれない。経験した脅威自体が受容できないほど強烈すぎて、そのうえ喪失の追い打ちまではまだ直面できないのである。みずからの負傷と闘ったり、生存に必要なものを確保したり、苦しんでいる人たちを助けたりすることに、精神力がまだかかりっきりという状況も考えられる。

救出活動が終わった被災後の初期の段階では病的な幸福感も現れる。もしかすれば自分が死んだかもしれないことを思えば、何もかもありがたく、荒廃のさなかにでも生きていること自体が一つの勝利のように思えるのである。生存者たちを包む善意の「治癒的な社会」と保護の手だてが結合して、喪失に対する初期の情動反応を和らげるかもしれないが、この喪失は結局は悲嘆、苦悩、哀惜そして病的な精神状態につながるだろう。

災害の直接的または二次的な結果として起こりうる喪失には、多種多様な様態がある。もっとも強度の悲嘆と苦悩は、配偶者、子供、親など家族のメンバーやその他当人にとって大切な人間の喪失によってもたらされる。かけがえのない思い出の品々や自分のアイデンティティを象徴する物もろとも住む家を失うこともまた、壊滅的な打撃になるかもしれない。近隣や地域社会の喪失、それに職場、農地、仕事、生計の喪失も同じような影響力をもつ。さらによりデリケートな喪失で、やはり悲嘆を強いるものがある。それは自尊心やアイデンティティの喪失、未来への希望の喪失、さらに死に対する無邪気な気持ちの喪失、そして自分だけは大丈夫という気持ちと自分を守ってくれるはずの力に対する信頼感の喪失である。このようにその様態はさまざまだが、災害のもたらす喪失はたいていは複雑にからみ合っているものなのである。

愛する者の死

災害のため近親者が死亡すると、多くの複雑な問題に直面することになる。災害による死はとりわけ思いがけないものであり、悲惨な状況のなかで起こることが多く、あってはならないことが起こったという気持ちが強いのが常である。災害に関連したさまざまな死別の状況に、考察すべき諸テーマが現れる。

遠い見知らぬ場所、家族・知己・住居から遠く離れた異郷の地で、災害のため死亡することがある。墜落、ハイジャックなどの航空機事故、国際テロ、それに戦争による死は、このケースが多いだろう。犠牲者は被災時には身内の者たちと離れていて、遺族は直接そのカタストロフィにはかかわらないとしても、やはりその結果に苦しむことになる。死が確認されるまでに不安に充ちた待ち時間がある場合が多い。この待ち時間には、最悪の事態を恐れつつも、そうはならないようにとの希望、切願そして祈りがある。もしこの待ち時間が長びけば、遺族は徐々に死の可能性を受け入れてゆくこともある。また捜索・救出活動の促進を必死に求め、死という現実と対決する時を延ばしたり拒否するために全力をつくし、あらゆる手段と希望が尽きはてるまで、それをやめないこともある。

死が確認されても、それを遺族自身が現実として認めるまでにはかなりの困難がともなうだろう。さまざまな理由から、死亡現場まで遺族が赴けないこともあれば、死体の損傷がひどくて識別不能だったり、現地への入国ができなかったりして、遺体と対面できない場合もある。また遺体の確認や遺族への引き渡しができない場合もあろう。

このような状況での死別には、あとに不安と疑念が残る――「本当にそんな死に方をしたのだろうか。そんなはずはない。きっとどこかで生きていて帰ってくるはずだ」。これは遺体とともにひと時を過ごし、言いたいことを語りかけて別れを告げ、死という現実のイメージを受け入れる機会が得られないからである。また遺族が離ればなれに住んでいるため、お互いに支え合ったり、一体感をもつ機会が少ない場合も多い。このように被災後の影響が広い範囲におよぶ災害は「遠心分離型の災害」と呼ばれている［168］。

災害による死別には、たいてい死者の苦しみの問題についてのこだわりがともなう。「どんな死に方をしたのだろうか。苦しんだのだろうか。即死だったのか、そうではなかったのか。看取ってくれる者はいたのだろうか」と遺族は尋ねるだろう。もし即死だったこと、あまり苦しまず、また苦しみを和らげる処置がとられたこと、死に際に看取る者がいたことなどが判れば、それは大きな慰安になる。宗教上のしきたりで臨終の儀式が重要である場合には、便宜的にもせよ儀式が行われたことが判れば、それもまた遺族にとって安堵の種になるのである。

自分の国や居住地での災害に巻き込まれて死亡しても、遺族はその災害に関与していない場合がある。これは交通災害、ホテルやナイトクラブの火災、爆発事故、職場事故など人為災害によく見られる状況である。自然災害ではたまたま家族や自宅から離れていて被災した場合以外には、この状況は少ない。この状況でも家族は不安と恐怖の待ち時間を経験するのだが、マス・メディアがその災害の惨状を細部にわたり、時にはセンセーショナルに生々しく報道するために、その待ち時間がいっそう緊迫したものになることが多い。自分にとって大切な人間が、災害発生時にその現場に間違いなくいたことを知っていたり、最悪の事態を危惧する家族は、犠牲者の名簿などの情報収集に懸命になるだろう。親戚や友人からの支援も集まってくるだろう。そして遺族となった家族は、死者の身元確認という過程を通して、その災害と直接にかかわりをもち、時々刻々その災害とともに生きてゆくことになる。最悪の事態の危惧を解消するか確認するかのために、病院や警察に電話したり、現場や救護所に駆けつけたりするだろう。「生きているように」と神と運命に対して熱烈に祈り、訴え、願うことも多い。

警察その他当局者によって、ついに死が確認されると、遺族にとって悲嘆と哀惜のつらい過程が始まる。しかし災害現場が近い場合でも、遺族が死者と対面し別れを告げることが困難なことがある。これは善意の他者が対面しないように助言したり、災害に関する法的規制のため、または医師その他の関係者に禁じられたり、さらに遺体が身元確認不能の状態になっていたりするからである。

前出のオーストラリアのグランヴィル列車惨事の場合が、災害によるこのような死別の状況を例証している。この列車に乗り合わせた人たちの家族にとっては、最初はただ朝の通勤列車で大事故があったことが判っただけだった。友人などから事故のことを聞いた者もいたし、その日の遅くまで知らなかった者もいた。テレビ、ラジオなどの報道陣が急遽現場に向かい、巨大なコンクリート・スラブに押しつぶされた列車や救出作業などの状況の本格的な現場中継が始まった。この惨事で遺族になるべき人たちの対応はさまざまで、情報を求めて電話をかけ続ける者もいれば、友人たちといっしょにじっと知らせを待つ者もいた。この人たちが例外なくしたことは、列車に乗っていた犠牲者たちの勤務先や行き先に電話をして、無事到着したかどうかを確かめることだった。しかしこの事故のため電話線が不通になっていたり、電話回線の混雑のため、市内への通話に大きな支障が生じたため、なかなか連絡がつかなかった。夫や子供の安着の知らせを待って、期待と危惧に充ちて電話のそばから離れなかった者もいた。自分で確かめようと事故現場に駆けつけた者もいたが、これが現場の混雑をつのらせる結果になった。負傷者が収容されそうな最寄りの病院に向かった者もいた。数多くの人たちにとって懸命の期待と恐ろしい危惧の一日だったこの日の遅くになって、ようやく死傷者の名前が判明し始めたのだが、巨大なコンクリート・スラブを取り除く作業の技術的な困難のため、多くの遺体の搬出と身元確認は翌日までかかった。

このような災害での遺体確認は、たいてい所定の手続きどおりに行われる。臨時の遺体安置所が設けられるか、近くの病院や公共の遺体収容施設が使用され、犠牲者の身元識別に当たる正規の救助隊員や死体処理関係者が、識別の手掛かりを探し、また遺体の形状をできるだけ整える。それから正式な身元確認を求められることになるが、生活慣行的な理由から、通常はこの役割は男性の近親者が担当し、女性や子供は無残な死との対決から庇護されることが多い。大量死が発生した場合には、時間的な余裕がなくて、遺族ですら遺体安置所で肉親の遺体と別れを告げることができなくなり、葬儀の時までこの告別が延期されたり、結局遺体を見ることができないままになることもあろう。いずれにしても災害による死は他の場合よりも身体損傷がひどく無残な姿になりがちだから、死体を見ること自体が精神的なダメージになると予想する傾向がある。しかし事実はそうではなくて、むしろ死体を見ることができなかったこと自体が、その後、遺族が経験する苦しみの一因になることを示唆する事例が多い。この点に関するいくつかの災害調査では、遺体を見たことを後悔した事例は一つも見出されなかったのである［170、176、271］。

遺体確認にはさらにいくつかの問題が関連してくる。なかには遺体の切断・損傷がひどくて、個々の人間の姿はおろか、人間らしい姿に復元することさえ困難なことがある。前出の南極大陸での旅客機墜落事故では、遺体の状況は死体処理の熟練者でさえ強度の苦痛を味わうほどであった［282］。「聖灰水曜日の大火」の焼死体も炭化がひどくて、法医学的な方法によってかろうじて身元確認ができたのだが、その他の火災でも黒焦げになった遺体は、生前の人間とは似ても似つかぬ姿になることが多い。遺体の見分けがつかないほどの場合は、遺族はさらに強い恐怖、とりわけそのような恐ろしい死に方にともなったはずの苦しみに対する恐怖に見舞われることになろう。

これとはまったく別の場合が、最後に見た時は元気いっぱいだった人の、その生きている姿はおろか、遺体さえも二度と見ることができないという状況である。この場合には必然的に不確実感という問題が生じる。この疑念が遺族の心のなかで次第に育ってゆくことがあり「死んだのは本当だろうか。埋葬されたのは別の人だったのではなかろうか。こんなことで愛するこの人との絆をあきらめることができようか」と遺族たちはあれこれ思い惑うのである。兵士が異郷の地で死に、その死に場所も判らないような戦死の場合は、とりわけこの傾向が目立つ。ある戦争未亡人は、夫の戦死三十年後にギリシャにあるその墓を見るまで、自分が再婚したことにどれほど罪責感を感じてきたかについて語っている。一般に遺体を見て別れを告げることができないことが、死者とのつながりを断ちがたくさせるようである。

人間の死に方についての極端な想像がいつまでも尾を引く結果になることもある。死に方が無残だったことが判っているだけに、その苦しみや身体損傷についての想像が実際以上に強くなりがちなのである。ある列車衝突惨事で、他からの強い勧めで夫の遺体との対面を避けた未亡人たちの多くが、このケースだった。その一人は「遺体は皆膨れ上がっていると聞きました。主人もひどい姿になっていたにちがいありません。あの人がどれほど苦しんだかという思いに今でも責めさいなまれています」と語っている。子供たちでも同様な結果になりがちで、死についての現実的な知識がないままに、想像を極度に掻きたてられるようである。

死を確認する過程には、検死など積極的な法的介入が必要になる。死因が確定し、遺体が埋葬のため家族に引き渡されるまでに長時間を要したため、遺族がその死を「終結」させる機会が遅れることがある。検死報告と葬儀はともに直視せざるを得ない死という現実の表明であり、またのちに遺族がその死と精神的に対処する時に、想起されるよすがにもなる。

これまで述べてきたさまざまな問題——遺体の確認または確認不能、告別、煩わしく干渉的な法的手続きなど——に対処するには、遺族にとって精神面での大きな支えが必要になるが、このことについては被災者の救済を扱う後章で、詳しく述べることになろう。

災害による死別のもう一つの様態は、死をもたらした災害の状況に遺族もかかわっている場合である。この状況での死別に影響する要因はいくつかあり、まず被災時に家族がいっしょにいた場合と、そうでない場合が考えられる。いっしょにいなかった場合には、生き残った家族のメンバーは、生死の知れぬ肉親を懸命に探し見つけようとするだろう。災害の衝撃が去ったあとで最優先されることは、おそらく希望と祈り、予感と危惧を抱きながら、この捜索を続けることであろう。遺族が直接に遺体を見つけることもあれば、そうでない場合もあろう。いずれにせよ死者がどういう死に方をしたにしても、それは遺族にとって苦痛と内省と絶望の源泉であり「もし……してさえいたら……」という思いが限りなく繰り返されるのである。

死という現実が確認されるまでの不安な待ち時間には長短があろうが、いずれにしてもそれは強度のストレスに充ちた時間になる。もし遺族が遺体に対面して告別することができる場合には、遺体やその置き場所の状況も精神的に影響するだろう。愛する者の遺体にとり縋ったり、揺さぶったりして嘆くのは、多くの災害で見られる情景である。

遺族は感情を高ぶらせたり、悲痛な泣き声をあげたり、また情動麻痺の無反応状態になったり、さまざまな姿が見られよう。圧倒的な被災体験をなんとかしてシャット・アウトし、または解除しようと、熱狂的に動き回っているかもしれない。このような初期反応の段階でも、すでに後悔と罪責感の混じった怒りと呵責の気持ちを味わっているかもしれない。被災後の数日間または数週間に、人間が経験する悲嘆の程度は、災害の衝撃時に受けた脅威と感情面へのショックの程度、さらにそれに続く生存とその後の基本的な生き方の問題が感情面にいかにかかわるかによって、大いに影響されるであろう。みずからの臨死体験を克服しようとしている者、心のなかであるいは現実に生死の問題と格闘している者にとっては「悲嘆に暮れるというぜいたく」を享受する機会はまだ訪れないだろう。だから遺族のなかには、災害による人的・物的喪失に影響されずにうまく対応していると誤認される者が多いのである。実際にはこの人たちは生きることのやり直しとその維持にかかりっきりになって、今できることに専念しているのであって、喪失の本格的なインパクトが現れ、悲嘆が表面化するのは、まだあとのことなのである。

もしも自分を助けてくれた人が死んだり、その当否はともかく自分の行動が他者の死をもたらしたと思っている場合には、その死の問題を解消することはさらに困難になろう。これは悲嘆さえ感じなかったり、それが遅れたり、精神麻痺や極度の罪責感などの問題となって残るだろう。災害死は無残なものが多いので、遺族の心中には意識するとしないとにかかわらず、心傷性の想像が生まれる。死者に対してかつて激しい感情や意識をもっていた場合には、とりわけそうである。遺族の心のなかにあった「アンビヴァレンス（両価性。同一対象に対して愛憎、好き嫌い、イエス・ノーなど相反する傾向、感情、態度が同時に存在する精神状態）」が、その死にかかわりがあったように思えて、自分が生き残ったことでみずからを呵責する罪責感と絶望感がつのるのである。

遺族自身も災害で重傷を負った場合には、さらにその後の生存上の問題や悲嘆感情の閉塞という問題が生じるかもしれない。みずからがまだ生き残るために苦闘している状況なら、死者を見たりその葬儀に参加する機会を失することもある。ショックと重傷のために何が起こったのかさえはっきり意識していないかもしれないし、肉親の死についてもすぐには知らされないかもしれない。周囲で支えるべき立場の人たちも、死者のことを口にするのはつらいことだろうから、当人は精神麻痺と情報不足のまま生きる闘いを続け、自分の災害体験とその結果の真相を知ることなく、そのまま推移することにもなりかねない。

人間が日常的に直面する死別とは対照的に、災害による死別は公共性がきわめて強い。その死別がいつ、なぜ、どのようにして起こったかについて、少なくともおおよそのことは、誰しも知っている。だから遺族に対しては一般からの多くの同情と支援が集まり、死者を出したこと以外にはその災害によって直接被害を受けていない場合でも、配慮や保護の手が集中することになろう。ある交通惨事では、一組みの遺族に公的な援護の手が届いてから三日以内に、十四以上の任意奉仕の団体から援助の申し出があったほどである。

一般からの同情と支援はまた一般からの期待をもともなうものである。遺族はけなげに対応することを期待され、また彼らがこうむった喪失は、他の被災者たちの喪失とその大小を比較検討される。遺族は型どおりにふるまうことを期待され、期待どおりに悲嘆を表出することを望まれることが多い。このような一般からの期待は、遺族の自然な対応の仕方とは大いに異なっていて、その結果さらにストレスをつのらせることにもなりかねない。遺族には「アバーファン惨事の親」とか「バッファロー・クリークの遺族」とかのレッテルが貼られる。そして一般からの期待でもう一つ問題になるのは「時間」である。つまり遺族たちは「もう当然立ち直っている頃だ」という期待を、あからさまに見せつけられることが多いのである。

近親死への反応

すでに述べたように、遺族の感情は消耗・閉塞の状態だったり、またみずからの死との遭遇と生き残りのための不安感にとらわれていたりするので、愛する者を失った悲嘆の反応過程は、初期の段階では遮断・抑制されることが多い。死に対する直接反応についての「精神麻痺と現実否認」が長びくかもしれない。しかし数週間後には、多くの遺族のこのような状態の整理がつき、近親死に対する反応が現れることになろう。

精神麻痺が薄らいでまず生じる反応は、愛する者との「死別への激しい苦悩」である〔249〕。死んで欲しくない、帰ってきて欲しいという「切情」が断ち切れず、遺族はいたる所で失われた者との再会を願い求める。これがもっとも顕著に現れるのは、遺族が亡くなった者とともに生活していた、なじみ深い家や土地に戻った時である。これが帰宅できなくて、病院、宿舎、他人の家、臨時避難所などなじめない環境でのことなら、遺族の切なる思いには、死者がもしかしたら災害の廃墟のなかで、いやどこか安全な所で生きているのではないかという気持ちがつきまとうことになる。このような苦悩に充ちた切情とともに、激しい身体的な苦しみ――呼吸の支障、動悸亢進、衰弱感、胃部の不快感など――が襲ってくる。まるで体内の一部が引きちぎられたような苦痛である。E・リンデマンの貴重な論文『急性悲嘆の症候と対処法』では、これらの徴候が鮮明に記述されているが、これはナイトクラブ「ココナット・グローヴ」火災で、みずからは生き残ったが近親者が死亡した人たちの反応を調べたものである。この重要な論文の基本テーマが、災害関与者の悲嘆であったことは興味深い［168］。

リンデマンはじめ他の研究者たちもすべて、この「切情」の段階に関連して「喪失への怒り」の存在を強調している［040、220、249］。この「怒り」はまた「抗議」と呼ばれることも多いのだが、近親死を経験した者は死者に取り残されたことに対し、たとえそれが意図的ではなかったことは充分承知したうえでも、やはり怒りを禁じ得ないのである。この怒りはどのような死別にもともなうもので、その死に方が突然で思いがけぬものであり、無意味かつ無駄な死だと思える場合には、とりわけ怒りの情動は強くなる。災害という気まぐれな状況のなかで、なぜ神とか運命が他人ではなくて選りに選って自分の愛する者を奪ったのか、前途のある若者がなぜ死なねばならなかったのか、愛する者とともに生きるはずだった自分の将来をなぜ奪わねばならないのか――このような思いが哀悼者を責めさいなむのである。この怒りの矛先にはまず他者――間に合うように警告を出さなかった人たち、関係当局など特定できない「連中」、救助者、生き残った人たち――そして自分自身にも向けられる。災害が人為的なものであり、しかも怠慢や不注意によるという証拠や気配がある場合には、とりわけこの怒りの反応は強烈なものになるであろう。だから災害にかかわった鉄道や航空会社、建物や鉱山の責任者、政府、民間企業などが、遺族の怒りの対象になりがちである。しかしその怒りをぶちまける相手を個人として特定できることはまれなので、それはむなしくやり場のない怒りになることが多い。

「切情」と「怒り」に関連して「不安」も現れるだろう。自分にとって大切な者がいなくなったこれからの生活――とりわけ被災体験から立ち直るのに必要な状況すべてに、その死者が生きていたらもたらしてくれることができた慰安がもう得られない生活――のことを思うと、どうしていいのか判らない気持ちとパニックに駆られるであろう。

死者についての「心象」が、遺族の心のなかを大きく占める。住みなれた場所に死者の姿を追い求め、帰ってきてくれることをむなしく願う。遺体を見ることができた場合には、死んだ姿の心象が残るだろうが、遺体に対面していない場合には、生きて帰ってくるような気持ちが続く。このような心象は、死者が現実に生きていて欲しいという切実な思いをもたらし、もう生きては帰らないと思うたびに、その不在のもたらす苦しみがつのるであろう。

このような心象は「意識への侵入」をするが、それは心傷性の臨死・接死体験の場合の心象とは異なる種類の苦しみをもたらす。たいていの場合、死者のイメージは生きたままの姿をしていて、死者がそのイメージを充足すべく帰ってこないと思う時こそ苦しみを感じるのである。遺族自身が死にそうな目に逢って心傷を負い、無力感を経験している場合には、その臨死状況のイメージも意識内に侵入し、心傷性のストレス反応を招くだろう。遺族は死者の思い出を「回避」し、心をさいなむ思慕・不安・怒りの感情を「抑圧」しようとするだろう。さらに死者の死にざまと遺族自身の災害体験の記憶への侵入による心傷性の反応を抑圧しようとするだろう。だから愛する者を失ったこととその死にざまについての諸反応は、遺族の被災後の精神的な局面に、解きほぐしがたく織り込まれるだろう。

その後数週間のうちに、遺族は愛する者の死という現実を次第に受け入れることができるようになり、「哀悼」の段階に移ってゆく。この心理過程では、死者そして死者とみずからとの関係にまつわる記憶が、遺族の心を占有するが、それも緩やかな回想の過程のなかで、死者との精神的な絆が一つずつ解かれてゆくことになる。鮮明な思い出がまるで映画のフラッシュのように遺族の目の前に無意識に浮かんでくるだろうし、場所、事物、情景、音、匂いまで思い出の引き金になるだろう。死者の所持品が遺族にとって象徴的な特別の結びつきの意味を帯びてくる〔314〕。たとえば火災で夫を亡くしたある未亡人は、夫が死亡時に身につけていた腕時計を大切に着用した。またある惨事で助かった女性は、その惨事で死亡した親友の肉体の一部（手）を、自分との断ちがたい絆として、かなりの期間、人知れず所持していた例もある。死者への思い出とともに、今や取り返しようのない死への絶望感と大きな悲しみ、さらにその死のむなしさについての怒りの気持ちが綿々と続くのである。

この段階では「罪責感」がつのることも多い。もし遺族がなんらかの形でその死にかかわっていた場合は、とりわけそうである。すでに述べたように、罪責感の原因は自分が生き残ったということだけとは限らない。死者との特殊な関係や死の状況について特別な意味をもつものもまた、その原因になるのである。たとえば遺族が以前にその死者の死を願ったことがあるとか、両者間の愛情が欠けていたり憎しみの関係にあった場合には、遺族はその思い出に苦しめられる。日常生活での「アンビヴァレンス」が、思いがけない突然の死によって、未解決のまま残されよう。ある通勤列車事故で夫を失った女性は、この罪責感に責めさいなまれたのだが、その原因は、事故の朝、この夫婦が言い争いをして、夫は腹立ちまぎれにいつもより早く家を出たために、たまたま事故を起こした列車に乗り合わせてしまったということだった。この夫婦の平素の結婚生活では、この程度の口論ならその日の晩には和やかに解決していただろうに、不測の事故死がその機会を奪い、妻は「つらい自責の凍結状態」のなかに取り残されたのである。

死別者自身がその災害の体験者である場合には「生き残り罪責感」がとりわけ顕著になるだろう。もし自分を助けるために相手が死亡したのなら、自分の命が相手の死によって贖われたという気持ちのために、この罪責感はこのうえもなく苦痛に充ちたものになる。ナイトクラブ「ビヴァリー・ヒルズ」火災で生き残った人たちについての調査では、この生き残り罪責感――とくに自分がまず第一に助かろうとする本能的な行動をとるべきではなかったとか、身内の者や仲間を助けるために猛火のなかに戻るべきだったとかの思い――が強烈な精神的葛藤を生んだことが明らかにされている［170］。このような思いをもつことは不合理なことではあっても、生き残った遺族にはそれがきわめて多いのである。「あの時もし……さえしていたら……」という気持ちがいつまでも尾を引くようである。

災害死の遺族にとって多くの心象と記憶が残るのと同じように、そこには多くの「夢見」現象が起こる。当初は遺族は夢のなかで死者の生きたままの姿と幸せな再会を果たし、親密な安堵の気持ちが戻ってくるだろう。しかし目が覚めるたびに、その死の悲嘆が新たになり、つらい思いをすることになる。また災害そのものの夢——死者の苦しみやパニックの実情やその想像、とりわけ助かろう、家族たちといっしょになろうとあがいている姿——も現れるだろう。夢によっては、死の情景と当人の臨死・接死体験がからみ合って、その結果、当人の被災による心傷性反応と死別による反応がいっしょに生じることもある。苦しみと死の心象によって夢のなかで苦しむだろうし、その苦しみがあまりにも現実的なので、眠ることを恐れることもあろう。まるで遺族の罪責感——災害自体に起因するもの、または死者に対して生前抱いていた感情に起因するもの——がこのような夢見を強制するかのようである。

しかし死別がもたらす夢がすべてこのようなものとは限らない。過去の幸せで懐かしい思い出に充ちた夢もある。時が経ち死別への順応が次第に進むにつれて、夢のなかに現れる死者はより遠い存在となり、時には不快な存在になったり、眠っている姿で現れたり、またその顔がぼやけてきたりするだろう。

死別反応の一部として「全般的なストレス状態」が緊張、不安、抑鬱などの愁訴となって現れることもあろう[271]。このようなストレス作用は、人体の抵抗力にマイナスの影響をおよぼし得るものであり、このことから病気や負傷など身体的な要因からではうまく説明がつかない被災後の全般的な健康の衰えを、ある程度は説明できよう[018]。

このストレス作用が「心因性身体症状」を生むことも少なくない。呼吸の支障、動悸亢進、疲労困憊など通常の悲嘆にともなう身体上の障害に加えて、個々の死の状況に関連した特徴的な徴候を呈することがある。たとえば交通事故死の遺族たちのなかには、その死に方についての知覚が無意識のうちに内面化されて、胸部の痛みや「胸がつぶれるような感じ」に悩む者がいる。このような心因性身体症状は徐々に病的な症候群に移行することがある。

遺族の精神麻痺や急場の生活維持のための努力が長びいたために、このような死別反応の発生が遅れることも多い。災害が不可避・不可抗力の自然力によって起こった場合には、諦めて事態を割り切って受容する気持ちがより強くなるだろう。しかし災害が人為的で過失責任の可能性があり、避けることができた場合には、怒りの感情が強烈で長く尾を引くことになろう。そして人的・物的な喪失が多大な場合には、精神麻痺の継続のため、またはただその災害に圧倒されて、悲嘆の感情はシャットアウトされるであろう。この場合おそらくは、その後、信頼と安全が回復してゆく状況のなかで、きわめて徐々に死別への反応が現れて、死者との絆が次第に解除されてゆくことになる。

死に別れ症候群

災害死の遺族のなかには、被災後数か月の間またはしばらく遅れて死別に対し反応し、悲嘆にくれる人たちが多い。死別から一周忌までの丸一年間は、死別がもたらした新しい局面に初めて直面するので、悲嘆、哀悼、そしておそらく怒りと罪責感が深まるだろう。しかし死別後の生活へのより長期的な順応、今までとは違った自分の生き方や対人関係への適応が徐々に進行してゆく。近親死へのこのような適応の問題については、別に詳細な論述がある〔249〕。

災害による喪失の在り方は、悲惨な死別を生じやすいし、その結果として精神的な適応や回復よりもむしろ「死に別れ症候群」が生じる見込みがきわめて大きいのである。思いがけないしかも早すぎる死、それにその死に方が無残で身体損傷がひどく、遺体に対面して告別する機会も少ないことが、すべてこのシンドロームの誘因になる。検死、葬儀、その他法的手続きなどの煩雑さが症候を悪化させる。大量の人的・物的喪失と心理的ストレスと危機感が同時発生したことが、さらに病態を複雑化させる要因になる。そして地域ぐるみ破壊されてしまうようなカタストロフィでは、本来なら差し伸べられる救援や復旧のための手だてを与えてくれる社会的な「ネットワーク（情報・援助・助言などのための人間関係の連帯組織網）」が崩壊して、さらにさまざまな問題を引き起こす。死別による悲嘆を和らげるのに必要な世話を提供すべき専門家たちが得られないかもしれない。負傷の治療や生き残るための苦闘は、この悲嘆を遅らせるだけでなく、そのまま時間が経過して、悲嘆を封じ込めてしまうかもしれない。

被災後の支援提供者側が、遺族に対する物質的な援助にとくに配慮することで、その喪失感の打ち消しに助力する結果となることがある。被災後の対策は、まず災害によって失われた物質面の補充に集中するので、このことがきわめて重要な点になる。これは比較的に容易にでき、遺族側に自分の悲しむべき状況について不平を言うべきではないという気持ちを起こさせる。しかしながら、これは苦しく悲しい思いを未解決のまま封じ込めることになり、将来に問題を残すことが多いのである。

死別による死者との特別な人間関係の喪失には、さらに解決が困難なものがある。たとえば子供の死亡は親にとってまことに悲痛である。親とすればなんとかして子供を守ってやることができたはずだという気持ちと、子供を身代わりにして生き残ったような罪責感が、いつまでもつきまとう。すでに成人した子、または成人に近い子を災害で失った親の場合は、とりわけ問題が深刻になることが、二つの大災害についての調査の結果明らかになっている［178、271］。これはまた自動車事故のような個人的な災難でも、よく起こるケースである。配偶者の死、とくに自分が守り助けることができたはずの妻の死の場合には、事後に精神面で解決すべき深刻な問題が残るだろう。また愛憎が激しかった者の死には容易には悲しみが生まれないかもしれない。比較的に重要性の少ない死に、当人にとっては大きな象徴的な意味があったり、一つの死がもろもろの喪失の集約的な意味をもつ場合も、大きな悲嘆が生じることがある。かわいがっていたペットの死に対する傍目には大げさに見える嘆き方が、その好例である。そして重大な死、つまり家族、親友、社会的な有力者などの死は、いつもそれだけ余分かつ複雑な悲嘆をもたらすだろう。

死に別れ症候群には、ただ悲嘆が複雑化したものもあれば、精神病理的な障害になるものもある。「悲嘆の抑制」はごく普通の症候で、たいていは精神麻痺、過剰自己制御、そして当該災害と死についてのいっさいの感情の閉塞が合体したものである。この場合には死別者は泣いたり悲嘆の感情を表出することも少なく、死者の思い出に誘発されることもあまりないようである。外見上はきわめて活動的に日常生活を営んでいるから、事態にみごとに対処しているように見られることが多い。その行動は大げさになったり、衝動的になるかもしれないが、概して適切かつ合目的的である。この症候群では、当人の反応不全が一般的だが、それは生活全般ないし大半におよぶこともあれば、その死別と直接に関係する局面にだけ影響することもある。概して「悲嘆の抑制」は順応不全につながり、即発か遅発かの差こそあれ、精神的な障害や病態へと推移する傾向がある。

被災後にもう一つよく見られるパターンは「悲嘆の歪曲」だが、これには激しい怒りの情動がともなう。この情動について最初に論述したE・リンデマンは、死別経験者の対人関係のほとんどに敵意が伝達されること、その死になんらかの形でかかわった人たち、とりわけ医療関係者や、その死をもたらした災厄に責任ありと見られる人たちに対して、怒りが吐き出されることの二点を指摘している［168］。ナイトクラブ「ビヴァリー・ヒルズ」火災で、死別やみずからの臨死・接死体験の結果、精神医学的な障害を生じた人たちについての調査でも、怒りが持続ししかも増大することが多いことが示されている［170］。怒りはまた責めを負うべき「悪者探し」とその弾劾の誘因になることが多い。とにかく歪曲された悲嘆の症候では、怒りの度合いがきわめて高く、それが悲しみ、罪責感、抑鬱、絶望などから当人を守る顕著な情動になるようである。遺族は当然のこととして怒りに固執し、そうすることで自分の殻に閉じこもって、死別という事実の最終的な受け入れをなんとか避けようとする。まるで愛する者を「殺した者」を怒りによって懲らしめれば、死者を取り戻すことができると、ひそかにまたは無意識のうちに信じ込んでいるかのようである。

被災後に現れる「悲嘆の歪曲」が「極度の罪責感」の形をとることもある。この場合は悲しみの情動は少なく、死者に対する心からの哀惜もなく、ただ自責の思いだけが繰り返される。意識のなかで、そしてしばしば夢のなかで、死者を愛していなかったこと、そして守ってやれなかったことで、みずからを責めさいなむのだが、その死者が自分の子であったり、保護すべき者であった場合にはなおさらのこと、死者の姿やその死の情景に苦しめられる。自分の思いを判ってもらおうと、他者に語ることもあろうが、どのように苦しもうとも償いの気持ちは得られず、罪責感が持続する。その結果、自滅的な行動、不幸な事故、飲酒への惑溺にいたったり、そして絶え間のない苛立ちや敵意の場合と同様に、家庭内の人間関係の崩壊をもたらすかもしれない。このような罪責感はまた抑鬱的な妄想状態に合併することがある。

災害による死に別れ症候群でもっとも一般的な症候はおそらく「慢性的な悲嘆」つまり死別のあと幾月も幾年も変わることなく続く痛切な悲嘆の状態であろう。死者を思い出しては泣き、頻繁に墓を訪ねて死者に語りかけ、まるで絶え間のない哀悼の権化のようになる。このような状態では、当人は死者との関係のなかに封じ込められて、結局は対人関係、日常生活、仕事を続ける機能まで損なわれてしまうのである。

災害による死別で、初期の抑鬱的な感情と反応が深まり長びくと「鬱病」に進行することがある。死者との再会の妄想が多くなり、生き続けることがむなしく思え、悲嘆に代わって鬱状態に落ち込み、絶望感が定着し、不眠・食欲不振が起こる。悲嘆が恒常化したり、興奮的な行動に転化する場合には、その心理過程で抑鬱症状が併発している可能性がある。死別の打撃が耐えがたいほど大きかったり、当人が遺伝形質的に弱かったり、死者との関係が愛憎相剋のアンビヴァレントなものだったり、過去に重なる死別体験があったりすれば、抑鬱症状が起こりやすいようである。

これまで述べてきた複雑な「死に別れ症候群」に「心傷性ストレス障害」が併発することがある。これは個々の死の状況や、それを克服しようとする営為、さらに当人自身の被災体験にも関連する。いずれの場合も、ショック、救いのない無力感、臨死・接死体験の影響などが、このような障害や反応発生の誘因になるようである。

個人的な死別というテーマは、死者が出るような災害にはすべて存在するが、大量死が発生する大惨事ではとりわけ顕著である。航空機、列車などの乗り物事故、海難、爆発、火災のみならず、水害、飢饉、テロリズムそして戦争もこのような死別をもたらすだろう。

このような状況は、いくつかのナイトクラブの火災や列車惨事などの調査で鮮明に論述されている。難民、とくに近年ではベトナムやカンボジアのように戦火に引き裂かれた国からの難民たちも数多くの死別の経験者であろう。たとえばある難民集団のなかでは、身内に死者が出なかった家族は一つもなく、一人当たり三十人もの親族・縁者を失ったり、なかには家族すべてと死別した事例も報告されている［313］。レバノンなどのように激しい内戦で分裂している国の人々の悲嘆については、まだ系統だった調査研究の記録は見られないが、すでに述べてきた死別にかかわる諸問題が数多く現れているはずである。

個人的な災難という領域では、自動車事故や殺人・暴力事件による無残な死が、複雑かつ心傷性の死別の精神過程を生み出しているだろう。しかしながらこれらの死別の諸テーマも地域ぐるみの大災害での場合と類似したものなのに、私的なカタストロフィに対しては社会的な注意・関心を引くことも、同情と配慮の対応を引き起こす度合いもともに少ない。

住居の喪失

家屋・家財を失うことは被災者に対して一種独特の心傷をもたらす。まず第一に住む家を失った者は、とにかく命が助かったこと——もし家族全員が無事であればなおさらのことだが——に感謝すべきだと期待されるかもしれない。もし豊かな先進国社会でのことなら、救援物資、献金、補償金などが数多く寄せられるだろうし、そのことにも感謝すべきだと期待されるだろうから、住居を失ったこと自体にはあまり一般からの同情はないかもしれない。

住居の喪失でもっとも悲惨なのは、かけがえのないまたは象徴的な意味をもった貴重な所有物もろとも焼失したり、完全に破壊された場合である。書類、資料、写真、書籍、衣類その他、当人が使用・保存していて、その人間の過去のアイデンティティを示すすべての物、またさまざまな面で当人の人物を表すすべての私有物が失われるからである。

初めのうちはこのような住居喪失者は「命が助かったことに比べたら、物質的な損失などなんでもない」と言うものだし、本質的にはそのとおりなのだが、全面的な破壊は言うにおよばず、部分的な損害さえ、被災後の精神的立ち直りには影響を与えうるのである［031、058、188、237］。

住居の全面的喪失が、当人にとって重要な対社会的表徴の消滅を意味することがある。パスポートや出生・婚姻の証明書など当人の身元と地位を証明する書類が失われるかもしれない。このような喪失は、新しく移民してきた人々など、他の方法では自分の公民権や地位を容易には実証できない者にとっては、とりわけ脅威的である。家族の一生の慶弔を表すかけがえのない写真も失われるかもしれない。結婚、新生児、幼時などの写真を失った者はとくに心を痛めるであろう。

当然ながら個々の物的喪失よりも、私有物すべてを失うという全面的な影響の方が重大である。それはたとえどのように補償されても、絶対に取り返しがつかないものだからである。当人にとって聖域であり安全な城であった住居が、地震やサイクロンのあとでは跡形もなく消滅するかもしれないし、火災のあとではただ残るのは煙突、焼け固まった陶磁器類、黒焦げの瓦礫だけかもしれない。数多くの家屋が焼失した林野火災や都会地の火災のあとで経験することだが、焼け跡を整理していて見覚えと愛着のある物の残骸を見ることは、慰めにはならない。

住居の喪失の直接的な精神面への影響は以上のようなものであるが、このあとに起こる結果もまたきわめて重大である。たとえば新たな衣食住の必要性と、そのための費用の問題が生じよう。仮の住居はとりあえず親戚や友人宅になり、やがて仮設住宅やトレーラー・ハウスに移ることになろう。それは窮屈で、使い慣れた基本的な生活設備にも事欠き、不便で居心地が悪く、冷暖房も不充分かもしれない。このような状態では、被災後のあの「ユートピア」的な異常な気分は急速に冷めてしまう。さらに多くの家屋破壊をもたらすような災害では個人の住居の周辺の近隣関係、環境、地域共同社会までも失う結果になりやすい。そしてなじみのない近隣関係、新しい地域社会への移行がストレス要因になるだろう。便利で安定した住みごこちのいい住環境が得られるまでには、長期間を要することになりかねない。

たとえ自分の住居が粗末な家、安アパート、小屋のようなものであっても、それを失うということの意味は大きい。家というものは常に聖域、拠り所、家族の結束、人間環境のなかでの個人の縄張りを意味するからである。農場や家内工業を営む場合のように、家そのものが仕事場であることもあり、またただ住むだけでなく、自分の屋敷内が食糧や飲み水の供給源である場合もある。だから住居の喪失が独立した経済的生活能力の喪失になることもある。

住居の所有者は充分にもせよ不充分にもせよ、保険によって喪失の経済的打撃を補償してもらえるかもしれない。「住み直し」のための政府など公的な援助が少なくとも部分的には得られるかもしれない。しかしたとえ同じ場所に同じような家が再建されても、そこに住む者は、あらゆる種類の喪失と同様に、家もまた「取り返し」がきかないものであることを即思い知らされる。まさに「同じものは一つしかない」のである。

第三世界の国などでは、被災後に掘っ立て小屋や日干し煉瓦（アドービ）の家のようなものさえ再建するだけの公的その他の援助の余裕が少ない場合が多い。被災者はきわめて限られた資材と援助を頼りに、独力で自分の住居を再建しなければならない。みずからの被災体験でショックと心傷を受けたままで、しかもおそらくは着のみ着のまま空腹を抱えて、時には家族の死を嘆き悲しみながら、なんとか自分の聖域を再建できる日まで、まずは親戚縁者の許に身を寄せねばなるまい。

家というものは個人だけでなく家族全体にとって生活とアイデンティティの持続のために重要な多くの事物の象徴であることを認識することが肝要である。だから家を失う時、このような保証もまた失われるのである。

家を失うことの悲嘆については、都会の居住区の立ち退きなど災害とは関係のない状況でのいくつかの調査研究がある。他にも住居喪失の影響についての研究はあるが、これらは悲嘆の心理過程などは扱っていない。しかし災害による住居の喪失は、建造物だけでなく家庭を構成する数多くの事物をも失うので、より複雑かつ痛切なものになるのである。住居喪失への心理反応としては、まず直接的には悲嘆が経験されるにしても、死別などの場合と同様に精神麻痺ついで切望と抗議の気持ち、それから失われたものへの悲しみと哀惜が生じるであろう。近親と死別した者が、つらい思い出と惜別の念に浸りながら、衣類など死者の所持品をゆっくりと整理してゆくように、家を失った人たちも被災後の荒廃した宅地跡や焼け跡を整理するであろう。些細な物が見つかっても、それが失われた生活との情緒的な絆として重要な意味をもつ。この人たちにとっては「整理の機会」が必要なのである。「聖灰水曜日の大火」のあとでは、被災者たちの多くがまだショックと精神麻痺の状態にあるうちに、焼けた家の残骸が再建作業のために大急ぎで取り除かれ、整地されてしまったため、この精神的な「整理の機会」が得られなかったのは残念なことだった。

住居の喪失には「なぜ自分が……」という大きな怒りの情動がともなうことが多い。近くの他人の家は被害が少なかった場合など、この気持ちがとくに目立つのは当然であろう。助言や警告を無視して、適切な防護手段を怠った者には罪責感の問題が生じるだろうし、またこのような人たちまで補償を受けることに対し、他者からの反発が起こるかもしれない。災害をもたらした環境や、なんらかの形でその災害に責任ありと見られた人たちに対する怒りの気持ちも生じよう。この怒りはすぐに表面化して、関係当局、保険会社その他に振り向けられよう。

数多くの住居が同時に失われた場合には、その居住区全体に対する大きな喪失感が生じ、さらに悲嘆を増幅し、全体を元どおりに復旧しようという懸命の試みがなされるかもしれない。林野火災で類焼した人たちは、黒焦げになった周囲の環境にふたたび懐かしい緑を甦らせようとして、植樹に情熱を傾けることが多いのである。

自分の命が助かり、他者が苦しんでいるのに、家を失ったことを嘆き悲しんだり、不平を言うべきではないという気持ちから、災害による住居の喪失への悲嘆が抑圧・否認されることも多い。「自分よりももっと困っている人たちがいる。自分はまだいい方だ。大丈夫だ」というのが、災害で家や田畑を失った人たちによくある反応なのだが、これはこの人たちの生来の自立心と、悲嘆に直面することを避けたい気持ちとを反映している。他人もまた、そのような対応をするようにさしたる考えもなしに激励するし、それに充分な補償が得られた場合には、与えられた事物への感謝の念が、悲嘆の機会を抑え込んでしまうのである。

火災、爆撃、サイクロン、ハリケーン、台風、大竜巻、土砂崩れ、洪水などはすべて住居喪失の主要な原因である。ダーウィン市を襲ったサイクロン、バッファロー・クリークの大水害、「聖灰水曜日の大火」では、それぞれの被災地域の住宅の大半が失われた。これらの災害についての調査研究はすべて、住居の喪失が感情面に重大なインパクトをもち、被災後の精神的立ち直りに影響することを明らかにしている。ある大竜巻の被災家族についての調査では、家族の全体的立ち直りのためには、経済的な回復と新住居の確保もまた重要であることが示されている［031］。

都会地で火災に逢った家族たちについてのすぐれた研究［154］と「聖灰水曜日の大火」についての諸研究［058、182、297］では、一連の共通事項が明らかになっている。つまりこれらの火災での特徴的な反応パターンには、「見当感障害（ディスオリエンテーション。時間・場所・周囲の現在の状況などを正しく認識する能力に障害をきたすこと）」、錯乱、衝撃によるショック、自分の不注意——または不注意との思い込み——に対する罪責感、火災が引き金となった不安感、「分離不安（本来は母から離れた時に子供が抱く不安だが、大人になっても別離・孤独時に現れる)」、見捨てられたことへの恐怖などが含まれる。引きこもりがちになる者も多いし、大げさな過剰活動をする者、コミュニケーションができなくなり他者に対して攻撃的になったり敵意をもつ者もいる。家族内の人間関係の崩壊もまれではない。親子の断絶、引きこもり、子供の退行的行動も見られる。悲嘆や哀惜はあと回しになることが多く、時にはそのまま永久的に現れない場合もある。火災のため家族の一員が死んだり、重傷を負った場合には、反応がとりわけ激しくなる傾向がある。火災そのものが「心傷性の接死体験」と「破壊と喪失」の両面でとくに象徴的な意味をもつことになろう。みずからの火災体験を「この世の地獄」と表現したり「業火による懲罰」と意味づける人たちも多いのだが、おそらくこのような思い込みは、喪失からの立ち直りをさらに困難にするだけであろう。

地域社会の喪失

K・T・エリクソンはバッファロー・クリーク惨事の生存者についての研究のなかで、彼のいわゆる「社会的連帯の喪失」について的確に論考している[086]。彼はこの喪失を地域社会組織にとっての打撃になるような「集団的な心傷」つまり「共同社会意識の喪失」と見ている。このような喪失は、災害がある地域社会の中核と機能を破壊した時、たとえば決壊したダムから真っ黒い堆積物や泥水が、狭いバッファロー・クリークの流域に殺到し、小さな炭鉱の町を埋め尽くしたような時に発生するのである。この惨事では個々の家屋ではなくいくつかの集落全体が破滅した。移動式住宅やトレーラー・ハウスなど臨時の収容施設が空き地に設けられたが、そこに収容された被災家族たちの近隣や町内の人間関係は二度と回復しなかった。被災者たちはそれぞれの接死体験で心傷を受け、精神麻痺、生き残り症候群、それに家族や住居を失ったことへの悲嘆を表す者が多かった。以前の社会的人間関係は失われ、それに代わる新たなネットワークは容易には生まれなかった。このような喪失感は次のような被災者の話のなかに繰り返し表現されている。

「友だちが誰もいなくなったんですよ。子供の頃から一緒に育ち、ともに暮らしてきた連中がちりぢりばらばらになって、今どこにいるかも判らないんです。……今ここには顔見知りは二、三人いるだけで、あとは知らない人ばかりで、どうにも落ちつかないんですよ」

「近所隣りが丸ごとなくなったんですよ。とてもいいご近所でしたわ。みんな知り合いで親しくしてました。でも今は誰も独りぼっちですわ」

「『地上の楽園』が『死の谷』に変わってしまったということだよ」〔089〕

あらゆる喪失反応に共通することだが、災害の場合も喪失前のことを程度の差こそあれ理想化する傾向があることは間違いない。上記の引用談話に共通して流れていることは、近隣の親密な連帯感が失われ、悲哀感がみなぎり、目的意識がなくなり、どうしていいやら判らない気持ちが強いことである。そして士気が低下し、地域社会と個人のアイデンティティが失われ、地域社会そのものの生命力が絶えたのである。その悲しみや喪失や死が、夢のなかにも頻繁に現れる。

このように住宅群、近隣関係、その土地への愛着が根こそぎにされる災害では、その地域社会と社会的連帯がともに失われがちで、バッファロー・クリークでは、これが実際に起こったのである。しかしすべてがこうなるのではないことも明らかで、同じような大災害をこうむった地域社会が、ふたたび若返って再生する場合もある。アバーファンの惨事、「聖灰水曜日の大火」の被災地などのように、より力強い新たなる連帯をもって立ち直る場合もある。災害がもたらした結果と闘うために、地域ぐるみで協力し合い、以前にもまして団結が強まったのである。

一九八五年五月にアメリカのフィラデルフィアで起こったことは、人為災害によって近隣関係が破壊されてしまった最近の例である。「MOVE」と称する破壊的な過激グループを退去させるため、市当局と警察がグループの本部を爆破したところ、火災が発生してその隣接地区の六十以上の家屋が焼失し、類焼世帯に喪失と立ち退きを強いる結果になった。この災害がこの地域社会にもたらした影響を判定するにはまだ時期尚早だが、このような災害では大規模な住居喪失がその地域の生命力の喪失にいたることが多いようである。しかし被災前の諸要因も、その結果になんらかの影響をおよぼし、とりわけ死と近隣関係の崩壊の程度いかんが、その決定的要因となるだろう。

仕事と財産の喪失

災害によって個々の職場や仕事をするための機会が失われることがある。たとえばオーストラリアでの大規模な叢林火災では、被災地域の製材工場従業員の職が奪われてしまう。もっとも復旧のため建設作業員の需要は増えることになる。インドのボパールのユニオン・カーバイド工場有毒ガス惨事のように、災害のため工場が破壊されたり、恐怖や危険のため操業不能になることもある。また災害後の経済的窮迫のため、町全体の小売り業が影響を受けることもある。だから被災者は災害自体のインパクトと失業という二重の心傷を受けることがあり得る。このような場合の悲嘆などの諸反応については、まだあまり研究されていないが、概して怒りの情動が高まることになろう。洪水などの災害では、農地・不動産その他の収入源が広範囲にわたって破壊されることがあり、長期にわたる大旱魃は農村社会のみならず国の経済にまで影響するだろう。このような災害の精神面での損失も認識されるべきだが、そのインパクトはまだ充分には理解されていない。すでに述べてきたように近親死や住居・近隣の喪失の場合と同様に、自立心それに悲嘆に打ちひしがれることを恐れる気持ちから、仕事や経済的な喪失の場合も、その感情面への作用は封じ込められる傾向がある。しかしながらこの場合も、物質的な喪失への怒り、全般的な悲哀感、苛立ち、無力感などは共通して認められる感情なのである。

災害直後の段階で、人々が一時的に心理的抑制を失い、道徳的な規制から解放されて、欲しいものを手に入れたいという気持ちになった時、「略奪」が発生すると一般に言われている。つまり物質的に失ったものの埋め合わせをするため略奪が起こるという見方が多いのである。財産に対する平等な権利意識を是認するような文化形態や社会体制で、そのような意識が窮迫時の略奪を正当化するために利用されかねない状況では、略奪の発生は比較的に多くなるだろう。しかしながら全体的には略奪の発生はまれであり、その事実以上に噂やマス・メディアによって大騒ぎされるものであることを、社会学的な調査が示している〔240〕。どのような社会でも、慢性的にしいたげられ怒りを覚えている者にとっては、略奪がその怒りの具体的表示になるのであろう。また羨望、差し迫った必要性、それに貧窮が動因になることもあろう。

災害後の局面では、損害補償が被災者に対する一つの支えになるだろうが、これはまたその地域社会のなかで羨望、反感、怒りを生み出す源泉にもなりかねない。被災当初はまだ精神麻痺や安堵感が強くて、補償を主張しない人たちが多いのだが、やがて時が経つにつれて、補償を受けるのが当然の権利だと感じるようになる。

補償についてはわれがちの競争が多いし、不当に補償されすぎたとか、要領よく便乗した「悪者探し」、それにこの人たちに対する嫉妬と怒りが生じがちである。偽りの補償請求など実際にはそれほど多くはないのだが、そのような噂はよく流れる。その噂が地域社会の大きな怒りをもたらし、個々の人間や集団、たとえば少数民族グループが、「悪者扱い」されるかもしれない。個々の生命の喪失に対する補償の問題は、人間の生命をいかに評価するかにかかわる。給与所得者の死亡に対しては補償があるのに、子供が死んでも補償がなかったなどで、深い恨みが生まれることも多い。この場合、わが子を失ってとてもつらい思いをしている親とすれば、死んだ子の価値が無視されたように感じられ、それが耐えがたいことなのだろう。しかし事情はさまざまあるにせよ、たいていの人たちの要求は筋の通った穏当なものであり、金銭的なこと自体が重要な目的だとか、失われた生命の代償になるなどとは、実際のところ思ってはいないのである。

被災後に当然だと思っていた補償が得られなかった場合には、訴訟ざたが起こり激しく争われることがあるが、これは金銭のこともさることながら、むしろ自分たちの苦しみを認めてほしいという意味合いが強いのである。バッファロー・クリーク災害後の精神的苦痛についての多くの訴訟や示談交渉では、そのような苦痛に対する補償が認められている。「エイジェント・オレンジ（ベトナム戦争で使用され、その後も催奇性や発癌性が問題になった強力枯れ葉剤）」の後遺症問題や前出のユニオン・カーバイド工場事件の犠牲者に対する補償問題などは、人命の喪失のみならず生きる苦しみに対する償いという問題を提起することになるだろう。

精神的な喪失

災害によってはその最大の喪失が精神的なもの――自信の喪失、他者に対する信頼や環境への安全感の喪失など――になる。それに物質的な喪失がきわめて大きい精神的な意味をもつこともある。一生かけた研究の成果が灰塵に帰したとか、七十五歳のある男性が、描き続けてほぼ完成しかけていたある地方の草花の図鑑が、災害によって失われたとかの事例が挙げられる。このような喪失のもたらす悲嘆はデリケートで、心理療法その他による徹底的な究明によってはじめて明らかになる場合が多い。

災害後の幻滅　災害がもたらしたさまざまな喪失を認識し、その感情面へのインパクトに直面するにつれて、被災者たちの間に幻滅感がつのってくる。この幻滅感には多くのものが関与するが、とくに大きいのは災害のもたらした各種の喪失とその結果生じた難局についての認識と怒りである。そして自分の将来に当然約束されていたことが果たされずに終わってしまったという強い幻滅が生まれがちである。災害の衝撃直後の感情の異常な高揚と愛他的な気分のなかで、当該地域共同体や行政当局は、損害は補償されるし、万事が元どおりになるといった調子で、すべて安請け合いしてしまうようである。しかしわずか数週間後、被災の実態がより明らかになるにつれて、官僚や政治家たちは誰が何を償うのかについてまだ議論ばかりしているだろうし、損害補償や復旧がもし完全に行われるとしても、それには長い時間を要するだろうことがはっきりしてくる。避難先での仮の生活という冷厳な現実のなかで、過去との絆を失い、生計への脅威とおそらくはそれぞれ悲嘆を感じている人たちは強い失望を覚えることになる。この状態から幻滅という局面にいたることはほぼ当然であろう。その状態はやがて解消することもあれば、慢性的な苦しみと機能不全をもたらして、それが被災した地域社会に対する「第二次的な災害」になりかねないのである。

喪失と悲嘆への対処

愛着と人間関係　個人や社会が災害によって受けたさまざまの喪失に対処し、それを解決してゆこうとする場合には、多くの要因がかかわってくる。

人的・物的な喪失を受けた者にとって、とりわけ大切なのは他者からの支援である。個人的な災難についての諸研究が、身近な人たちと周辺の人たちの双方からの支援が、喪失感の解消を助けるし、病的状態にもなりかねない心傷性の悪影響の緩和に役立つことを明らかにしている。精神的に苦しんでいる喪失者たちは、まず初めに慰めと配慮を求めているのである〔249〕。他者との交流は、死者とその死についての感情と記憶、また失った家や地所への思い出を分かち合うことができるという点でもきわめて有益で、この回想・内省の心理過程が、失ったものを徐々に諦めてゆく手助けとなって事態解決の一要因になる〔193、242〕。喪失者のニーズに対して真に共感して、支援者としての効果を挙げる者もいれば、支えになろうとの意図からにもせよ、遺族に対して「死者について嘆くな、考えるな、語るな」と助言したり、遺族の怒りや悲しみを抑制しようとして、その悲嘆の表出を妨げる者もいよう。家族という第一義的な絆は、遺族にとってとくに大切であろう。このような骨肉への愛着ゆえに、死別者がその悲嘆から抜け出せることがある。たとえば夫を失った母親は、残されたわが子たちへの責任ゆえに悲嘆から抜け出られるのである。「とても生きてはゆけない、もうだめだと思ったのですが、頑張らざるを得なかったのです。大事な子供たちが私を必要としている――ただこのことだけで頑張り続けたのです」と語る母親が多いわけである。過去に同じような危機を切り抜けてきた人たちのリーダーシップと指導、さらに同じ災害での喪失者同士が体験と感情を分かち合う交流も、事態に対処する力を与えてくれる。アバーファン惨事のさいの近隣同士の相互扶助についての記述は、このことを例証しているし、炭鉱事故、地震、大竜巻、火災、洪水、交通事故などさまざまな災害のさい、被災者たちへの援助のために生まれる自然発生的な支援グループ、地域組織、自助団体などの働きもそうである。時には救助者、支援者、専門的な相談相手などとの間に生まれる愛着的な人間関係が、実際面と感情面の双方での支えとなって、被災者が現実に対処してゆく力になる。

喪失体験の克服　人的・物的な喪失体験のあとでは、激しい喪失感、困惑、絶望とともに、自分ではどうすることもできないという強い無力感に襲われることが多い。喪失体験とそれにともなうこのような感情を、みずから積極的な行動を起こすことで統御しようと試みる者もいよう。災害後の復興のための委員会その他の組織による再建活動は、このような行動のための建設的な吐け口になる。また喪失体験の克服と解消への努力が、他者のための援助者としての役割を果たすという形をとることもあろう。

死別その他の喪失の事情を、適当に感情を解除しながら「トーキング・スルー」することは、喪失体験の克服と同化・統合に役立つだろう［168、170、242、271］。葬儀その他の公的な儀式にも同じ効果がある。公的な調査や私的な情報収集も、喪失体験に意味づけをし、認識面からの克服への一助となろう。

失った人や物についての記憶と感情の整理、所持品などの整理もまた克服のための一課題である。死別してのち、または家や近隣社会を失ったままで生き続け、なんとか生活上の必要を充たすことを体得するにつれて、行動能力と自信が身につき、より安定した自己統御感が生まれてくる。愛する者も住む家も近隣社会も、それに仕事その他すべてが失われた場合には、当然ながら事態の克服は容易ではない。何もかも無くなってしまって、頼るべき人も誰もいない気持ち、心傷が大きすぎてとても克服できない気持ちになるのである。実際にこのような状況では、当人に対する対応と支援の当面の目標は、ただできるだけの適応機能を働かさせて生き続けさせるだけである。確かに大きな喪失を体験した者は、ただ生存しているだけという一時期を過ごすことがあり、生きることの質まで考慮できるようになるまでには、かなりの長い時間がかかることが多い。このような場合には、むしろ困窮し苦しんでいる他者の世話をすることが、当人のために役立つかもしれない。そうすることによってある程度の自己統御ができ、さらに自分も世話をしてもらっているという一種の代償的一体感が得られるようである。

感情の処理　ケンタッキー州のナイトクラブ「ビヴァリー・ヒルズ」火災の被災者を扱った研究者たちは、生き残り体験者たちの感情を少しずつ解除させることが、この人たちへの心理療法の重要な部分であることを知った。接死・臨死体験からくる侵入性の不安感と闘いつつ、回避・封じ込め・対社会的引きこもりなどによって自分の感情を制御しようと努力している人たちと同様に、この処置は喪失体験者にとっても重要である。生き残りグループも死に別れグループも、感情面での苦しみに圧倒されることなく、みずからの悲嘆や苦悩を感じ、そしてそれを表出することが必要なのである。死別の場合は周囲の支えと励ましのなかで、悲しみ、怒り、思慕その他の感情をすべて表出する必要がある。泣くことに大きな解除効果があるのである。死別がもたらした新たな局面を次第に直視し、それを回顧・検証するにつれて、このような感情はますますつのってくるかもしれない。しかし支えになるような人間関係のなかで死別体験を語り、失われた絆を回想しながら、状況の克服に努力することで、カタルシスが得られるだろう。自分の娘の死についてある父親は次のように語っている。

「娘のことを話したり、泣いたり、生きていた頃のことを思い出したりできる時があります。そんな時はつらいのですが、でも切実な気持ちです。娘のいた頃をもう一度生き直しているようなものですが、すべてむなしくて本当につらいものです。どうにもならないことが判っているだけに、悲しくて腹立たしいのです。それにとてもうしろめたい気持ちです。娘じゃなくて私が死ねばよかったんですよ。私はもう充分に生きてきたし、死んでもたいしたことはないんです。でも神様はそうはしてくださらなかった。そのうちにもうどうにもならないような気持ちになって、しばらくの間は何もかも自分の心からシャット・アウトという時期がありましたね。嫌でも応でもとにかく生活はしてゆかねばなりません。四六時ちゅう悲しがっていては、とてもやってゆけませんから。だからまた次の時までは、自分の気持ちを追い出すようにしていたんです。でも時々は家内と二人で、娘の子供の頃のことなど思い出して話し合うことが、一つの救いでもありました。もっとそうしたいのですが、でもやっぱり娘の話は、家内にも私にもつらすぎてできない時がまだあります」

希望と未来　他の事情による精神的負傷や危機の場合もそうだが、とにかく生きつづけねばならないという気持ちが存在する。とても喪失体験を乗り越えて生きてはゆけないと感じるかもしれないが、それでも生き続け、生活上のニーズと人生に対する連綿たるしがらみが、先へ先へと当人を引きずってゆくのである。生きる意志を失ったように見える時でさえ、生への執着は容易には捨て切れるものではない。それにたいていの人間は、事態がなんとか良い方へ向かうという希望——立ち直り、生命への信頼、愛への希望——をもっていて、これがまた未来への牽引力になる。災害とそれがもたらした喪失は取り残されて、もし思い出しても過度の苦痛をともなうことはなくなって、ふたたび生活を享受できるようになるのである。

六　立ち退き・仮住まい・再定着

「まるで自分の居場所がちっとも見つからないような気持ちでした。こんな混み合った所に押し込まれて、これから一生過ごさねばならないのかと……。わが家と呼べるような所は二度とふたたび見つかるまいと思っていました」

救出活動が終わり、生存が確定してから、災害がもたらした人的・物的喪失と被害に直面することになる。被災者たちにとって立ち直りへの長い過程が始まる。この時期での最大の問題は、自分の住む家と地域社会が再建されるまでの適切な避難の場が確保されることであろう。この時期には行政・官憲当局が主導権を握り、住民はみずからの再建に積極的な役割を果たすための自己主張をする必要が生じ、援助の殺到や政治的圧力などによって事態が複雑化していよう。被災体験と喪失に対応するためのストレスは続いているが、その後幾月にもおよぶ立ち直りへの苦闘の過程で、ますますフラストレーションに直面する人たちが多いのである。

災害のなかには死や損失などの急激なストレス要因はもたらすが、家族や友人たちの人間関係ネットワークの支援が得られ、それに帰るべき住み慣れた家と近隣はそのまま残っている場合がある。ところが災害によっては、一時的にせよ長期的にせよ、「立ち退き」という事態が生じることがある。

つまり個人がその家族や近隣から、わが家や地域社会から、言い換えれば社会組織を維持している日常的な生活システムの一部またはすべてから、切り離される場合である。災害はまた、なじみのない別の地域社会への移住と再定着という結果をもたらすかもしれない。このような立ち退きや再定着のストレス作用については、当事者たちによる記述もあり、また災害関係の近年の科学的な調査研究によっても次第に明らかにされてきている［032、103、182、218、322］。

立ち退きのさい多くの被災者が経験するのは、災害の結果との対決が続いていることに加えて、多種多様な難局、混乱、遅滞などが複雑に絡み合っていることである。被災後の生活の多様な変化が長びけば、当人のこのような精神的な問題はさらに増大するであろう。この慢性的・持続的なストレス要因は、たとえその程度は災害そのものの衝撃がもたらしたものより低いにせよ、当人にとっては終わりのない耐えがたいものに思えることが多い。にもかかわらずほとんどの人間と地域社会は、その復元力によって結局は新しい事態に順応できるようになり、むしろ前にもまして積極的な生活への展望が開けることが多いのである。もっともそうなるまでには時間がかかるだろうし、なかにはそのまま立ち直れない場合もある。

このようなストレス状態の発生には、いくつかの場合が考えられる。災害の脅威またはその結果に対応しての「避難」がその一つである。また負傷・収容や救助・復旧の過程で家族が分散することもある。住居、近隣、公共サービスなどが崩壊した場合には、おそらく親戚・知己の許に避難したり、臨時の避難施設に収容されることになる。仮の住居や別の場所での生活が長びくこともあるし、恒久的に別の住居に移ってしまうこともある。橋脚に船が衝突したため起こったオーストラリア南部タスマニア州ホバートの橋梁崩壊事故（一九七五年）で、ホバート市が二分され、住民の間に社会的ストレス状態が発生した事例のように、一つの地域社会全体の変動・混乱にいたるような珍しい場合もある〔324〕。しかしながら生活変動によるストレス状態の最悪の場合は、戦争その他による国土全体の荒廃によって生じることは確かである。この場合には、難民たちは慣れない文化・社会形態のなかへ移住しなければならなくなり、そのストレスは格別に苦痛に充ちたものになるであろう。

被災地からの立ち退き

住む家と場所への絆は強靱なものである。災害が襲いそうになり、避難するのが最善の策だと判っていても、住民に家を立ち退くように説得するのが容易ではないことは、数多くの防災関係者が述べている。「わが家」は安全・保護の場であり、聖域なのである。避難を促す信頼すべき明確な警告が繰り返され、家族同士がすべて合意してはじめて、災害の脅威を目前にしての、しかもいやいやながらの退避となることが多い。災害の衝撃が過ぎて戻ってみると、家も近所も元のままだったり、窓などが壊れたり、泥土が入ったりの多少の被害はあっても、実質的には元のままという場合があろう。この場合には立ち退きはごく一時的なことで、その影響もとるに足らないほどのものだろう。一方、戻ってみると家も近所も廃墟と瓦礫と化していて、住むべき環境が失われていることもある。

避難したにせよ、しなかったにせよ、住居が大被害を受けたり破壊されてしまった場合には、その場での生活手段や公共サービスが得られないし、さらに災害の脅威が続いているかもしれないので、別の場所への立ち退きという問題に直面することになる。立ち退き、つまり自分自身の居場所からの移動先は、比較的に近くのこともあろうし、はるか遠隔の地になることもある。

欧米社会では、災害から守るためにまず女性と子供を避難させるのがしきたりだった。単にこのしきたりによって、避難が行われることもあれば、災害の第一次的または二次的な脅威のためのこともある。第一次的脅威とは住居と住所が被災するかもしれないという持続的な脅威であり、第二次的脅威とは実際の災害の結果がもたらすものである。サイクロンや大竜巻がある地域社会を襲った場合、個々の住居ではなく、その地域の共同生活維持に必要な上下水道、廃棄物処理などの公共施設まで破壊されることがある。このような理由のため、避難の過程で移動する人数は多くなったり、少なくなったりする。

当初の立ち退き先はキャンプ場など臨時の避難所であることが多い。被災者が多くて収容施設が限られている場合には、テントはきわめて軽便かつ有用な避難の場である。被災当初の非常事態では、これは合理的な一般向けの避難の一形態だが、設備・施設の面で長期間の利用は困難である。

しかしながら単独の避難にせよ、集団的な避難計画に応じたにせよ、たいていの場合その行き先は身内や親戚の許である。親族や親しい友人の許へ避難する場合が七五パーセント以上、おそらく九〇パーセントほどに達すると推定されている［032］。災害の危機状態では、血族縁者は積極的にこの種の援助を差しのべるものなのである。

被災者と受け入れ側の双方にとって、このような避難状態がどのくらいの期間、支障なく続くのであろうか。かなり長期間、順応できる場合も多いのだが、ある大竜巻の被災家族についての調査によると、約一か月後にはその状況に無理な緊張が生じる傾向がある［032］。滞在が長びき、とりわけいつまで続くか判らぬ場合には、混雑、不便、設備の共用、プライバシーの欠如、それに被災者側の心配・苦労がすべていっしょになって、同居の困難性を助長することになろう。親元へ子の家族が移住した場合はそれほどでもないだろうが、以前は別々に生活していた二つの家族がいっしょになると、双方の関係は緊張・悪化するかもしれない。

一九七四年クリスマスのサイクロン災害のあとの北オーストラリア・ダーウィン市での被災者の避難状況では、立ち退きの過程に起こりうる数多くの複雑な問題と、それに関連するストレス諸要因がある程度明らかにされている。被災者のうち二万五千人が同市から空路で退避したのだが、その他にも自発的に車によって南部へ逃れた人たちも多かった。まず婦女子が大量空輸で避難し、元気な夫たちはあとに残って被災のあと始末に当たった。この大規模な避難には多くの理由があったのだが、その立案・指示に当たったA・ストレットンによれば、その最たるものは熱帯の夏の猛暑下で荒廃した同市での、疫病蔓延の脅威と公共サービスが維持不能になったことであった。わずか五日間で完了したこの大空輸は、まことに大きな偉業であった。

ダーウィン市の荒廃ぶりはすさまじく、ほとんどの市民が立ち退きたい気になっていた。サイクロンの猛威の体験、その思い出の種、そして再襲来の危険から「逃れたい」という切実な思いをもつ者が多かったのである。集団的な避難ができる最短距離の都市といっても、二千五百キロかそれ以上も離れた他州の州都しかなかった。わずかな身の回り品だけを持って、見知らぬ都市に、しかも真夜中に着いた人たちもいた。受け入れ都市では、被災者たちは赤十字などの団体に出迎えられ、ベッドを空けて待っていた病院に収容されたり、親戚や知己の家に引き取られたりした。同一家族の人たちが別々の都市に送り込まれる場合も起こった。ある事例では妻はシドニーの病院に収容され、夫はアデレードへ、子供たちはブリスベーンへと、それぞれ千キロ近くも離れた三都市に分散したのである。被災者たちの居場所とその立ち退き先を確認・整理・分類することが、最重要な現実問題の一つだった。被災者の身元とその所在についての情報が、被災後の立ち直りの段階では肝要なのである。さらにこの情報は、親戚縁者や友人らが親しい被災者たちの安否を知るためにも必要である。だから被災者の登録業務は避難という措置の重要な部分である。　ダーウィンは「辺境の町」だから、被災者のなかには、はるか南の生まれ故郷の諸都市へ逆戻りした者も多かった。この人たちの多くは家庭の事情を「逃れて」ダーウィン市に来ていたのに、また送り帰されて、別れて暮らす必要があった身内の人たちとまた同居することになった。ある女性は次のように語っている。

「母と私はもともと仲が悪かったのですが、母はちっとも変わってはいませんでした。ああしろ、こうしろと私をまるで子供扱いするし、私の子供たちにはがみがみ小言を言うし、ダーウィンなどに行った私が悪いのだと言いたてるのです。私たちがみんないらいらしていたのも、よくなかったんですわ。子供たちは父親に会いたがるし、ちょっとした風や雨でもおびえて泣きだす始末でした。しょせんいっしょには暮らせない仲だったんですよ」

ホステルなどに収容された人たちも、あまりましな状況ではなかった。混雑のなかの孤立と、他人と密接した生活のすべてが事態を困難にしたのである。ある極端な例では、サイクロンのため子を失ったある夫婦は、まるで悲嘆のなかに凍結したようになって、収容されたホステル内でいっさいの対人関係を持とうとしなかったのである。

最大の難局の一つは、家族の分離によって生じる。これが被災体験による心傷を深めることはほぼ疑いない。妻子は南部へ送られて不慣れな環境のなかで苦労しているし、夫はあとに残って復旧に努めているのに、夫たちはダーウィンに残った「女と酒で楽しくやっている」という噂が流れたりした。家族分離のもたらした緊張状態のため離婚にいたった事例も少なくなかった。離婚になりかねない要因がもともとあったにせよ、このような状況のなかで通常は短くても六か月は続いた別離によるストレスが、離婚への拍車になったことは確かである。

避難した家族集団が、立ち退き先の都市で新たに自分たちの共同社会を築いたケースもある。このことは孤立感を軽減し、心傷性体験と人的・物的喪失への悲嘆の克服に役立ったようである。

避難者たちの多くはふたたびダーウィン市に戻ってきたが、なかにはそのまま戻らない場合もあった。戻った者も、サイクロンに対する構造上の安全基準を充たす住居の再建には時間がかかるために、多くはトレーラー・ハウス、可動住宅その他の仮住まいになることが多かった。

この時期を通して避難者たちは、家とその機能がもたらす居ごこちの良さの喪失、住んでいた場所・近隣・地域社会との分離、社会的ネットワークの欠落、お役所仕事の非能率さなどの諸問題に当面したし、また家庭内の問題や心傷も継続していた。だから被災者たちにとって、この時期がストレスに充ちたものであっても、むしろそれは当然であろう。

この人たちのストレス状況については、いくつかの調査によってきわめて明確に突き止められている。G・パーカーは、精神的苦痛度を測定するD・ゴールドバーグ式「精神衛生一般調査表（GH

Q)」〔107〕によって、避難者たちの小集団についてアンケート調査を実施したのだが、それによると被災一週間後という初期段階で、この苦痛度の指数が上昇していることが判った。この上昇は、生命に対する脅威にさらされたことからくるストレス要因のためとされている。この上昇はいったん低下し、十週間後の時点でまた上昇しているが、これは避難という事態に関係したもの、つまり住んでいた家と場所から離れて別の生活環境に移ったことによるストレスへの反応と認められる。この段階では避難者たちの多くが不満足な生活状態、家族の分離、失業などを経験していたのである。しかし十四か月後までに、この指数は平常レベルにまで落ち着いている〔218〕。

別の面接調査では、ダーウィン市に残留した被災者たちのストレス度は最低値、いったん他所に避難してまた戻ってきた人たちはやや高く、そのまま戻ってこなかった人たちでは最高値を示した。災害衝撃のストレス要因を一定にした条件でもこの関係は認められた。つまり同程度の衝撃を受けた人たちのなかでのストレス作用は、残留者が最低、立ち退いたままの被災者が最高だった〔322〕。

この二つの調査は、ダーウィン市のサイクロン災害のような状況での避難行動が、精神衛生面におよぼすストレス作用を浮き彫りにし、このような避難措置の妥当性に疑問を投げかけている。これに関連して、ダーウィン市を脱出した初期の避難者たちは、ぜひそうしたいという強い動機があったのに、その後の時期では被災者はむしろ残留を望み、戻る場合の航空運賃無料という条件で避難を説得しなければならなかったという事実は興味深い。他の災害の被災者たちにも多いことだが、おそらくこの人たちは、せめて住み慣れた自分の生活環境のなかが、いちばんなんとかしのぎやすいことを、本能的に感じていたのであろう。

非常事態の間は、親戚の家でも仮の避難者収容施設でさえも、たいへんありがたいものであろう。しかしその後に起こることは、それ自体ストレスとフラストレーションに充ちたものになり、生き残ったことへの安堵感と幸福な気分を奪い去ってしまいかねない。

他家族の住居に避難することについては、文化形態上の要因が強く影響することが多い。個人主義とプライバシーを重んじる社会の人々は、狭い住居での他家族との同居が長びけば、何かと居苦しくなるはずである。このような避難状態では一か月以内に満足度が低下するという調査結果が、このことを裏づけている［032］。しかし文化形態が異なれば反応もまったく異なってくる。たとえばニカラグアでは、血族間の連帯義務が広い範囲にまでおよび、それにプライバシーもそれほど重要視されない。だからマナグア地震のあと、被災者は血族縁者によって当然のこととして気軽に受け入れられ、長期間にわたって同居を続けたのである［146］。

生活困窮者、とくに低開発国で災害による荒廃が広範囲におよんだ場合の貧民は、公共の避難施設に依存することになろう。もし被災後の社会的混乱や道徳的頽廃がひどくなれば、そのような状況に特徴的な感情麻痺のせいもあって、被災者たちは公共施設にすすんで収容され長く居続けることになろう。しかし一般的には人間は自主独立への強い欲求をもつものであり、すみやかに自立態勢を再確立して、自分の住居へ戻ることを望む。公共的な援助に依存することをいさぎよしとしないのである。

しかしながら「わが家」の再建には時間がかかり、その間をしのぐ避難の場がどうしても必要である。そのような仮の住居ははるか遠隔の地になるかもしれないし、元の家の建っていた地所内になり、わが家の再建工事の進捗を見守ることができるかもしれない。もっとも多いのはトレーラー・ハウス、キャンピング・カーなど可動住居の利用である。ほとんどの場合、このような住居は元の家に比べてはるかに狭く、設備も不備だし、ぜいたくな暮らしはできない。窮屈さが家族内の摩擦を増大させ、とくに他にも難問を抱えている場合には、苛立ちやストレスが生じやすいのである。

いくつかの森林火災の類焼家族の避難状況を調査した研究者たちは、トレーラー・ハウスでの生活に関連してよく起こる諸問題に注目している。まず家族同士お互いに混み合うという不満がある。夫婦だけが話し合ったり楽しんだりするプライベートな時間をもつ機会が少ない。主婦は狭い居場所に閉じ込められて、日常の家事をしなければならないのがつらい。子供たちもプライバシーがなく、またエネルギーの吐け口もないので、ストレスがたまる一方である。トイレは狭苦しいし、このような可動住居は厳冬期には保温面で不充分である。自分の宅地内に住めることはありがたいし、仮の住居でも基本的なニーズは充たされているという認識はあるのだが、このような生活条件にからむ諸問題、とりわけ心理的な適応と夫婦生活・家族生活への影響面は否定できないのである。ある女性は次のように語っている。

「初めのうちは、子供たちは休暇旅行にでも行った気分ではしゃいでいました。でもまもなく家族みんながお互いにどなり合うようになってしまいました。あの火事のあと仕事がなくなったので主人は落ち込んでいました。勤務先の工場も焼けたんです。私もあまり外出できなくなったし、子供たちが宿題をしている時は、テレビも見られません。主人と本当にじっくり話し合う機会なんてちっともありませんわ。たしかに火事そのものも地獄でしたが、これはまた別で、いつまでも尾を引くんですよ。これからどんなことが起こっても、二度とこんな生活はいやです。もし早く新しい家に入れなかったら、きっと私たちの家族はだめになってしまいますわ」

避難所としてのトレーラー・ハウスでの生活について、アメリカ・テキサス州のウィチタ・フォールズを襲った大竜巻災害の後遺症についてのさらに詳しい調査がある。この調査対象の約四〇パーセントは住居スペースとプライバシーの不足を、そして六〇パーセント以上がガス水道など公共設備面でのことを問題にしている。さらに可動住宅による被災者収容計画を実施した行政当局の仕事ぶりについての苦情も多かったが、こうした要因がすべて被災者個人とその家族全体の難局を大きく増幅したのである［032］。

この調査で明らかにされた一つの特徴点は、このような生活条件で人々が感じる不安感である。被災後はちょっとした風雨でも、大竜巻惨事の不安と恐怖の記憶を呼び覚まし、またその苦難の体験がよみがえりがちだった。この災害の被災者の多くは、「わが家」と思える所に落ち着くまでには一年以上かかったし、ほとんどの被災家族が恒常的な住居に戻れるまでに、少なくとも二回、なかには三回以上も移転しなければならなかった。経済的な余裕がある者は、自宅が再建されるまでどこかで借家暮らしをして、何回も移転しなくてもすんだだろうが、このような大災害のあとでは、それができる者は限られていた。ダーウィン市のサイクロン災害の場合と同じように、全体的には被災後の再定住問題には大きな不確実要因があり、このアメリカの被災者にとっても、オーストラリアの被災者と同様に、感情・心理面での大きな被害があったことは当然であろう。被災後の一年間に三回またはそれ以上も移転したことと、家族関係の歪み、個人的な被災後遺症、生活の余暇の減少などとの間には、はっきりした相関関係が認められたのである。

スウェーデンのイェーテボリ市の近くで起こった大雪崩災害についての調査でも、同じような避難と移住のパターンが明らかにされている。この被災者たちがふたたび恒久的な住居を得るまで、なかには三年もかかった人たちもいて、その間の何回もの移転のストレスに苦しんだのである［025］。

避難・移転のあとで、被災者たちが荒廃した元の住所に戻って住居を再建する状況については、あまり知られていない。土地と家への愛着はきわめて強いものなので、たとえそれが危険な場所であっても、過半数の人たちが帰ってくるようである。この現象の好例は一九七〇年の地震で崩壊したペルーのユンガイという町である。地震によって起こった山津波の難を逃れて、被災者たちは仮の野営地に避難したのだが、この地区を中心に新しい町が急速に発展していった。行政当局は別の場所を企画したのだが、この新しい町は仮の野営地から自然に周囲に広がって「北ユンガイ町」として住民たちに受け入れられていったのである［214］。

立ち退きにともなうストレス要因

すでに述べたように立ち退きと仮住まいの期間は長びくかもしれないし、その新しい住環境では多くの問題が生じるかもしれない。このことはバッファロー・クリーク水害についての諸報告がはっきりと示している。被災者のなかで避難先のない人たち――人口二千五百人の住民の約半数――は可動住宅に収容された。この臨時居住区には被災現場に比較的近いいくつかの空き地が利用された。K・T・エリクソンの報告によると「生き残った者の大半は、あまり見知らぬ人たち同士で、元の住所からかなり離れた場所で暮らすことになって、疎外感と孤独感を味わった」のである［087］。要するに被災者たちを「立ち退き」という非常事態のまま凍結することによって、これらの臨時居住区は「災害による地域社会崩壊の最悪の形態を定着させる」ようなことになった。被災者間の社会的連帯の喪失、長びく絶望感、災害のもたらす精神的シンドロームの影響のなかでの、このような状況のマイナス面について、エリクソンの調査はさらに明確に記述している。

住み慣れた家・場所からの立ち退きにともなうストレス要因は数多いが、そのなかには次のものが含まれる。

1. 人間の尊厳性の喪失と他者への依存
2. 不慣れで不便な臨時の住居
3. なじみのない近隣と住み場所
4. 近隣関係と社会的ネットワークの喪失
5. 公共サービスの欠如
6. 住居・住所の恒常性への不安
7. 復旧段階での行政・官僚との軋轢
8. 接死・臨死体験、生き残り、悲嘆など災害性心傷による持続的な精神ストレス

9. 被災・立ち退きによる仕事、余暇、教育その他日常的な生活の多様な変化
10. 上記のすべてに起因する持続的または新たな家族内の緊張

人間の尊厳性の喪失　着衣は破れ汚れて、傷口から血を流し、驚き恐れながら、ただ独りまたは同じような状態の人たちとともに、わが家の廃墟に立った瞬間から、被災者にさらに打撃が加わる。どのような文化・社会形態にもせよ、各個人にはそれぞれ人間としての自己認識と、男としてまたは女としての自分のアイデンティティに寄与している役割、私有物、それに行動パターンがある。その所属する社会が複雑であればあるほど、人間はみずからのイメージ保持のために、このような役割、私有物、行動パターンに頼ることになろう。これらのものが災害によって奪われたり破壊された場合には、この自我像も傷つくことになる。この意味で災害は人間を均一化する。文明がもたらした付属物を奪われて裸同然になって、男も女もすべて生地のままの状態に戻る。だから災害は「グレート・イーコライザー（大がかりな人間平準化）」などと呼ばれるのである。しかしながら、ほとんどの社会が階層化している現実のなかで、このような「裸のままの人間」に降格されることは、男女ともに容易には受け入れたくない不快なことなのである。

当然ながら、たいていの被災者は救助されたあと急いで汚れを落とし、自前で、それができなければ他から必要な物を提供してもらって身なりを整える。しかし自分自身の衣服がないこと、そのような必需品まで他者に頼らねばならないことは、屈辱と困窮の気持ちをつのらせる。眼鏡や入れ歯がなくなったことぐらい些細なことのように思えるかもしれないが、当人にとっては体面を傷つけられた

屈辱的な思いがするのである。自立している大人として、これまで自力で調達できた生活必需品を、他者からもらわねばならないのは、つらいことである。それはまるで自分が子供に退行したような気持を起こさせ、かなりのフラストレーションと怒りを生むことが多い。被災者は他者からの援助すべてに感謝すべきものと期待されているので、このような気持ちは外には表せないのだが、当人は他からの恩恵と、それを受けねばならない自分自身に対して、ひどく恨めしい気持ちかもしれない。ある被災者は次のように語っている。

「他人の古着や不用品、それに鍋釜までもですよ。どうしてもそんな物をもらわねばならなかったんですが、腹が立って、恥ずかしくて……。でもそんな気持ちは表には出せず、ニコニコしてお礼を言わねばならなかったんですよ。皆さんの善意は判るのですが、とてもみじめな気持ちでした。与える者は幸いなりですよ。私たちには頂く必要があったんですが、人さまの物に頼らねばならないなんて、嫌なことでした」

これまで自力で調達できた物を「頼んでもらわねばならないこと」もつらい。ましてやそのため長い行列に並んだり、書類に記入すること、それに援助関係者側の態度などによっても、このつらさはさらにつのる。恩恵を施す者の態度次第で、たとえその真意はまったく反対だったとしても、被災者側の無力感と不面目な気持ちは増幅されるだろう。

この問題は被災直後と立ち直りの初期の段階でもっとも顕著になることが多いのだが、生活必需品、家庭用品、金銭などを提供してもらったり、共用する必要が生じる立ち退きの時期を通して、この問題がつきまとうかもしれない。プライドと自尊心が強く、独立独歩の自己観を築いてきた者にとっては、この問題はとくにストレスの原因になる。

人間としての尊厳性の喪失と降格感の発生は、衣服など物品・資材を他に仰がねばならないことだけでなく、これまでの日常生活の行動パターンや対人関係を続ける機会がなくなったことにも起因するかもしれない。毎日の食事のしきたり、対人関係、仕事、社交的な息抜きなどが、被災とそれに続く立ち退きの期間中ずっとできなくなるかもしれないからである。このような通常の生活機能が果たせなくなった時、人間は以前と同じ気持ちではいられなくなる。だからこのような行動パターンと役割の喪失が自己観とアイデンティティを崩壊させ、自分が劣等人間になった気持ちにさせかねないのである。

不慣れな環境　居住環境と住み場所の変化は大きな影響をおよぼし得る。家というものの物理的な環境とその適切な機能に対し人間がいかに依存しているかは、その喪失の現実に直面するまで当人は気がつかないのである。それに先進諸国では、災害によって住居を失うと、ほとんどの人がより劣悪な環境に移り住むことになる。狭い部屋、水道やトイレの不備その他がすべてフラストレーションと苛立ちをつのらせる。被災後の避難所の維持・修理にからむ諸問題もさらにストレスを加える。とりわけ写真、絵画、カーテンなどが失われた場合には、暫定的な仮住まいを「わが家」と思うことは困難である。居住環境とは多くの面で自己の延長なのだが、なじみ深い日常生活を「飾る」ものが失われると、新しい環境への適応には時間がかかる。人間は住居と住所に多くの微妙な点で執着しているものだから、それが失われると持続的な感情喚起と動揺を経験することになろう。臨時の宿泊施設で生活する者の多くは、生活上の基本的な設備に大いに心を煩わすことになる。シャワー、トイレ、炊事などの設備、暖熱、それに寝場所の状態などがもっとも多い不満の種である。これらはそれぞれ生活上の象徴的な意味をもっているだけに、余計に問題になるのである。ある女性は次のように述べている。

「問題はトイレとシャワーでしたわ……。これが私にとっては災厄でした。トイレはいつも詰って匂うんですよ。自分では直せないし、誰も責任をとろうとしないし……どうにもならないんです。私たちみんな何かひどい病気にでもかかりそうな気持ちでした……。それに洗濯もシャワーもお風呂もままならなかったんですよ。水道の水が出なくなったり、お湯なんてとても無理でした。これから死ぬまであのトイレなどの夢を見そうですわ」

混雑と騒音も苦労の種になる。仕切り壁が薄く、居住スペースが狭くて、家族内や他の家族の言い争いや日常生活の騒音がどうしても耳に入ってくる。このことが微妙に影響して全般的なストレス状態を高めるのである。

住居の残骸、焼け焦げたり倒壊した建造物、林野火災のあと緑が周囲になくなり、物音がとだえてただ黒焦げの樹々が林立する光景――このような目に見える環境の荒廃も、落ち着かない不安な気持ちを起こさせるだろう。小鳥のさえずりや交通のざわめきなど日頃聞き慣れていたなんでもないような周囲の物音が消えることも、それまでは当然のものとして受け入れていた環境の喪失にともなう不安感を増幅する。
従来とは大きく異なる新しい環境へ移り住んだ人たちも、この落ち着かない違和感を覚えるだろう。新しい場所に慣れ、そこに安心して住める気持ちになるには、しばらく時間がかかる。立ち退き先でいつまで過ごさなければならないのかがはっきりしないこと、それに仮の住まいや物品になじめないことも、以前の環境からの離脱感をつのらせるばかりである。

なじみのない近隣　自分の住む場所への親近感は、その周辺にまでおよんでいる——隣の家、向かいの友人宅、角の店、丘の上の教会などと。この近隣が災害によって破壊された場合には、一種独特の喪失感が生まれる。現場の復旧作業などのため、被災者が別の場所に移って仮住まいしなければならなくなると、それはわが家のみならず近隣からの離脱でもある。
隣人たちの支援への依存の基本的な在り方は、それぞれの社会形態の性状によって異なるだろう。融和度の高い社会、または被災前のバッファロー・クリークのように地域内の責任、援助、配慮など全人間環境が強力な社会的連帯感を形成している社会では、隣人たち同士の相互依存の関係が重要なものになるだろう［086］。このような連帯感の喪失、立ち退きによって生じた不便、新しい隣人たちとの違和感、ストレス状態が続いていて新たな対人関係を築くのが困難なこと、これらがすべて被災者の新環境への適応を困難にする。被災者が生活困窮者だった場合など、以前よりも良好な環境へ移住するようなこともあるが、たとえそれが掘っ立て小屋暮らしの貧しい生活だったにせよ、以前の住み慣れた環境の方を懐かしむのである。バッファロー・クリークの人々が鮮やかに実証したように、立ち退き被災者の疎外感はより深刻なものになる。

社会的ネットワークの崩壊　逆境時にこそ重要な社会的人間関係のネットワークが、災害によって崩壊することが多い。お互いが連絡をとるための方法や交通に支障が生じたり、平常の対人的行動のパターンが崩れたりする。被災者たちは復旧・再建に忙殺されたり、または意気消沈していて、対人的な交流に時間とエネルギーを向けることができない場合が多いのである。

災害時の社会的ネットワークに関する重要問題のいくつかについて研究したS・D・ソロモンは、このネットワークの崩壊は、その構成員の死によっても、また災害のもたらす精神反応の影響によっても起こり得るとして、被災者の精神的立ち直りを左右したり、心身両面での健康を害する可能性を高める傾向があると論じている［275］。

逆境時には他者からの支援がとくに大切だが、この支援が災害のみならず日常生活のストレス軽減に果たす役割を明らかにした調査研究は数多くある［059、125、247、271］。家族内部での支援は、災害によってその構成員が死亡したり、負傷して入院すれば得られなくなるだろう。また立ち退きや新たな職を求めるためなどで、家族が別居を余儀なくされた場合には、家族同士の距離が離れすぎて容易に接触できないことにもなろう。

被災者はみずからの問題はまず自分で解決しようとし、次に家族や頼りになる他者の助力を仰ぐものである。当人にとって必要な支援の種類は、精神的な支え、実際的な有形の援助、情報やコミュニケーションによる支援などさまざまである。社会的ネットワークによる支援は非専門的なため、当人が受け身の立場にならなくてもよいし、むしろ人間同士の助け合いのネットワークのなかでの援助の交換や利用の機会だからこそ、効果的なことが多いようである。血縁関係者がまず自発的に被災者のニーズに応じるものだが、もしもその災害が広い範囲におよび、彼ら自身も被災している場合には、これはあまり期待できない。

血縁とは無関係な人間の絆、つまり友人、隣人、同僚、知己、地元の専門職業人などとの絆が得られることも重要である。とくに血縁の支援が得られない時には、このような絆が強大でしかも数が多いほど、当人の立ち直り経過が良好であることが認められている。助けになってくれる人たちは、たとえばみずからもかつて被災体験がある者なら、特別の共感と知識をもっていることで、一般的または専門的な支援を提供できよう。多種多様な人々がさまざまな援助を、被災後のさまざまな対応の過程で提供できることがもっとも望ましいことである。社会的ネットワークによる支援の大切さは、それを得られなかったある被災者の次の話で明らかである。

「友だちや身内の者と充分に話ができなかったことが、とてもつらかったのです。知らない土地に移って、自分の車もなくなって、何やかやでやたら忙しくって、いつもくたくただったら、とても誰かに会ったりするひまはないのです。姉の所は遠すぎるし、親友も私と同じ被災者で困っていたし、いつもならお互いに助け合っていた人たち、ほらじっくりと話し合ったり、お互いの子供の世話を見てあげたり、うわさ話をしたり、ちょっとした物を貸し借りしたり、そんな人たちが周りに誰もいなくなったんですから……。私たちには親戚づき合いはあまりなかったのです。だから身内や普段つき合ってる人たちにどれほど頼っていたのか、お互いに頼り合っていたのか……この人たちがいなくなって初めて判りました」

この例でも判るように、支援のための会合の機会が乏しいことがある。しかしながら、被災者とその血縁者や友人の間の接触がとくに減少するということはない［032］。被災者に対する支援の最たるものは、やはり血縁者と友人からの場合がもっとも多いことも明らかである［074］。感情面での支えは、ほとんど配偶者その他の家族、友人、仲間からもたらされることが多いが、物質的、情報的な援助はそれ以外からも得られるであろう。

被災後の公共サービス　災害による被害や負担超過のため重要な公共サービスが不能になったり乱れたりすると、さまざまな支障が生じる。修理、建設、保全、法規、電力などの諸機関のサービス提供が大幅に遅れるかもしれない。食糧、とりわけ宗教や食習慣から重要な意味をもつ食品をはじめ、さまざまな物資が不足するかもしれない。平常なら当然のこととして入手できた物がなくなったり、不足したり、入手するのに待たされたりすれば、苛立ちとフラストレーションはさらに増幅される。

このような不足・支障に対処するため、しばしば応急的な集団が生まれ、適切な施策を講じたり、自助的な組織を作ることがある。

被災前から食糧、飲み水、熱エネルギーその他基本的な生活手段がすでに欠乏していた社会では、食糧供給を断ちその他の生活手段を奪うような災害は、たちまち飢餓、疾病、そして死につながるとどめの一撃になるだろう。援助は遅れ、公共サービスは得られず、復旧の見通しのないまま、万事が手遅れの状態になるかもしれない。未開発国での災害が即個人や社会の崩壊につながることは、多くの研究者たちが指摘している［146］。

公共サービスの面でとりわけ重要なのは、被災地域内さらに被災地と外部とを結ぶ通信連絡体制である。通信連絡網が災害の衝撃によって破壊されたり、負担超過によって不通になったり、修復できないままに放置されることが多い。もし対策が講じられなければ、通信連絡システムの崩壊は、ストレスを大いにつのらせる結果となり、「第二次災害」の危険をもたらしかねない。被災初期の段階では、何が起こったのか、そして何が必要なのかを知らせるために通信システムが必要である。それはまた自律的な活動が再開され、復旧が軌道に乗るまでの間、必要事項を推定し、管理するためにも肝要である。さらに個人と組織の間のコミュニケーション・システムを確立するという長期的な問題が、被災後の段階では最大の課題となろう。たとえば救援や必需物資、さらに持続中の災害または第二次災害の脅威についての情報を得るためには、行政諸機関とのコミュニケーションがきわめて重要になるだろう。

被災後の情報サービスが得られるかどうかは、その重要性が認識されて行政その他がその実施に努めるかどうかにかかっている。もし情報が不足すれば、被災者の不安とストレスは高まるばかりである。被災後に生まれた集団によって情報センターが自発的に設けられることもあるし、情報が集積され、問い合わせができ、助言が得られるような方法や体制が生まれることもあろう。正規の機関が被災関係者に必要な情報をプールし提供するための方法を講じることもあろう。被災地域社会の復旧のため必要な情報を周知させるためには、広報、マス・メディアの活用、口コミなどあらゆる方法が利用されるだろう。

通信連絡と情報サービスの在り方について、ある災害の事後措置が好例を提供している。この災害の被災者たちは、それぞれが必要とする物資や対策を求めるために、どの役所のどの窓口に行けばよいのかが判らず、また被災地域の諸問題にどのように対処すべきかも判らぬため、かなりの困窮状態にあった。そこで各被災地区ごとに適切な情報をすべて備えた救援担当者が配置され、その情報は定期的な広報や会合で絶えず更新された。この担当者は各自の担当地区の関係住民と接触を保ち、地区ごとの会合を開き、また地区内の情報を新聞、テレビ、ラジオに定期的に流した。同じように、被災者同士も情報のフィードバック体制を作り、情報の相互交流を高めたのである。

不安感　立ち退きとそれに続く仮住まいの期間を通して、ほとんどの被災者が大きな不安感を味わう。これからのこと、この状態がいつまで続くのか、事態改善のために誰に頼ったらよいのか、元の正常な状態にはいつ戻れるのか、自分のやったこと、やっていることはこれでよいのか、これからどうすればよいのか――これらすべての、また他の数多くの疑問が、精神的立ち直りの時期を通して被災者たちの心にわだかまる。不安であるという心理状態とは、落ち着かず、おぼつかない気持ちで、被災体験時の情動の多くをまだ引きずっているということだろう。暴風雨災害を経験したある女性は次のように語っている。

「これからどうなるのか、どこに身を寄せたらよいのか、いつ戻れるのか、どういう書類に記入しなければならないのか、誰に何を尋ねればよいのか、とりわけいつまたこんな恐ろしいことが起こるかもしれないのか……こんなことがさっぱり判らないのです。もう安全で信頼できるものが何もないから、ただ恐れおののきながら生きているのです」

このような不安感に対処するために、情報サービスが大切であり、また実際にも活用されていることが多いのである。

行政・官僚の機構　通常の行政機構は災害時に即対応できるようにはなっていない。もっとも各部局の機能が普段からかなり重複していれば別だが、そうではないのが普通である[198]。地域社会全体が興奮状態になり、愛他的な盛り上がりが見られるような被災後の急場では、在来の官僚機能が非常事態のニーズに一時的にうまく対処できることもあって、必要な財政措置がとられ、物資が調達され、権限を棚上げして他部局からの指示に従ったりすることもあろう。このような時期には、いちいち要求をチェックすることもなく、容易に協力体制が得られるのだが、この状態は長くは続かないのである。数週間も経たないうちに、その災害のニュースが新聞の第一面から消え、行政側は「もう立ち直って自分のことは自分でできる頃ではないか」「どうしてこれ以上の援助や補償をすべきなのか」などと被災者側の態度を見直し始める。すると対応措置が遅れ始め、従来の業務分担、縄張り、権力意識が復活して、軋轢が目立ってくるだろう。「被災対策の費用は誰が払うのか」「各部局とも要員不足で業務超過なのに誰が被災関係の業務を担当するのか」「このような事態で政治的な恩恵を受けるのは誰か」などの問題が軋轢の中心になろう。

被災前の機構内の役割分担が固定的なほど、被災後の対策の目的意識がぼやけてさまざまな問題が生じやすい。たとえ関係当局すべてが被災者のため良かれかしと意図しても、このような軋轢と融通性の欠如から、行政・官僚機構の仕事ぶりには、遅滞、支障、やる気のなさが目立つようになりがちである。このような停滞状態に巻き込まれた被災者側には苛立ち、フラストレーション、そして時には絶望が生じる。この問題の克服には行政とその機構が確実に回復できるようなシステム造りが必要である。

もう一つの問題は、被災者側がどの程度までみずからの運命について自制できるかである。局外者で構成されている行政当局なら、被災者の意図やニーズを反映した被災地域社会にとってもっとも望ましい決定ができなかったり、むしろ妨害しているように見られるかもしれない。これもまた不信と怒りを招く要因である。災害からの立ち直りの段階で、被災者の代表が行政に積極的に関与しむしろ指導するぐらいでなければ、無力感と無関心が広がり、地域社会とその住民は本当の意味での再起ができないことにもなりかねない。

災害衝撃の持続的なストレス　これまで述べてきたストレス諸要因に加えて、被災者のなかには持続的な不安感や心身相関的な症状、全般的な苦労、心傷性の諸反応、悲嘆などと闘っている者が多いことだろう。極度の疲労感や不眠、災害現場に近づくことへの恐怖、対社会的引きこもり、精神集中不能、それに災害体験が心から離れないことなどが問題になろう。

災害の衝撃に起因するこのような持続的な影響が、他の原因からのストレスをいかに悪化させるかは容易に理解できる。これらの影響によって、人間としての尊厳性や価値観、家族や世間との交流能力、仕事をし余暇を楽しむ能力、公共サービスの支障や非能率的な役所仕事に対するフラストレーションを許容する力などを、ますます減殺させることになるだろう。こうして一つの悪循環が生まれ、これを断ち切るためには、専門家によるカウンセリングや精神医学的な治療などを含め、さまざまなレベルでの充分な支援的介入が必要になるだろう（第八章参照）。

一例を挙げれば、水害惨事を体験したある主婦は、その水害についての悪夢に絶えず悩まされ、水浸しの被害を受けた自宅を見てはいつも苦しんでいた。七歳と九歳の男の子供はいたずら盛りで、攻撃的・反抗的で、学校生活にもかなりの支障が出ていた。夫は毎日仕事に出かけるが、いつもうさ晴らしに深酒して夜遅く帰宅した。わが家の再建に明け暮れるこの主婦は絶えず怒りと気分の落ち込みを感じていて、数種類の精神安定剤を服用していた。このような持続的なストレスに家庭内の問題からの緊張が加わって、結局は結婚生活の破綻を招いたのである。

被災後の生活の変化　災害後の時期には、被災そのものに起因するものも含めて生活上の多くの変化が生じるだろう。立ち退きのため子供の転校や大人の転職が必要になるかもしれない。さらに負傷、疾患、法律問題、争いごとなどもすべて被災の結果として生じるかもしれない。このような生活上の変化はストレス要因になるばかりでなく、心身両面の健康を害する二次的な影響力をもっている。一九七〇年のペルー地震後の調査では、被災地域の住民の間に、生活上の変化と健康上の問題が、標準値を超えて増加したことが明らかにされている［143］。この調査ではまた、生活上の諸問題の重要度についての意識の変化も認められた。つまり避難場所と宗教的な体験にかかわる問題が、より重要視されたのに対し、死と病気にかかわる問題はより軽視されたのである。これはおそらく前者に依存する必要性と後者の深刻さを軽視する必要性を反映したのであろう。ベトナム難民についての二年間の追跡調査でも、移住によるストレス要因から当然予想されるように、生活上の変化、とりわけ仕事、家計、配偶者、ライフスタイルの変化の顕著な増加が指摘されている［194］。

家族内の緊張　これまで見てきたストレス要因のいずれによっても、家族内の緊張は生じ得るのだが、家族問題をとくに深く研究した諸調査では、いくつかの特定のパターンが明らかになっている［032、182、189、312］。被災後は夫そして時には妻も、住居や家財の復旧にかかりっきりになったり、職場への通勤時間が以前より長くなったりする。だから家を留守にする時間がより長くなり、心身ともに疲れ果て、配偶者や子供との接触がより少なくなる。狭い仮住まいで混み合って暮らすことで摩擦が増えて、子供同士、子供と親、そして夫婦の間に言い争いが多くなりやすい。肉体的な活動の吐け口もプライバシーも少なくなるので、言い争いの解決もより困難になる。不安感からか、または災害の余波が長びく場合にありがちの苛立ちからか、心痛が続いて、情動的な反応能力が枯渇するかもしれない。精神麻痺のために、家族同士の気持ちの通い合いが減少し、お互いのニーズへの対応も少なくなる。災害の記憶と苦痛に圧倒されることを恐れて、その災害のことを家族で話題にすることができず、その結果誰も黙りがち、引きこもりがちになるかもしれない。経済的な逼迫から、娯楽などで生活を楽しむ余裕が減るだろう。親密な夫婦生活のためのプライバシーが得られないと夫婦間に誤解が生まれたり、以前からの面倒ごとがさらに悪化することが多い。飲酒などの緊張解消手段が乱用され、その結果二次的な問題を招くかもしれない。

子供についての心配が親のストレスの原因になることが多い。被災当初は子供たちは自制の利いた良い行動をすることが多いのだが、時間の経過とともに行動上の問題が起こり始めて、親のストレスをつのらせるだろう。祖父母、隣人、友人など外部からの支援の手が届きにくくなるし、子供の転校や親の転職が狭く混み合った仮住まいに適応するためのストレスを増幅するかもしれない。家族生活への外部からの介入には、プラス・マイナスの両面があるが、生活的、社会的な環境が異なる他家族の住居と自分たちの住居との間の「隔壁」が得られない場合には、この介入のマイナス面がとりわけ強くなるだろう。被災以前の状態を回復しようという希望が次第に消えてゆき、物心両面の喪失のもたらした結果にいつも直面していると、失望と幻滅感が生まれてくる。

このようなストレス諸要因があるにもかかわらず、実際には数多くの家族が災害というチャレンジに対応し、より強く、より親密に成長してゆくのである。しかしなかにはそうならない家族があることも確かである。被災前から夫婦間や家族内の結び付きが不完全だった場合には、この危険度はとくに高い。災害のストレスが、そのような家族に対しては、とどめの一撃になるのである。実例を一つ挙げよう。

二十五歳のアリスとその夫トム（二十四歳）は小農村に住んでいたが、火事のため自宅が焼失した。この夫婦には八歳の女児と六歳の男児があり、この二人とも被災前から問題を抱えていた。酒癖の悪い父親といつもふさぎこんでいる母親の許から家出してトムと関係をもち、長女を懐妊してから結婚した当時、アリスはまだ十七歳だった。二人の結婚生活は経済的に苦しく、折り合いが悪くなってトムが家を出たことも数度におよんでいた。被災後の現在、トムは失業中である。女児の方はこれまでも腹痛などを訴えて学校を休むことが多く、男児の方も学校では乱暴で手のかかる児童、それに盗みや夜尿症の問題も抱えていた。火事のあとでは夫婦間の不和も子供たちの問題もともにさらに悪化した。出先機関によるカウンセリングが少しは役立って、女児の情緒面の問題はかなり改善されたが、男児の行動面は改善しなかった。この夫婦はカウンセリングを三回受けただけで脱落していったのだが、この家族の抱えた諸問題はさらに進行しているようである。

立ち退き・転住を迫る災害

火災、大竜巻、サイクロン、ハリケーン、台風、大洪水、地震、火山の爆発などはすべて住居を襲い破壊して、避難・立ち退きを余儀なくし得る災害である。スリーマイル島原発事故、都会地での爆発や火災、爆弾によるテロ行為などの人為的災害でも、被災者が立ち退きを迫られることがある。非戦闘員まで爆撃や空襲の犠牲に巻き込む戦争こそ、荒廃と立ち退きをもたらす災害の最たるものだが、戦争についてのこれまでの心理学的な研究では、一般市民の長期的適応の問題よりも、戦闘行為や軍事的な破壊の影響面が主に扱われてきた。しかしＩ・Ｌ・ジャニスは、爆撃によって大規模に破壊された地域社会の住民の受ける特殊な心傷について述べているが、それによると行動パターンには共通点が多いことが認められている。被災者たちは事情が許せばまず親戚や友人の許へ避難して、たいていの場合は親切に受け入れてもらえるが、その大半はやがて、たとえ瓦礫しか残っていなくても、元の住所への復帰を求めるのである〔141〕。新しい住所を徐々にわが家としてゆくことの意味がもっともよく判るのは、難民についての調査研究からである。このような研究は難民の順応とそれに関連する諸問題、さらに個人的、社会的に支払われる代償の問題を明らかにしてくれる〔082、167〕。

立ち退きと転住の問題をもっとも鮮明に描き出している研究は、バッファロー・クリーク水害に関するもの〔086〕、ウィチタ・フォールズを襲った大竜巻に関するもの〔032〕、サイクロン「トレーシー」に関するもの〔321、322〕などだが、このテーマはこの他の数多くの調査研究――ヒロシマ、「聖灰水曜日の大火」、アイルランドの紛争、アメリカの洪水やハリケーンなど――でも取り扱われている。

個人的な災難のため、自宅、近隣、地域社会が失われることはまれである。被害が広い範囲におよべば、もはやそれは個人的な災難ではなくなるからである。しかしストレスに充ちた個人的な人生経験にも、立ち退きや転住にからむ諸問題が提起されることは多い。移転や移住を余儀なくされれば、慣れ親しんできた環境から離れ、新しい家に順応し、新しい絆を生み出すという問題を抱えることになる。もっとも個人的な移動はあらかじめ予期できることが多く、それも強制ではなくてみずから選んでのこともある。すでに述べたように、都会の住宅地での火災などには、家を失ったことへの強い悲嘆と立ち退き・転住にからむ問題が生じるかもしれない。個人的レベルでの立ち退き・転住の結果、カルチャー・ショックを受けた人間も、被災者が経験するのと同じような警戒心、不安感、見当感障害を経験するかもしれない。習慣が異なり言葉もよく判らぬ異国に、なんらかの事情で身を置くことになった人たちの疎外感は、日頃なじんできたものがすべてなくなった場合に、地域ぐるみで経験されることとよく似ている。外国からの留学生は、このカルチャー・ショックと住み場所喪失によるストレスをよく経験するであろう［060］。

立ち退き・転住がもっとも端的に現れる個人的な出来事は、住みなれた環境から収容施設などへの老人の移動である。この場合には身の回りや近隣がなじめず、交際と支援は失われ、時には衣服や私用品まで取り上げられて、自立心と人間としての尊厳性を大いに傷つけられることもあろう。お役所仕事のなかで親身の世話が得られず、規則ずくめの生活がさらにストレスをつのらせることが多い。喪失感と転住、病気、身体の不自由、治療などへの悲嘆が、持続的なストレスの原因になり、このストレスは解消されずじまいになることが多いのである。生活の変化の仕方はさまざまだが、家族内または家族と離れたこととの精神的緊張が一つの中心的な問題になる。アメリカのJ・P・ツワイグとJ・Z・チャンクの共同研究では、施設に収容された養護老人たちのストレス要因を調査し、転住によるショック作用の予知と軽減に役立つ効果的な方法が示されている。それによると、この老人たちの死と転住のサイクルにはなんらかの関係が認められ、とりわけ不安に充ちた予期と警戒的な反応が、死亡にいたる傾向に強く影響していた。そしてこのような個人的な危機状態に潜在するショックと懸念の悪影響を回避することが、きわめて重要であると結論している［334］。

当人が住む環境の変化というよりも、むしろ当人自身にとってはるかに大きな意味をもつ変化という観点から見れば、この他にまだ二種類の個人的な災難がある。その一つは「失業」だが、これは仕事のもつ日常的なしきたりと対人的な交流からの離脱感、それに自己の能力と業績にもとづく自信の喪失感をもたらすだろう。長びく不安、自尊心と威信の喪失、社会的ネットワークの崩壊、生活面での多様な変化、家族内の緊張などがすべてこのストレスに充ちた心傷体験を助長する。何もしないで家にいるという立場に移ること、または新たなしかもおそらくは以前よりは不満足な仕事に就くことは、精神的な調整を大いに必要とすることなのである［249］。

もう一つは「離婚」で、これは親密な夫婦関係と家庭生活の領域からの離脱という危機状態を提起する。見当感障害、フラストレーション、愛と理想を喪失した悲嘆、心の支えになる人間関係の崩壊、不安、地位・役割の変化などが、この危機状態を特徴づける。これらの問題は、離婚にいたったまでの経過についての持続的かつ解消不能の心痛、転住その他離婚にともなう生活の変化、それと当然ながら家族内の避けがたい緊張によってさらに増幅されるであろう。夫婦という形でこれまで経験してきた生活からの離脱感が深刻で、たとえ再婚して家庭生活内での役割に再定着するとしても、それまでには長い苦しみの時期が続くかもしれない。

難民の問題

難民は特殊な集団である。彼らの住み場所喪失は単発的な災害的現象の結果ではなくて、継続的な脅威、暴力、迫害に起因することが多い。難民の住居は破壊されても、元のままであっても、いずれにしても敵の支配下にあって、近親縁者との再会や別れを告げるためにさえ、二度と故郷の地を踏む機会はないかもしれない。たいていの場合、難民は極度の災害性ストレスをさまざまな局面で経験していて、家族や親しい人たちの悲惨な死を含めて、日常的に死と対面してきていることもあろう。ただ生き残ることに信じがたいほどの代価が払われ、死の刻印と罪責感をもち、深刻な精神麻痺状態にある者も多いだろう。彼らの喪失は数えきれないほどあり、その悲嘆は耐えがたいほど大きいかもしれない。難民の苦しみを鮮明に示す二つのケースは、「ザ・ホロコースト」の生き残りユダヤ人たちと、より近年では戦禍の故郷を追われたベトナム人その他数多くの難民たちである。

「ザ・ホロコースト」の生存犠牲者たちは、死、喪失、悲嘆、生き残りのもたらすストレスだけでなく、収容所への転住と苦難を経て、さらに未知の社会に新たに移り住み、適応するということにも耐えねばならなかった[130]。この人たちの「生き残り症候群」についてはすでに述べたが、その後遺症を今日まで引きずっている者が多いのである。

ベトナム難民の体験については、この人たちの適応の過程を浮き彫りにしたより最近の研究や記録がある。アメリカに移住した難民の研究では、新しい社会的・文化的な環境への適応に大きな支障があり、そのような環境の大変化にあらかじめ備える機会が少なかった場合には、とくにそうであったことが指摘されている。ホームシック、家族の死や家の喪失への悲嘆、将来への不安などの感情と、数多くのフラストレーションがすべて持続的なストレス状態につながった。入国後二年目になっても、この難民集団の「コーネル医学検査指数」はかなり高く、心身相関性の諸症状と全般的な苛立ちと悲嘆の情動が根深くしかも頻繁に認められた。入国後の二年間に情緒障害ありと分類された者が全体の五〇パーセント以上にも達したのである。当初から症状が顕著だった者はそのままの状態が続く傾向が見られたが、新環境への適応という基本的な課題は難民たちすべてに当初からストレスをもたらしたようである。二年目になると、ストレス状態になりやすいことと年齢や配偶者の有無との関連性が認められ、未亡人や離婚女性で一家の柱の立場にある女性がもっともストレスに弱く、その症状も激しかった。このような立場にある者は全難民の一〇パーセントから一五パーセントにまでおよぶので、これはごく少数のグループとは呼べない存在である。男性の老人と青年、それに子の産める年齢の女性にも、ストレスに対する弱さがある程度認められたが、これは男性の場合は言葉、仕事、社会的地位の変化への対応のためだろうし、女性の場合はみずからに課せられた多様な役割と、女性としての地位の変化によるものだろう〔167〕。

この調査でもその他の調査でも、社会的地位の変化が当人の人間としての尊厳性にかかわるものとして難民や移民の順応の困難性をもたらす重大要因であることが強調されている。肉体労働をしたり公的な援助を受けねばならないことも、精神的にマイナスに作用しているようである。これらの諸研究の結論は、再定着が満足のゆくものになるまでには、二、三年間の適応期間が必要だろうということである。家計、夫婦関係、生活様式など再定着にともなう生活上のさまざまな変化がこの期間中に発生して、問題をさらに複雑化させたに違いない〔194〕。

難民のなかには行政官庁との問題で悩む者が多い。受け入れ国側が消極的で、難民に対する対策が不明確かつ不備な場合は、とりわけそうである。難民家族を保護し、順応できるように必要な時間を与えることに留意すべきなのに、そうはしないことが多い。この点で子供たちはとくに傷つきやすいのだが、子供ならではの特別の配慮はなされないことが多いのである。

新たな言語と文化形態に適応する必要性は、すべての難民や移民のためにとくに留意されるべきである。社会的地位の変化、女性としての役割の変化、受け入れ母体たる社会と当人自身の民族集団からの孤立などがすべて住み場所喪失の問題をつのらせる［202］。

オーストラリアでの最近の調査では、難民とりわけベトナム難民の深刻かつ持続的な問題性が強調されている［155、300］。高度のストレス、入国後の頻繁な移転、雇用上の支障、故国に残留している家族との離別などがすべて問題要因になっている。しかしこれ以上に重要なのは、この難民たちのほとんどが出国前に難民キャンプでの苦しい避難の時期、恐怖に充ちた脱出、さらに「ボート・ピープル」として海上での生き残りのための苦闘を経験していたことであった。しかも難民になるまでの過程で、この人たちは殺戮、強姦、暴行など数えきれないほどの恐ろしい体験をしていて、家族全員またはそのほとんどを失った者も多かったし、なかには家族が殺害されるのを目の前で見た者もいた。子供だけで逃れて来た者もいれば、家族があとから続いて来るという希望だけをもって来た者も多かった。ただ精神麻痺状態でいるだけが生き続けるための唯一の方法という者も多かったのである。

難民問題が包括する範囲はきわめて広く、現在対処しなければならない被災者人口のうち最大のものが難民たちである。国連のある報告書によると、一九四五年から一九六七年の間に自分の国に住めなくなった者は推定四千五百万人にもおよび、世界には現在おそらく少なくとも千五百万人の難民が存在する。

立ち退きと再定着の事態に対処するには、かなり長期にわたって適応能力と技術を発揮することが必要になるだろう。前出のペルー地震後のユンガイの住民についての研究で、地域社会のなかで作用する「社会復帰システム」を例証したA・オリヴァー＝スミスは、地域ぐるみのレベルで観察したこの対応の過程について述べている［214］。それによると個々の被災者に対する援助は、少なくとも被災住民の従来からの行動パターンの多くを再開させるため、なんらかの役割を果たすという意味で重要であった。被災者の生活形態が都市型か農村型か、また直接被災したのか間接的に災害の影響を受けたのかなどによって、各人の受ける援助が決められた。被災者全員に平等に援助を与えようとすると、軋轢や紛争が生じて、以前から高度に階層化していた被災社会のいっそうの細分化、固定化に拍車をかけることになった。だが結局は、上流階級層が地域社会により強く連帯し始めて、全体としては以前よりより融和的、協調的な社会になる見込みが生まれたのである。被災地域ごとへの援助はまた、すでに形成や分離の過程にあったそれぞれの地域が、災害によってその過程を促進される結果になった。公的な援助の一部は、労務の代償として食糧を支給するという形で実施された。このことから以前のように部落のために無償で労力を提供することをやめ、食糧と交換で労働することを学んだ被災農民が多かった。こうして有償労働というより実際的な社会生活観が発達したのである。そして地域社会の再建計画の面から見ると、行政当局が意図した場所ではなくて、避難のための仮のキャンプ村が、避難者たちの自身の意思によって再定着の場として選ばれたことはすでに述べた。だから新しいユンガイの町の所在地は「家が壊れ家族が死んだ場所への深い愛着だけではなく、自分たちの社会秩序を支えるために必要だという、きわめて現実的な認識にもとづいて」選ばれたのである。ユンガイではこのようにして立ち退きと再定着への対応が、順応性のある新しい地域共同体の発達という結果をもたらした。被災前の町がもっていた社会的な重要事項と、その土地に結びついていた情緒的に大切な事柄を数多くそのまま保持しながらも、それはより新しい人間集団になった。そして住民たちは、ただちにとはゆかぬまでも究極的には、より広い基盤と有償労働という新しい順応性のある社会習慣をもったみずからの地域共同体を築いてゆくことになったのである。

立ち退きと再定着への対応が地域ぐるみで組織的に行われることも多い。災害のストレス体験を共有したことで、被災者間の絆がいっそう強まり、この種の対応が助長される。このような状況ではその場で発生した集団とそのリーダーの役割がとくに重要であろう。リーダーシップと方向づけが与えられることが、地域社会内の混乱と疎外のみならず、分裂や「悪者づくり」の回避にも役立つ。精神的な状況克服の面では、地域ぐるみで経験した心傷の克服のための目標設定と積極的な努力が有効である。実際的な政策面では、少なくともある程度の共同管理体制の下で、情報伝達と組織づくりの体制を整えることが、復旧や再定着の計画と実施への積極的関与につながる。地域共同体の機構を再建したり、新たな集団や組織をつくりだすことが、被災後の住民の適切な対応にとって大切であることは、前出のアバーファン災害後の地域ぐるみの復興の経過が例証している。地域共同体の母体と接触を保ちながら、より細分化した共同体を作ることもまた、災害の精神的克服につながる。一例を挙げれば、オーストラリアのある被災都市からの避難民たちは、立ち退き先の別の都市でみずからの自助的な集団を組織した。この人たちは社会的ネットワークの再編のため会合をかさね、被災地に残った友人・知己から送られてきたヴィデオ・テープをいっしょに観たり、逆に自分たちの現況を知らせるヴィデオ・テープを送ったりした。このような対処の仕方は被災後の順応のために役立ち、立ち退き先でのストレスを緩和するとともに、元の場所への復帰を容易ならしめたのである。

被災社会全体の情緒的傾向は、悲痛な幻滅から不相応な期待感、希望、お祭り気分までさまざまであろう。全体としてもっとも適切に対処するためには、地域ぐるみで感情を発散したり、被災体験や将来計画について話し合う機会がおそらく必要だろう。このような機会は住民による集会、抗議、請願、記念式典などによって得られよう。大火に見舞われたある小さな町で、長びく復興期間中に催された集会に住民が多数参加して、「火竜（ファイア・ドラゴン）退治」の儀式を盛り込んだ行事を行なったことなどは、カタルシス的感情解除に役立った事例である。郷土舞踊、結婚式、出産祝いなども再生・復興を祝う機会となろう［312］。被災体験についての回顧、報告、証言、記録も、個人にとってと同様に地域ぐるみの感情発散に役立つだろう。

個人と家族のレベルでも対人関係が順応の成否に決定的に影響する。対人関係のネットワークを再建したり新たに築き上げることや、被災によって分離された家族との絆を保持することは対処力を高めるようである。同じような精神過程を経たかまたは経つつある他者を見習うことはとりわけ有効だが、これは外国からの留学生がよく実行する対処方法である［060］。ストレス体験のトーキング・スルーによってできるだけ楽になる機会をもつこと、情報の確保、積極的な対外関与も自己統御につながる。当人の精神的立ち直り、社会復帰、再定着の場での状況克服のためには、採るべき手段を選択し、目標を設定し、自律性を維持することが必要である。感情の解除と統御のためには、カタルシスの機会を活用するとともに、フラストレーションを発散させても逆効果しか生まないような状況に対処できるだけの自制心を育成することが関係するだろう。災害のもたらした持続的なストレスの克服に役立てるために友人や専門家の力を活用することは、同じようなフラストレーションに直面している他者と話し合い共感し合うことと同様に、実際的な対処方法である。そしてまた、希望のもてる将来への方向づけがされることが、長びくかもしれないこの時期の切り抜けに役立つ。アメリカでの被災後の転住の問題を検討した研究では、この問題の精神衛生面への影響の決定要因として、新住居の質に関する意識、帰属意識、住みごこち、家計面の問題、社会的な支援の有無、その他の生活上のストレス、自分の置かれた状況を把握している程度などが挙げられている。それに当人が所属する社会階層や民族性からの影響もあるかもしれない[103]。

災害による立ち退きは苦痛と怒りに充ちたものになりがちである。被災者が「わが家」と感じる場をふたたび見つけるまでには、長い時間を要するかもしれないし、しかもなじめない避難所や仮住まいに何回も移り住まねばならないかもしれない。精神的立ち直りの過程で、人間としての尊厳性と自立性を剝奪されたような気持ちを味わうかもしれない。しかしまた、難局を克服したことによって、より強い人間になることもできるのである。被災者の生活や被災地域社会が急速に再建されることもあれば、再建までつらくて長い経過をたどることもあろう。しかし結局はほとんどの被災者はふたたび「わが家」——それが元の住所に戻ることであれ、または新しい住居に徐々に「自分の場」としての愛着の絆が育ってゆく場合であれ——に落ち着けることになるのである。

七　子供・老人・家族

「ママ、あの怖い風がまた吹くの？　ねぇ、ねぇ、ママ」

災害と子供

両親や家族とともに災害に遭遇した場合には、子供たちとりわけ幼児や児童の災害体験は、親たちのそれと密接にからみ合っているのが普通である。子供は親の反応を識別したり、それに呼応することによって、直接的にまたは間接的に脅威や恐怖を体験する。被災直後の時期には、被災現場から遠ざけることによって子供を「保護」する傾向があるが、それは苦痛の緩和よりむしろ親との分離による心傷を加えることになりかねない。子供がみずからの災害体験の意味を理解し、それを精神的に同化・統合しようとする努力は、夢見、遊び、演技、おしゃべり、また「抑圧（リプレッション。苦痛・不快をともなう観念・記憶・感情・衝動などを抑圧すること）」などさまざまな形をとるものだが、いずれにしてもこの体験は子供の心に個々のまたは総体的な傷を残すかもしれない。

災害に対する子供の反応についての研究は、最近までかなり限られたものだった。しかしながらカリフォルニアのチョウチラで起きたスクール・バス誘拐事件についてのL・C・テルの鋭敏かつ綿密な研究、オーストラリアの叢林火災後の子供の行動についてのA・C・マックファーレンの疫学的な調査、暴風雨後の行動についてのJ・D・バークらの研究は、すべてこの問題の解明にかなり貢献している。さらに戦争、爆撃、暴力行為の子供におよぼす影響についての調査研究や、大竜巻、水害、地震などの災害や避難時の状況での反応について記述したものや事例研究も数多く見られるようになった。

子供が遭遇する危険と死　一般的にはまだよく認識されてないことだが、災害に対する子供の反応についての解明から生まれる中心的なテーマは、子供もまた死と破壊の恐怖を経験するということである。問題は死の本質についての子供の理解能力に関係するので、この恐怖体験はある程度まで当人の年齢に左右されることが多いだろう。それにしてもきわめて幼少な子供も心痛や心傷を受け得ることは明らかである。子供の災害体験にとりわけ影響が大きいのは、その場に親が居合わせたかどうかということ、それに「強い大人」だと思っていた親たちまで恐怖させ、無力にしてしまう圧倒的な自然の猛威の恐ろしさとの二つである。いくつかの事例を挙げれば子供の災害体験の本質がより明確になるだろう。

クリスマス・イヴから翌朝にかけてダーウィン市があのサイクロンに襲われた時、ほとんどの子供たちは親といっしょにいた。暴風の烈しさに気づいた親たちは、わが子をこの自然の猛威から守るためテーブルの下、バスルームや堅牢な押し入れのなかなどに退避させたが、怒号をあげて荒れ狂うサイクロンのため、親子で避難所と定めた自宅のほとんどが破壊され、わが子の上に身をかぶせて守らねばならなくなった親が多かった。そして暴風一過のあと廃墟と化したダーウィン全市を見せつけられたのである。クリスマスというタイミングが子供たちの体験の深刻さを増幅した。クリスマス・ツリーやおもちゃなどが暴風によって遠くへ吹き飛ばされ、待ち望んでいた楽しいお祝いムード、贈り物、ごちそうの時が、荒廃と喪失の時に変わってしまい、とりわけ子供にとっては普通なら情緒安定に役立つはずのおなじみのクリスマス行事が失われることになった。ほとんどの子供には想像もつかなかったサイクロン災害の猛威が、その後の反応に影響をおよぼした。子供たちは風や雨を怖がり、また「サイクロンごっこ」をするようになった。

オーストラリアのある叢林火災も、同じようにまったく子供の理解力を超え、現実に遭遇するまでは想像もできないほどの自然の猛威の恐ろしさをもたらした。この大火はちょうど多数の学童がバスで下校途中の午後に発生した。火煙のため視界が悪く、火勢のコースが判らなかったため、数台のバスは猛火の走る進路の近くに立ち往生し、子供たちは火煙が乗っているバスを包みやがて過ぎ去るまで、車内で身を伏せていなければならなかった。ある農村地区では、いつもなら親が出迎えている道端で子供を降ろしたものか、そのまま別の場所まで乗せて行ったものか、バスの運転手には判断がつかなかった。いつもの場所で下車した者もいたが、幸いにもこの子供たちは無事だった。別の地区では、学童たちが床に身を伏せていた校舎に火の手が迫り、外から放水を続けてようやく延焼を防いだ。六歳のある男児は、父親の運転する車で火炎のなかを通り抜けるという恐ろしい体験をしたが、父親の絶望と怒りの叫びが、この子の恐怖をさらに強める結果になった［312］。このような状態で焼死した子供もいたし、この焦熱地獄で家族や遊び仲間を失った子供もいた。死が身近に起こり得ること、自分も死んでいたかもしれないことを、子供たちは思い知らされたのである。

バッファロー・クリークの水害については、C・J・ニューマンの鮮明な記述がある。被災二年後に行われた彼の調査では、被災時にはまだ二歳二か月だった子供さえ心傷を受けていることが実証されている。そのような子供の一人ピーターは、入浴するとかならず泣くし、夜泣き、夜尿症になった。この水害についてピーターの頭にこびりついているのは、父親が家族を誘導してかろうじて家から脱出させたすぐあと、家が押し流されるのを目撃したこと、他の子供たちが「助けて」と叫びながら流されてゆくのに、どうすることもできないでいる父親を見たことだった。死と破壊をもたらした黒い奔流にまつわる恐怖の心傷の徴候は、他の子供たちにも認められた。数多くの子供が、乳幼児をふくめた他者の死を目撃し、なかには死後数日を経た友だちの死体を見た者もいた［204］。

チョウチラの学童集団誘拐事件はまったく別種の災厄で、圧倒的な自然の猛威ではなく、むしろ人間の悪意によって起こったものである。前出のテルは一連の貴重な論文のなかで、この事件での子供たちの経験とその長期的影響を論述しているが、ここでもまた潜在的な死と破壊に関連した心傷の影響が認められる［286、287、289、290、291］。この事件では兄弟姉妹を含めた五歳から十四歳の児童・生徒計二十六名が誘拐され、脱出できるまで二十七時間にわたって監禁された。ストッキングで覆面し、うち一人は銃をもった三人の男がスクール・バスを襲い、子供たちを低学年者と高学年者に分けて二台のヴァンに移した。このため兄弟姉妹が別々になった者が多かった。ヴァンの窓はすべて覆われていたので、子供たちは暗闇のなかで水も食べ物も与えられず、大小便もできぬまま十一時間も連れ回されたのである。翌朝早く子供たちは貨物トレーラーを地中に埋めて造った地下牢に移され、自分たちでなんとか這い出して脱出するまで、その地下牢のなかでさらに十六時間も過ごした。脱出後も事情聴取に時間がかかり、この子供たちが親と再会するまでに約四十三時間も経過した。死傷者こそ出なかったものの、この子供たちはすべて長時間にわたって生命を脅かされ、しかも自分ではどうすることもできないという状態を経験させられた。このような経験が将来どのような影響をおよぼすかが憂慮されるが、この点に関してはまだ解明されてはいない。

子供もまた戦争、暴動、暴力行為などの災厄にさらされる。北アイルランド紛争が続くベルファスト市の恒常的な危険と脅威が子供たちにおよぼすインパクトについては、M・フレーザーの研究がある［095］。過去のある調査では、爆撃を受けた諸都市の子供たちについて、そのまま居残って爆撃の危険と脅威にさらされ続けた場合よりも、家庭を離れて避難・疎開をさせられた場合の方がかえってより大きい精神的苦しみを受けることが多いことが明らかにされている。フレーザーはこの点に注目して、居残って爆撃にさらされた子供たちでも、実際に死傷者、流血、そして敵の姿を目撃することはまれであるという事実と関連づけている。この子供たちは戦闘前線の近くに居合わせたのとは違って、生々しい戦闘行為はほとんど体験しなかったはずである。これとは対照的に、ベルファスト市や一九六五年のロサンゼルス・ワッツ地区の黒人暴動などの場合は、子供たちは殺傷と暴力行為の現場で長時間の接死・臨死体験をしたかもしれない。難民の子供たちも同じような心傷性の体験を数多くかさねているかもしれない。

子供を死と破壊の現実に直面させる災害はこの他にも数多くある。R・J・リフトンはヒロシマの被爆者についての論述のなかで、いみじくも「死に対する無知性の喪失」に言及しているが、子供にとってこそ、この喪失はなおさら深刻なはずである。

災害に対する反応パターン　災害に対する子供の反応パターンはどうなのか、心傷性の体験をした子供はどうなるのであろうか。

災害に対する警戒または衝撃前の段階では、たいてい子供たちは親や教師など大人といっしょにいる。過去に被災経験があれば自動的に恐怖反応が現れることもあろうが、そうでなければ子供も周囲の者たちとともに感情喚起の興奮状態になりがちである。通学などの日常行動が停止することが、何か特別な感じを与えるだろう。とりわけ「危険」などという抽象概念がまだ理解できない幼い子供にとっては、状況の危険性ははっきりとは判らないだろう。しかし、親たちが恐怖を表すにつれて、子供は親のそばに居たがり、親から離れることを恐れる。子供が大人の保護力を感じとって、そのように反応するのである。P・ヴァレントによる調査では、子供の方が大人よりもはっきりと危険を感じとる場合があることが指摘されているが、このことは、心傷を受けそうな状況に直面した場合に、子供は大人ほどには防衛本能的な「現実否認」をしないらしいという別の研究結果によっても裏づけられている［286、312］。

災害が襲う時には、その脅威に対する恐怖と、生き残れるように配慮・保護されたいという欲求が共存している。前出のヴァレントが鋭く指摘しているように、大人は強い愛他心と子供を守り救おうという願望を示すものだが、親やその他の大人にとって、子供のニーズに応えることは必ずしも容易ではない。恐ろしい自然の猛威、極度の危険、そして逃げ場がないという状況では、大人の方にも原始的な幼児感情が戻ってきて、みずからも「退行（子供がえり）」して、保護してもらいたいという欲求をもつこともあり得る。大人が「退行」して子供がより大人らしい役割を引き受けるような災害状況も現実に存在するが、たいていの子供は物理的な力と自分なりに判断した脅威に対して、直接的かつ自然に反応するものだから、災害の衝撃時には強い恐怖状態になるのである。

衝撃に対する子供の反応について、真に科学的に述べているのは、前出のチョウチラ学童誘拐事件に関するテルの論述だけしか見当たらない。この学童たちは自分の生命が脅かされていることをはっきりと認識していて、「現実否認」の反応はたまに、しかも短時間示しただけであった。彼らは自分自身と仲間の行動と反応をあとまで記憶していた。それによると彼らは泣き叫びはしたものの、心身の麻痺その他の被災症候群的な反応は示さなかったようである〔286〕。親きょうだいから分離されたことによる恐怖、死に対する恐怖、引き続き起こりそうなショックと驚きに対する恐怖など、この子供たちは相当量の恐怖を体験したのだが、これと同様な感情と反応は、災害時にはたいていの子供が経験するものであり、それは心傷性体験に対する自我反応を表しているようである。チョウチラ事件の子供たちのなかには、実際は三人だった誘拐犯人が四人以上いたように錯覚していた者がいたが、監禁中に錯覚や幻覚症状を呈したことは、恐怖が精神機能に影響を与えたことを裏づけるものである。幼い子はもちろん年長の子でも、脅威と危険が存在する状況では、しがみついたり泣き叫んだり、その他さまざまな感情表出によって、恐怖に反応するであろう。それにもかかわらず、これまでに公表された調査研究の結果が示す限りでは、ほとんどの子供は災害の衝撃に対して直接的に分別ある対応をするようであり、親をはじめ信頼している配慮の行き届いた大人によって支えられ守られている場合には、とりわけそうのようである。

心傷性の災害衝撃を受けたあと、大人と同様に子供もその体験を克服し同化・統合しようとする。個々の体験、調査、臨床の諸報告によると、たいていの子供に共通な反応傾向が認められる。大人の場合と同様に子供の反応もまず衝撃後の段階で現れ始め、それが親の反応、人的・物的喪失などのストレス要因によってさらに影響を受ける。ほとんどの家族はその構成員が生き残り、家族全体の地位が無事だったことに大きな安堵感をもつことになろう。もしも家族の誰かが不在の場合には、その生存と安全を確保することが何よりの関心事となり、それが確認されるまでは、感情喚起と積極的な捜索が続くだろう。J・ハーシー著『ヒロシマ』〔126〕では、原爆で無残な傷を負った親や子供たちが、死と破壊の廃墟のなかで、お互いを探し求める情景が描かれているが、おそらくこれが家族という第一次人間集団を再確立したいという衝動をもっとも鮮明に示した実例であろう。

一方、死と破壊がこれほどすさまじくない他の多くの災害では、大人に見られるような被災直後の異常な高揚感に子供も加わるようである。この時期には高度の覚醒状態、幸福感、さかんな相互支援的対人交流をともなった興奮・高揚が子供にも認められる。自分の生存の喜びがうしろめたくて、それを子供に気づかれないように抑制しようとしている大人にとっては、子供が浮かれて笑いはしゃぎ回ることが一種の脅威のように感じられるかもしれない。

災害によって従来の生活の壁が破れ、しきたりや規律が崩れ、朝からハンバーガーを食べるような事態、それに他者を救助し手助けすることの興奮に、子供たちも仲間入りするだろう。大人と同様に子供にとっても、被災後の興奮が収まるのには何時間も何日もかかるかもしれないが、やがて失われた物事に次第に気づき始める。親の不安、心痛、悲嘆、絶望が子供に衝撃を与える。家族のしきたりの崩壊がこんどは苛立ちと不安をもたらすようになる。これまでは嫌っていた学校、しつけ、宿題などの習慣が、この時点ではむしろ安心感をもたらすであろう。大人も子供も自分の災害体験を同化・統合しながら、また災害の結果生じた枠のなかで、なんとか生活してゆかねばならないのである。

死と危険と子供

子供の反応には大人と同様な特徴やパターンが数多く認められるが、その現れ方はより直接的であからさまになることが多い。つまり子供の反応にもまたM・J・ホロウィッツがまとめたあの「一般的ストレス反応の症候群」（第四章参照）が現れよう。

災害を直接経験した子供の多くは、自分の体験に結びついた恐怖の一時期を過ごすことになるが、この期間は長びくかもしれない。ちょっとした外界からの暗示が引き金になって恐怖がよみがえる。サイクロンなどの暴風雨や大竜巻を体験したあとでは、強い風雨、稲妻、雷鳴などが恐怖を生み、風で窓ががたがた鳴るだけでも「驚愕」その他の恐怖反応を引き起こすに充分である。このことについてはダーウィン市のサイクロン災害、アメリカ・ネブラスカ州オマハとミシシッピ州の大竜巻、冬季の暴風雪などの被災後の実体が報告されている［048、191、199、267］。火災体験のあとでは煙、焔、サイレンの音が恐怖の引き金になりやすいし、洪水のあとでは水や雨が引き金になり、バッファロー・クリークの被災児童のなかには、浴槽の水さえ怖がる者がいた［181、204］。またアバーファン災害の生き残り児童たちは、豪雨、悪天候、風雪など、この山津波惨事と関連のあったあらゆる気象条件に恐怖反応を示した［158］。地震災害のあとでは動揺、轟音、鳴動など地震に結びついた状況が恐怖を呼び覚ます［027、191］。

これらの個別的な恐怖のほかに、より一般的な恐怖反応が一つある。それは強度の「分離による不安感」の表れと見られるが、この場合、子供は親にしがみつき、親がその場にいなければ――ちょっと隣室に行っただけでも――怖がって苦しみ、夜はまた幼児のように親といっしょに寝たがるのである。また個々の要因が引き金になって、この一般的恐怖反応を生むこともある。

このような恐怖ははっきりした脅威が存在しない時には表面化しないため、災害の心傷が依然として強力に作用していることに、大人が気づかない場合がある。「聖灰水曜日の大火」の八か月後、学童たちはもうこの災害による持続的な恐怖などの影響から脱したと担当教師たちは思っていたのに、教室で授業中に火事のサイレンが聞こえると、学童たちは全員がたちまち泣き叫ぶなど強度の苦痛反応を示したのである［181］。もう恐怖を克服していると大人には思われている子供たちが、まだ恐怖反応を示すことは、他にも観察事例がある［028、048］。

このほか心傷を受けた子供たちに特徴的なものとして「睡眠障害」と「悪夢」がある。これは被災後の数週間にわたってとくに顕著で、体験したことをそのまま夢に見て、その恐怖の再体験によって悲鳴をあげたり震えたりすることが多い。恐怖感と同様に、このような夜泣き現象も時間の経過と親の愛情と慰撫によって軽減してゆくのが普通だが、そうはならない者もなかにはいる。このような経過については火災、暴風雨、地震その他の災害後の子供の行動を解明したいくつかの科学的な調査研究がある。

前出のチョウチラの学童集団誘拐事件を調査したテルは、夢のなかに誘拐体験が直接または間接的に現れる度合いにもとづいて、夢の種類を「正確な再現型」「修正された再現型」「偽装型」の三つに分類している［286］。この子供たちは事後に例外なくこの誘拐体験に関連した夢を見たのだが、恐怖をもたらす再現型の夢は初期によく現れたのに対し、あとになるほど偽装型の夢が反復して現れる傾向が認められた。恐怖をもたらす夢を見たことは、親は気づいて報告するが子供自身は覚えていないことが多かった。大人の場合も同様だが、このような心傷性の悪夢は災害の追体験にすぎず、その体験を苦しみながら内面化することによる苦痛の軽減には結びつかない。感情の解除につながるほどの理解力を子供がもつようになって初めて、このような苦痛の軽減は可能になるのだろう。

被災後の子供の夢には、当人の接死・臨死体験が反映するかもしれない。子供が自分自身の死を夢に見ることは普通にはないことだが、チョウチラ事件の場合のように地下牢に閉じ込められたとか、死にそうな目にあったとかの経験が、そのような夢を見させることはあり得るだろう。バッファロー・クリーク水害で被災した子供たちにも、災害体験を再現する恐ろしい悪夢や、時には夢遊症などの睡眠障害が認められている。

心傷性の夢見と恐怖感のため暗闇、眠り、それに親から離れることを怖がることが原因になって、被災後の子供のなかには睡眠障害の時期を経験する者が多い。以前はそうではなかったのに電灯をつけたままで寝るようになったり、「幼児がえり」の結果、親からの分離の恐怖感が再現し、親のベッドでの慰安を求めたりする者が多いのである。

「遊び」もまた、子供の反応とその体験の同化・統合への努力を表す重要な一面である。ハリケーン災害のあとでは、子供たちが風、破壊、救助、避難などをモチーフにして、さまざまな「ハリケーンごっこ」をすることが観察されている。このような遊戯は親自身の心傷性の体験を思い出させるので、親としては容認しがたい気持ちになることが多い。火災のあとで子供が遊ぶさまざまな「火事ごっこ」も、火災に対する子供の無力感を強めることが多いのだが、これもやはり、子供の自己統御への試みを表しているようである。消防車、消防士、警官などが登場する遊びは、子供が自分を火災と闘う強い力と一体化したい欲求の表れであろう。アバーファンの災害で生き残った子供たちがよく「生き埋めごっこ」をして遊んだことも観察されている。しかしこの遊びは多くの遊び仲間を失った寂しさによって気勢をそがれ、子供たちは自分の家族とともにいる安心感を求めて家に帰ってしまうことが多かったのである［158］。

子供の遊びには「お絵かき」が含まれる。バッファロー・クリーク水害とオーストラリアの叢林火災の被災児童について、災害のインパクトとその再現を、子供たちが描いた絵によって調べた二つの研究がある。バッファロー・クリークの子供たちの絵には、心傷性の退行、願望の成就、人体の非人間化、身体についてのイメージの阻害、心傷性の情景の要約、現実否認、グロテスクに表現された識閾下の心象などが表れる傾向が認められた。しかしその反面、大人の反応にはほとんど認められなかった「願望」の徴候とともに、創造的な表現も多く見られたのである［204］。叢林火災の被災児童が描いた絵には、怒りと自己統御喪失への恐怖が表現され、また自分たちを親から引き離した「ファイア・ゴースト（火のお化け）」などが描かれていた［297］。心傷を受けた子供の絵には「その心傷性の体験が、無技巧的かつ素朴な表現で、ありのままに示され」ていて、そこにはまた心的負傷後の「遊び」に表れるのと同じ特徴が認められる［287］。

被災した子供の遊びのさまざまな面についての詳細な記述と解明は、チョウチラ事件に関するテルの綿密な調査研究によってのみ得られる〔282、286〕。この調査によると、誘拐された児童の半数近くは、その体験に関連した遊びを単調に繰り返したのだが、それはストレス解除にはならなかったし、その遊びと自分たちの体験との関係にも気づいてはいなかった。災害体験を繰り返して話す「リテリング」も心傷性の遊びの一つの形と認められるが、何回となく詳しく話しても、それは不安感や苦痛感を緩和することにはならなかった。誘拐された児童のうち五歳から十四歳の二十三人のうち十四人が、それぞれの誘拐体験を「リテリング」した。通常の遊びと心傷性の遊びには重要な差異が認められた。通常の遊びは子供が日常のストレス体験を克服するのに役立つもので、当人は何回か強者の役割について弱者の面倒をみることによって自己統御できるようになる。しかし当人がまったくどうすることもできないと感じるほどの圧倒的な被災体験をした場合には、それを遊戯化しても過去の体験の克服にはならないのである。このような遊びは衝動的に繰り返されるが、その遊びからは有害な体験を打ち消すようなハッピー・エンドは期待できず、むしろ遊びを繰り返すたびに新たな不安感を生む。心傷性の遊びは自発的にはやめられないのである。だから通常は誰かが支えになって当人がその心傷を克服し、そのような遊びをやめるように援助してやらねばならない。

体験したことの一部を、遊びのためとか遊ぶ楽しさのためではなくて、ほぼそのまま演劇的に子供が繰り返す行動が「再演（リエンナクトメント）」である。これもまた心傷を受けた子供の反応の病的な面の表れであろう。

被災後の子供の遊びについての科学的な論究は、このテルのものしかないので、他の災害についてもこれらの遊びのパターンの意味を究明することが重要である。なぜならば火災を体験した子供のなかには、被災後十か月間も火事に関連した遊びを続ける者がいることが判っているのに、その明確な形態や意味合いはまだ判っていないからである〔181〕。火災によって精神的な影響を受けた子供たちを系統的に調べた研究では、被災八か月後の時点で三分の一以上が心的負傷を示すなんらかの徴候を見せ、この傾向は被災後二年二か月経っても変わらなかったことが、親の報告によって明らかになっている〔189〕。このような徴候は夢見、遊び、おしゃべり、そして記憶を誘発された場合の動揺などに現れたのだが、それはいずれも親の側が持続的に抱えている問題、とくに母親が被災に関連して思い悩んでいることを強く反映していた。

体験した脅威に対する子供の反応には他にもまだ考慮すべき要素があり、そのなかには大人と共通のものも認められる。たとえばチョウチラ事件の子供たちには、事件前の出来事を事件の前兆や警告と解釈する傾向が認められた〔289〕。この遡及的な解釈の傾向は、時間についての意識を修正する他の傾向と同様に、心傷を受けた数多くの人に認められるが、これは自己統御と状況克服のための一つの試みなのだろう。つまりそれは、もし前兆が見つかれば将来の災害とそれにともなう心傷を予知・予防することができるという期待から生まれるのである。このような過去への遡及現象は、心傷性の不慮の死別に遭遇した人たちからも数多く報告されている。近親との死別の場合でも、あとからその前兆を見つけようとすることは、状況克服と将来の心傷からの自己防衛のための試みなのだろう。

災害後の大人によく見られる心身相関的または精神生理学的な反応は、子供にも認められることが多い。「聖灰水曜日の大火」のあとでは、頭痛や腹痛のため学校を休む子供が増えたのだが、大人と同様に子供にも胃腸障害が頻発したことは興味深い［181］。

心的負傷後の症候群　このシンドロームは前出のチョウチラ事件に関するテルの研究のなかで明確に記述されている［289］。テルの調査では誘拐された二十六人の学童全員に、事件後四年を経たのちも次のような重大な心傷性の影響が認められた——後遺心傷性の不安と恐怖、思考障害・現実否認・抑圧など認知力上の阻害、事件と心理的に関連・付随する事物に記憶がかかりっきりになること、幻覚など知覚上の誤作動、時間感覚の混乱、そして夢・遊び・「再演」に表れる心傷性の徴候の反復現象などである。事件後一年目と四年目との調査に共通して認められた徴候も多かったが、屈辱感、思考障害、記憶からの感情の分離、知覚上の誤作動、死に関する夢見、未来が短縮された感じ、そして反復性の遊びと再演などの徴候は、時間の経過とともにより顕著になる傾向を示した。これらの徴候は心傷性のシンドロームを構成するだけの深刻さをもっているだけでなく、当人の精神発達に重大な影響をおよぼすものであった。このシンドロームが大人と異なる点は、子供の場合は精神麻痺、記憶喪失、侵入性の記憶再現が認められない反面、未来短縮感がとりわけ顕著だったことである。

心傷性のシンドロームは、バッファロー・クリークで被災した子供たちにも認められた［204］。またアバーファンでは被災児童の三分の一が、おそらくは進行性の心身機能不全などのため、児童相談・治療施設の世話になった［158］。暴風雨災害の五か月後に、被災男児たちの間に攻撃的、反社会的な行為と不安感の増加を認めた調査もある［048］。「聖灰水曜日の大火」の二か月後の調査ではあまり目立たなかった徴候が、八か月後の調査で遅れて現れたことも検証されている。また被災した子供たちの少なくとも四三パーセントは自発的にこの火災のことを話し続け、また少なくとも三五パーセントは記憶誘発要因に接すると動揺したことも指摘されている［181］。この傾向は二年二か月後の調査時点でも続いており、それも心身機能に障害を受けた子供たちに目立って多かった［189］。別の調査では情緒障害と行動障害の併合した症候群も観察されているが、この情緒障害には心傷性の症候群の徴候と共通するものが多かった［297］。

子供の被災症候群の発生に関与する可変要因には、当人自身の以前からの弱さや家庭内の問題、それに被災後も親の側に続いているストレスの影響などがある［028、048、181、184、289、290、297］。年下の子供たちの精神的な弱さを重視した調査結果もあれば、反対に、年上の者、とくに一家の長男・長女の弱さを強調した調査もある。近親死に起因する心身の不調に対しても、長男・長女はもっとも不調を起こしがちなのである［249］。

生命の危機にさらされた子供の「生き残り症候群」については、まだ系統だった研究はないようだが、子供らしさの喪失、発育障害、感受能力の障害などが、当人に心理的抑圧、危惧、引きこもりなどをもたらすことが考えられる。

このように子供たちは心傷性の災害の衝撃によってさまざまな影響を受ける。当初はその影響は直接反応の形をとるが、もし当人が精神的に弱ければその影響は厄介な障害や病的状態をもたらし、長い潜伏期間のあとまで尾を引くかもしれない。病的な状態が現れるのみならず、学校の欠席、学習障害、固定化した症候が精神的発達を阻害することになろう。また子供側のストレスと親側の進行性またたは既往の障害とが相互作用した結果、親が子供の障害を無視したり、親自身が抱えている問題のために子供に対して被災体験の順応的な同化・統合のために必要な配慮や慰安を与えてやれないこともあろう〔189、284〕。

子供と喪失　災害による人的・物的喪失と子供との関係についての本格的な調査研究はまだ見られないが、この問題に関連したいくつかの観察結果が報告されている。大人の場合と同様に、この問題は災害の衝撃後に続く状況とショック、脅威、生存のための闘いの有無などに大きく影響される。いったん身の安全が確保されると、子供は自分がこうむった喪失に気づいてそれなりの反応を始める。その喪失が自分の生活を乱す程度と、これからどうなるかを理解する能力によって、子供の認識は大きく左右される。しかしながらごく幼い子供でも、家族の不在や死、さらに自分にとって情緒的に大切な人や事物の喪失に対しては悲嘆の反応を示すのである。

幼少期にはこのような喪失の永続性を認識することは困難である。人間は死んだらどこへ行くのかについての理解をはじめ、事象一般に対する子供の解釈はきわめて具体的である。いなくなった人について、その人は死んでもう帰ってこないことを告げられても、子供は繰り返しそれではその人はどうなったのか尋ねるだろう。災害死の特質――その突発性、ショック性、心傷性、また子供は遺体を見たり告別の儀式に関与する機会が少ないことなど――も子供が自分の身に起こったことの理解・解明をより困難にするかもしれない。

子供の直接反応と混乱の状態は、列車事故で父親を失った五歳の男児の状況を述べた次の記録によく表れている。

その朝、父親は通勤列車に乗るためいつもどおりに家を出た。些細な言い争いがあったし、乗り遅れまいと急いでいたため、いつものような父親との「バイバイ」のキスこそなかったが、それは本質的には睦まじい雰囲気の「正常」な家庭の朝だった。父親が出勤したあと、子供は普段どおり朝食をすませ、お遊びを始めた。気に入りのおもちゃ、それも数週間前のクリスマス・プレゼントで父親といっしょによく遊んでもらっていた模型の汽車のセットで遊んでいた。

突然に母親がパニック状態になり、あちこち電話をかけたり泣いたり、ラジオを聴いたりテレビを見たりし始めた。親戚や近所の人たちがやって来た。夫の安否と情報を求めるのにかかりっきりになった母親は、子供を残して警察や病院に出かけて行った。この列車の大事故のため電話が不通になり、その他の連絡手段もなかったので、夫の職場との連絡がつかないまま、母親は半狂乱で泣きながら帰って来た。テレビではこの事故の恐ろしい惨状がドラマチックに放映されていたが、それは子供にとってはスイッチを切れば消えてしまうただの遊びごと、作り話にすぎなかった。それでも母親の取り乱した姿を見ているうちに、子供もおびえて泣いたり、せがんだり、母親にしがみついたりし始めた。母親は子供を抱きしめて泣き続けた。やがて子供は母親から引き離され、母親はわが子の存在を忘れたように、みずからの恐怖と悲嘆に溺れてしまう。子供にとってのいつもの楽しく優しい母親がいなくなったのである。

この状態は一日中続いた。家のなかには親戚の人たちがいて嘆き悲しみ、普段の食事は与えられず、誰も取り乱していて、子供は放ったらかしのままだった。ずいぶん遅くなってから、叔父さんの一人がやって来て母親に何か告げると、母親は苦悩と悲嘆のあまり卒倒してしまった。子供はベッドに寝かしつけられた。翌朝には祖父母が来ていた。そして誰かが子供に父親はもう帰っては来ないと告げた。それからまたしばらくして、他の誰かが父親は神様の所へ行ったのだと告げた。誰もが取り乱していた。子供は父親に会いたくなる。いつもならあんなにも強くて、なんでもやってくれた父親。しかし今では子供が父親に会いたがると、皆がますます狼狽し苛立った。「お葬式というもの」が行われている間、子供は見知らぬ人たちに預けられていた。あとになってまた誰かが、父親は列車事故で死んでしまったからもう帰っては来ないのだと告げたが、子供には「死」についての認識はほとんどなく、事態がまったく納得できなかった。子供に理解できたのは大好きな父親がいなくなったこと、そしてそれが汽車——いっしょに楽しく遊んでもらったおもちゃの汽車——と関係があるらしいということだけだった。母親は悲嘆にくれて泣き続けている。時には子供を抱きしめて慰めようとする。子供を取り巻く全世界が不安、恐怖、不幸、苦しみへの激動の状態だった。

この男児は災害の衝撃を直接には受けなかったのだが、このような形の災害による死別は、自動車事故のような突然の不慮の死別の状況とよく似ている。災害は老若男女を問わず無差別に襲うので、たとえば幼児の親を奪うなど、その死別は不時で早すぎる場合が多い。また死にざまの激烈さは死についての恐ろしい空想を子供に抱かせるだろう。なんらかの方法でその死の現実を検証する機会が得られない場合はなおさらのことである。災害死のもつ公然性が、たとえば「あの事故で父親を失った子」などと呼ばれて、遺児に特別な立場をもたらすことにもなろう。人為災害では事後の訴訟ざたが起こりしかも長びくかもしれない。とりわけ子供にとっては、その災害の責任や「悪者探し」の問題が、自分の父親や家族は誰かに「殺された」と思い込ませかねない。

死別についての子供の理解と反応でとくに重要なのは、その死別が自分の親や家族の者に与えた影響であろう。親や家族の悲嘆により家庭生活が乱される程度によって、子供は強く左右されるのである。子供は親の反応に同調し、その出来事に対する親の解釈を見習うばかりか、おそらくは自分自身の罪責的、攻撃的な空想を加えて、その解釈を増幅させることになろう。しかしまた幼少期の自己中心的な精神発達の段階ではとくに、子供は起こった出来事を、自分が愛されていないことや攻撃的なことの結果として、あるいは自分が拒絶されていることの表れとして受け取る危険がある。だから持続的な愛情と配慮で、子供を安心させ元気づけてやることが肝要なのである。

家と所持品の喪失も子供に影響しよう。物的な喪失は子供にとって歴然たるものであり、具体的に理解し体験できるものだから、それだけにその悲嘆反応はより直接的かつ明確である。母親との死別の悲しみは封じ込められたり意識されなかったりするのに、災害でペットが死んだり気に入りのおもちゃが失われると、すぐにおおげさに嘆き悲しむことになろう。日常的な愛情と配慮のパターンの崩壊が、何よりもまして直接的に子供に影響するのである。

子供の喪失反応　子供の悲嘆は年齢、発達段階、それにその悲嘆を解除できる程度によって異なる。災害の脅威や衝撃に対する子供の反応には親が気づかないことが多いのだが、同じことが近親死に対する反応についても言えるのである〔048、183、249〕。子供は大人と同じパターンの反応は示さないし、死別時の子供の行動・情緒両面での反応は見過ごされることもあるので、喪失によって子供が影響を受けていないと一般には思われがちである。これは親がみずからの悲嘆に圧倒されていたり、あるいは子供の苦しい気持ちに同調すれば逆に自分の方が頼りなくなって、自分の幼少期のつらい別離の経験を思い起こされたりするので、あえて子供の気持ちを無視するのかもしれない。

幼児それもわずか生後三か月の乳児でも、自分の第一次的保護者の喪失に対しては、たいていは泣き叫ぶなど一般的な苦痛表現を示すことで反応するものである。半歳から一歳半の幼児になると、母親との分離や母親の苦痛と悲嘆に対してはきわめて敏感になる。もし母親との分離が長びいたり、母親が嘆き悲しんでいたりすると、幼児もその状況に対してはっきりそれと判る動揺と弱さを示すだろう。

正常な条件下では、情緒的な愛着が強かった人の喪失に対しては、一歳半から二歳の幼児でも悲嘆と思慕を表出する。二歳から五歳になると、失った人を求めて泣き叫ぶだけでなく、死に対する怒りと否認を示すだろう。そして思慕と抗議、悲哀と絶望も表すだろう。この時期には死のもつ終末性を概念化することはまだできないから、人間が死んでいなくなったことを自分が拒絶されたのだと解釈したり、時にはその死者に対する自分の怒りの気持ちが具現したのだと考えたりするのである。その考え方は具体的で、死者がどこにいるのかを知りたがる。この年齢の子供のなかには死の肉体的な意味が判る者もいるが、たいていはまだ理解できない。だから正しく理解するように手助けされないかぎり、死者がまだどこかで生きていてそこから帰ることができないでいるか、それとも帰ろうとしないのだと思い込むだろう。

五歳から八歳になると死の終末性とその肉体的な現実感への理解は強まるのだが、この年齢になると自分を咎めたり物事を自分の願望がもたらした結果として受け取る能力とともに、自分にとって大切な人に対する愛憎がからまったアンビヴァレンスがより顕著になるので、死という事態に対してより強い罪責感をもつことにもなろう。この時期の後半では、自分もまた死と無縁ではないことが判ってきて恐れを抱いたりするだろう。この年齢の子供は感情の解除に頼ろうとはせず、自己防衛的な現実否認をするかもしれないが、いずれにしても死を嘆き悼むことはできるのである。

幼少期が終わりに近づくにつれて、その反応は大人の反応に近づいてくる。十歳から十二歳になると、未来についての意識、さらに死別によって自分の今後が変化するだろうという認識が強まる。全般的に現実否認、見せかけ、または死別を信じたくない願望を示す反応が多くなるが、それでも悲嘆と死者への哀悼を表明すべき機会があれば、それを適切な形で表すことが多い。しかしこの年齢の喪失反応は、親の悲嘆や苦悩に対する自分の反応と家庭生活の混乱によってかならず複雑化するのである［249］。

思春期の死別反応はさらに大人の反応に近づくが、それは思春期の精神発達上の危機と仲間や社会からの期待によって色づけられたものになる。思春期には大人らしく「抑制した」行動をしようと苦闘するのだが、やはり恐怖と不安を感じているのである。このような感情は当人には「子供っぽく」感じられる。そして悲嘆にそのまま反応したらしたで他者から非難され、反応しなくてもまた非難されるかもしれない。また死別を悲しんでいる親を支える大人の役割を果たすように期待されることも多く、そのような場合には自分の悲嘆は棚上げしなければならないだろう。同年配の仲間たちは当人の身に降りかかった不幸を心配してくれるが、死別したこと自体についてはなんら支えを差し伸べることができない。当人は自分の悲嘆と困窮感からくるテンションを、その感情と直接的に取り組むよりむしろ向こう見ずな言動や自慰的な試みによって、無意識のうちに行動化することもあろう。そしてまた家庭生活の混乱が不安反応を生むだろう。

要するに子供たちは災害による喪失に対して典型的な悲嘆と哀悼のパターンどおりに反応することもあれば、またみずからの不安定さと自分に対する他者の反応のために、情動の解除が抑制されたり哀悼という精神過程が阻止されたりして、パターンどおりには反応しないことも多いのである。

悲嘆とは一見無関係のような行動となって反応が現れることも多い。子供それもとくに男児には攻撃的な行動が増加する傾向があるし、退行現象もよく認められる。大げさに縋りついたり、甘え、わがままなどの「分離不安」の反応も顕著である。引きこもり傾向もよく見られるが、この場合には当人は一見「おとなしくていい子」のように見えるため、その悲しみと苦しみが気づかれないことがある。また睡眠に支障をきたすことも多いし、情緒不安定から食生活の偏向や食欲減退が現れることもある。独りぼっちになることを怖がり、またよく苛立つ。腹痛や頭痛など心身相関的な反応を示すこともあろう。

子供の「死に別れ症候群」　「死に別れ症候群」は災害によってかけがえのない人、とりわけ親を失った子供によく認められる。幼少期に遭遇する近親死体験は病的な様相を呈することが多いのだが、その理由は子供の未成熟性、子供が必要としているものを認めてそれに対応することの困難性、そしておそらくは喪失とその心傷が子供の精神発達に与えた衝撃性によるものであろう［040］。このことは災害による死別の場合とくに顕著であり、予期しない時に突然発生することが多い災害死は、より複雑かつ病的な反応を子供にもたらすのである［249］。災害死では親の悲嘆も病的になる傾向があるが、これもまた子供側の危険性を増大させる。子供自身が直接に災害の衝撃を体験していたり、死をもたらした状況に関与していた場合は、その死別の心傷はさらに増幅されるのである。

戦争による近親死を経験した子供たちについての調査でも病的な死に別れ症候群の増加傾向が認められているし［083］、同じことが災害や事故による死別に直面した多数の子供についての調査でも判明している［252］。前者は一九七三年の第四次中東戦争で父親を失った二十五人のイスラエルの子供たちについて、半年後、一年半後、三年半後の三時点で追跡調査したものである。この調査では、父親の死後に遺児たちの行動上の明らかな変化となって現れた徴候的な反応を数値と強弱度で示すことによって、病的な死に別れ症候群を説明している。この遺児たちのなかには、その死別による病的状態が家庭や学校で、あるいは仲間たちといっしょにいて、平常の機能が発揮できないほど異常に困難な状態だったり、親、教師、調査者が一致して専門家による治療の必要を認めるほどの者もいたが、このようなストレスにもかかわらず、正常な死別の精神過程を経て事態に順応することができる者もいた。

この調査では病的な死別反応の割合が半年後と一年半後には高く、三年半後にはわずかながら減少することが明らかにされている。それぞれの遺児に平均九種類の障害事項が認められ、それらは父親

〔図7・1〕戦争遺児の死別反応（083）

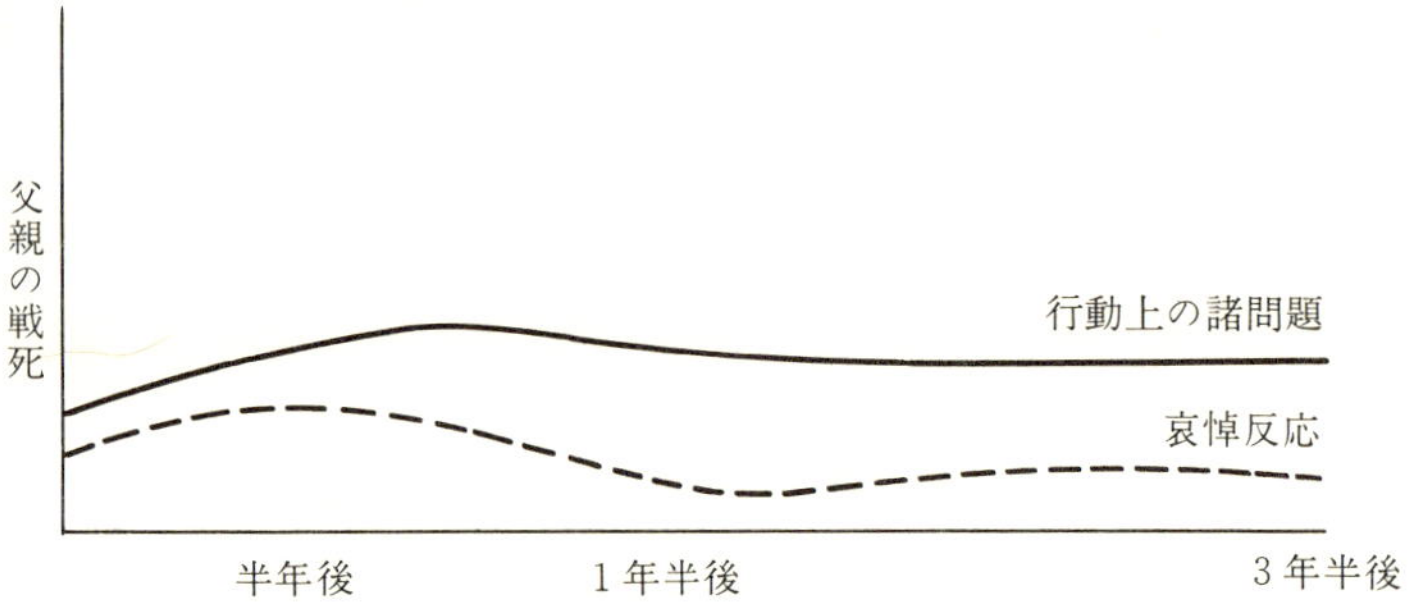

の戦死後二年目にピークに達する傾向を示した。この遺児たちの七〇パーセント近くは、調査した三時点のうち少なくとも一時点で強度の情緒障害の徴候を示したし、約四〇パーセントは三時点すべてで特徴的な病的死別反応を示した。これらの反応はさらに「哀悼反応」と「行動上の諸問題」の二つに区別された。「哀悼反応」には泣き叫ぶこと、父親の死に対する現実否認、追憶、悲哀、思慕などが含まれ、これらは二年目になってから減少する傾向を示した。一方、苦痛やフラストレーションに対する闘争回避型の対応に代表される「行動上の諸問題」は過度の不安・依存型と、反社会的攻撃型の二つのタイプに大別されたが、この両タイプの共存が認められる者が多かった。そして全調査時点を通して、これらの行動上の問題が高レベルで持続していることが認められた。当初の数か月から高度の情緒障害が見られた遺児たちは、概して深刻かつ持続的な病的死別反応を呈する傾向を示した。〔図7・1〕は以上の調査結果を図式化したものである。

　以上の調査結果は著者らによる調査〔249、252〕の結果ともきわめて類似している。つまり著者らの調査でも親と死別した子供の大半が、それも予期しない無残な死によって親を失った場合にはとりわけ高度の徴候と苦悩反応を示したのである。戦争によって親と離ればなれになった子供たちについての調査でも同様な結果が認められているが、その徴候のパターンには個人差があり、行動上の異常のほか不安・抑鬱など個別的な障害も認められた［039］。家族の死傷や住居などの喪失が病的な状態につながる危険性を追跡調査で明らかにした研究でも、災害に関連した心身の不調に近親死が果たす役割が裏づけられている［184］。大竜巻で被災した子供たちについての調査では、たとえば自分の家族のなかに死傷者がでた十二人の子供のうち十一人までに情緒障害が認められるなど、やはり死別による影響が指摘されている［028］。

こうして見ると災害によって子供が体験する死別は、それ自体またはその死別が当人にとって大切な人たちにおよぼす影響を介して、きわめて重大なインパクトになるのである。

子供の立ち退き・転住体験　住居の喪失、家庭のしきたりの崩壊、親・友だち・学校・親しい近隣・環境との離別、おもちゃなど大切にしていた物の喪失、なじみのない収容施設や環境――これらはすべて被災後の時期の子供たちにとってのストレス要因になるだろう。これらの体験が立ち退きや臨時の避難場所での生活によって長びいたり、とりわけ混乱が繰り返され家庭生活と学校生活を変える転住が繰り返される場合には、子供への影響は本格的なものになるだろう。このような状況でしばしば重要な可変要因になるのは、親の側の反応の仕方と、親がどの程度まで子供を安心させたり子供の情緒的な反応に対処できるかである。

被災後の初期には子供は「おとなしくていい子」にしていることが多く、被災の影響は顕著には現れない。しかし立ち退きにからむ家族内の緊張はすぐにも子供に影響を与え始めるし、子供自身の被災後の日々の経験と災害による心傷の影響も現れ始める。災害以外の状況での調査研究でも明らかなように、混乱の繰り返しと親側の不調和が子供の問題発生に大きく関与しているようである。

立ち退きと再定着のストレス要因による障害は、一定の情緒・行動障害のパターンを示すようである。この障害については持続的かつ深刻化する親側の不調和が、子供の行動上の障害をつのらせることを強調し、このような子供の治療の困難性を指摘した研究［297］、また非協調的で要求がましい親自身の問題のため、子供に対して必要な支えと安心感を与えることができず、子供が災害という現実を同化・統合する能力を阻害されることを強調した研究［028］などがある。さらに親が抱えている災害にからむ持続的な問題が子供の障害をつのらせることも明らかになっている［189］。

幼少時の個人的な災難　災害時の危険と死との遭遇に対する子供の反応にもっとも類似しているのは、子供が幼少時に体験する暴力と虐待であろう。子供に対する虐待とそれが子供の行動と発達におよぼす影響については数多くの研究があるが、この場合もまた暴力・虐待を思い出す引き金になるものに対して、子供は恐怖、不安などの反応を示すのである。そのような体験の再来を恐れ、なんとかそれを回避したい気持ちが、子供の心的負傷後の反応に認められる［109］。

暴力・虐待以外にも子供に死と危険の反応を引き起こすさまざまな状況が考えられる。たとえば自動車事故に巻き込まれたり、親が殺害されるのを目撃した子供も心傷や死別による諸反応を呈することが知られている。親やきょうだいとの死別、それも事故や心臓発作など予期しない死別の場合はとくに、かなりの個人的災害反応を生むようである〔102、249、252〕。また子供にとっての立ち退きや再定着にともなう問題は、移転の繰り返しや全寮制の学校、収容施設など親以外の許に預けられるという形でも現れるが、頻繁な住居の移動はそれにともないがちな家族内の調和の乱れとともに、子供の情緒面での問題の原因になることもよく知られている。

災害に対する子供の対処　家族・教師・友だちとのつながりは、被災後の時期での子供の対処を助けるためにきわめて重要であろう。家庭生活のなかでの愛情と配慮を保証することがまず何よりも重要であり、家族の分散によってこれが得られない場合、しかも被災直後の時期ならなおさら、子供にとっての諸問題が生じがちである〔181〕。このことは戦争によるストレス状況のなかでも認められている。つまり戦場から避難させられた子供たちに不安と行動上の乱れの徴候が現れ、これらの徴候は戦禍を受けた元の場所で家族と再結合してはじめて改善に向かう。

家族とともにいること、それに家族が愛情を示しそばにいてやることが、子供にとってはとりわけ必要のようである。被災後まもない時期の子供にとってはとくに、親がその退行的な行動を容認してやり、あれこれ強要しないで慰めてやることも必要である。この時期が過ぎたあとでは、ふたたび親のしつけによって子供を引き締め、正常な望ましい家庭生活に戻すことが必要であろう。

しかしながら肌身に触れての親密さと何が起こったのかという事実を知らせることの必要性は、いくら強調してもしすぎることはない。このことは「聖灰水曜日の大火」、ダーウィン市のサイクロン災害、ベルファスト市の暴動での子供の状況の調査で明らかにされている〔028、095〕。死傷、入院、避難などのため子供にとって大切な人間的なつながりが失われた場合、それに代わる他者からの配慮が子供にはとくに必要になろう。親が自分自身の悲嘆、心傷、復旧、転住の重荷にかかりっきりになっている場合には、子供のニーズを充たすことができるように親の方を支援することが必要だろう。災害体験によって家族の団結が強まり、情緒面での支えを必要としている身内の者に対してよりうまく対応できる場合もあるが、もしそうでない場合には外部からの支援が必要になるだろう。つまり子供にとっては家族以外の人間関係に安心感と親密感を求める必要が生じよう。この意味で学齢期の子供にとっては教師の存在がきわめて重要であるとともに、学校という教育と規律の場が慰安の場にもなろう。教師はまた自分とつながりのある個々の子供に対して、共感的な気持ちの支えを与えることができる。しかし親の場合と同様に、もし教師の側がみずからの体験や子供の情緒的な苦境への恐れに圧倒されていると、これが不可能になるかもしれない。

事態の精神的な克服への力はさまざまな形で現れる。年長の子供はもちろん、幼い者でも自分たちの体験したことの意味を尋ね、それを整理しようと努める。大人と同様に子供にとっても、災害の予期の段階から継続的な情報収集が肝要なのである。幼い子供は自分が災害の原因になったのではないかと心配することが多く、たとえば自分が「大竜巻を起こした」とか、自分の蠟燭遊びが「大火事になった」と思い込んだ事例がある。また何が起こったのかまったく理解できず、地震を体験した子供が「世界が海の方へ滑り落ちていった」と思ったりするのである。子供に事実を説明してやり、子供の恐怖の原因などを筋道を立てて話してやることが事態の精神的克服に役立つ。

自分の気持ちや体験を言葉に表すことが困難な子供にとっては、感情や意思を言葉で表現しつくす

〔図7・2〕子供が描いた叢林火災
「ぼくがお日さまを消してやろう」

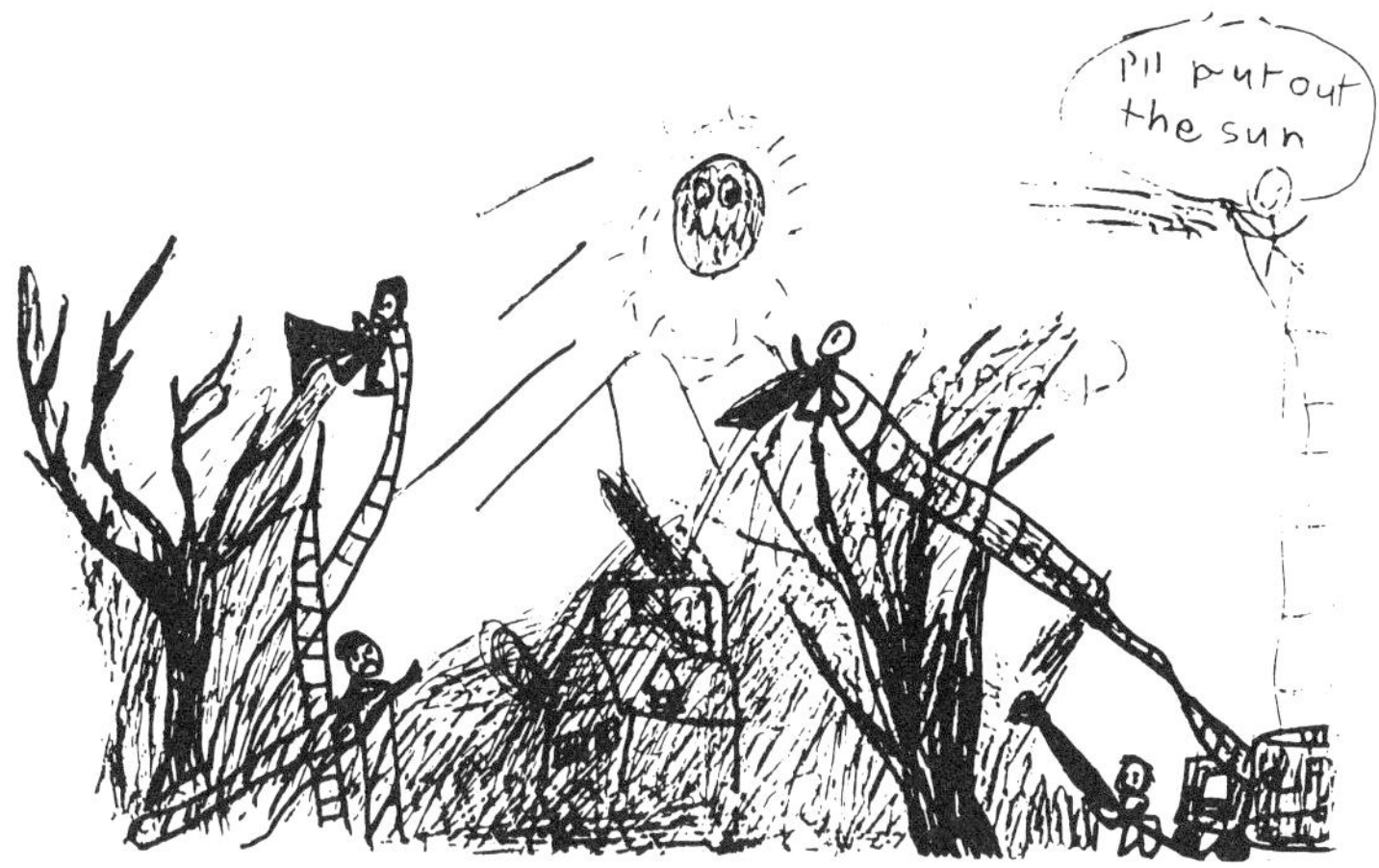

「トーキング・スルー」に頼ることはできず、むしろ体験したことをいくらかでも「遊び」を通して解除しようとするだろう。ただ心傷性の体験を繰り返して再現するだけなら別だが、それを遊戯化するということは恐怖と無力感の一部なりとも解消して、事態によりよく対処する機会を子供に与えることになる。この意味で、体験を絵や図で表すことも有益である（図7・2）参照）。思春期の者にとっては作文や一種の証言や回顧として文章で表現することも同じように有効であろう。グループのなかでの遊戯、話し合い、さらに本格的な演劇化なども克服への手助けになり得る。まだ親に依存していながらも子供が他の子供を手助けすることができ、さらに被災後の状況の克服への年齢相応の実際的な役割を果たすことができるなら、それも当人にとって

有益なことであろう。

起こったことを回顧し疑問を問いただすこと、そして発生した人的・物的喪失の意味を理解できることが子供には必要だろう。結局は自分の精神内に同化・統合しなければならない現実から偽りの保護を受けているよりは、むしろ死んだ近親の葬儀に参加したり、その死について家族と話し合ったりできる方が、克服達成への道になろう。克服に向けての親と子供の相互関係で重要なのは、親の側に言行の不一致や混乱があってはならないということである〔267〕。子供に自分の恐怖や体験を話させるためには、かなりの励ましと勇気づけが必要かもしれない。そのためには、きょうだいや他の子供たちはその時どうしたかを尋ねてみることが役に立つだろう〔095〕。そして子供の苦しみを認めて対応する場合には、親でも他者でもまずその子供が自力でストレスを克服できるという楽観的な期待を伝えてやることが、きわめて有益である〔331〕。

情緒面での対応と解除が子供にとってとくに困難な場合がある。怒り、恐怖、悲しみ、思慕に圧倒されないために、子供にはこれらの情動を少しずつ発散できることが必要である。親との交流や遊んだり絵を描いたりすることでこれができることもあれば、そうはできないこともあろう。自分の情動を調整・抑制する能力が低い幼い子供はとりわけその情動によって圧倒されやすいし、将来に危険を残すような微妙な心傷を受けることさえある。もしも親が死んだのなら、子供にとってその死別の苦痛はとくに激しいものになろう。しかし子供にはそのような気持ちを断続的に解除してゆく傾向があり、激しい苦痛を和らげ喪失のショックを徐々に吸収・同化するために、さまざまな防衛策を講ずる者が多い〔083〕。幼い子供なら死ということの終末性を拒否することにより、また年長の子供なら引きこもりと無視によって自己防衛するだろう。いずれにしても子供は自分を精神的に支えてくれる人間関係や対人環境のなかで、自分の恐怖や苦悩をなしくずしに解除することによって適応してゆくのである。

大人と同様に、将来に希望をもつことが子供の対処方法の一部になることが多い。ただしこうなるためには、子供なら少なくともある程度の好ましい体験をすでに内面化していることが必要だろう。バッファロー・クリークの被災児童たちには、うちひしがれ動揺している親たちよりも顕著にこの希望が認められた［204］。しかし希望を持続するためには、子供は自分の環境になんらかの安定感をもち、また楽しい時、楽しい気分が戻ってくるのだと、自分を取り巻く家族の者もすべて思っていると感じていることがおそらく必要であろう。

子供の側の過去の心傷の影響や親子関係に既存の問題がある場合には、子供の対処が損なわれるかもしれない。また災害のもたらすストレスが親子関係にさまざまな形で影響するかもしれない。そのストレスの程度によって子供の対処は大きく左右されようが、それはもしその程度が極端に強烈な場合には子供のストレス体験は深刻なものになり、親もそのストレスの持続的な影響下にあって子供のニーズを充たしてやれないだろうからである。また混乱の継続や家族内の不和も子供の対処不全を招くかもしれない。すでに述べたように、幼少の子供が精神的に傷つきやすいとする説［181、199］と、反対に年長の子供がそうであるとする説［028、095］があるが、要するにさまざまな子供がさまざまな影響の受け方をするということだろう。もし肝心の親が極度に動揺していれば、とくに幼い子供はそれだけ他からの助けが得られないことになろう。ほとんどの調査研究が男児も女児も同じように影響を受けることを示している。親が対応できないため子供が親の役割を果たさねばならなかった場合にも障害が生じよう。いずれにしても結局はストレスの強さ、とりわけそのストレスが家族に与える影響の程度が、災害に対する子供の対応を左右する可変要因になるだろう。そしてたいていの場合、大人と同様に子供も災害のもたらした心傷からの立ち直りにさいしては、したたかな回復力を示すものなのである。

災害と家族

災害という状況のなかでの家族の意義はとくに重要である。災害の脅威や衝撃がもたらすストレスが家族内の絆を強め、家族が一つの単位、つまり一つのシステムとして対応することが多いのである。この家族というシステムの境界線は弾力的で、災害からの立ち直りの過程では、必要な援助や便宜を与えてくれる親戚や諸団体など他のシステムと自由に相互関係がもてるように開かれている。家族ぐるみの反応や家族内部の相互関係については、さまざまな災害形態のなかでの調査研究がある［030、073、074、075、085、299］。

災害を段階別に見ると、まず「脅威」の時期には家族は寄り集まり、助け合いと行動計画をともなった一つの単位として災害に立ち向かおうとする。そして避難その他の適切な対応について家族内部で意思決定がされるが、家族が団結している場合にはその決定はすばやく補強され即実施に移される。その結果、災害の圏外に住む親族縁者を頼って家族ごと避難することが多いが、いっしょに災害を凌ぐために圏内に住む身内の者の許へ移ることもあるだろう。一つの生活単位としての家族の機能は、その一体的な行動が適切な場合には、全般的な災害対応に役立つのである。もし適切でなくて、たとえば近づく洪水の危機を前にして家族ぐるみで避難を拒否するような場合には、逆に支障をもたらすであろう。家族はいっしょの輸送手段によって避難することが多く、避難先では親族縁者や隣人たちとできるだけ近くにいて、親密な対人システムを再構築しようとする傾向がある。もし家族が離ればなれになると、精神的な苦痛が生じ、たとえ生命を危険にさらしてでも家族を合体させようとして思い切った行動を起こしがちである。

災害の「衝撃」時には、家族はその構成員全体の生存を第一目的とした一つの単位として行動する。ブリザード（暴風雪）のように衝撃が持続する場合には、家族の助けの手はまずその構成員に向けられる［224］。衝撃期間が短い災害では、家族の行動はとにかくいっしょにいて死傷を避けることに集中するのである。

「被災直後」の段階では、単位としての家族はまず第一にその構成員の安全・救助に専念するのだが、その後は友人や他人にまでも助けを差し伸べることになろう。家族の誰かが災害に巻き込まれたり所在不明になった場合には懸命の捜索が行われ、もしも閉じ込められたり死傷が気づかわれる場合には、その災害現場から家族を引き離すことは事実上できなくなるだろう。そして家族のなかでももっとも幼い者、もっとも弱い立場にある者の保護が最大関心事になるだろう。

「長期的立ち直り」の段階では、それぞれの被災家族同士または親族縁者に避難場所、援助その他の便宜を求めることになろう。赤十字、救世軍その他の宗教団体などの組織が、親族縁者にはできない援助を提供できるかもしれない。社会的・経済的な地位が低い家族ほど、このような組織に依存する傾向が強いことを示した調査結果もある。運命に対する諦観とか外界のことを自我とは無縁とする考え方など、社会・文化形態の差異によっても家族単位の対応は大きく影響される。また片親、とりわけ母親だけの家庭など、家族形態によってその災害対応がより脆弱になるかもしれない。

家族の立ち直りに関与する諸要因については、アメリカでのある大竜巻災害の事例を厳密かつ幅広く調べたR・C・ボリンの研究がある。それによるとまず家族や親しい友人・知己との死別が立ち直りの遅れに関与する。転住の繰り返しをともなう再定着への過程は、余暇の減少、災害に対する個人的な動揺の持続、家族内の人間関係の緊張をもたらす。また被災家族への精神的な影響は長く尾を引く傾向があり、七五パーセントの家族は被災後一年半経ってもまだその災害に起因する精神的な障害を克服できないでいた。しかしながら人的・物的に大きな喪失を経験するなどストレスが多かったにもかかわらず、大多数の家族がその絆を強めたのである。予期に反して概して老齢層の方が影響の受け方が少なかった。この大竜巻の猛威に直接さらされた者ほど、不安、不眠、悪夢などの後遺症状が続く傾向が認められたし、家族、友人、隣人に死傷者が出たり、災害の事前の警戒期間が短くてショック作用が強かった場合は、とりわけこのような症状が長びいたのである。他の災害でも当てはまることが多いのだが、この大竜巻災害での被災家族の一般的な反応は「これは一生に一度の経験で、おかげで人間関係をより大切にするようになったし、物質的な所有物には前ほどこだわらなくなりました」とか、「家族としての親近感が強まりました」という被災者の言葉によく表れている [032]。

当然ながらこのような反応は、家族としての機能が大きく損なわれてしまったバッファロー・クリークの水害惨事での調査結果とはまったく違っている [295]。また「聖灰水曜日の大火」のある被災

〔図7·3〕家族の立ち直り（032）

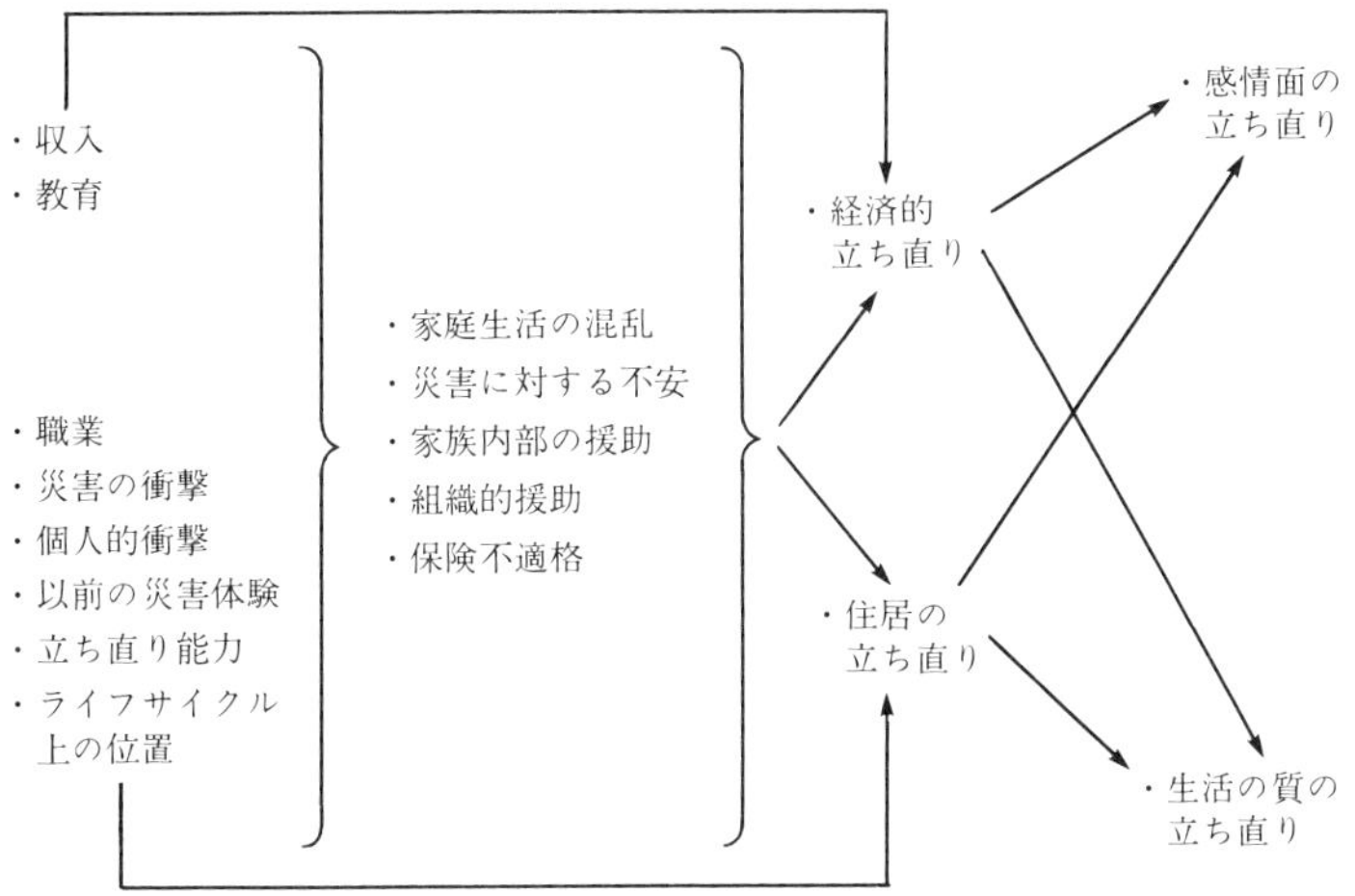

者の次の言葉も対照的である――「私たちの家族はすっかり変わってしまいました。お互いに話し合うことができなくなって、みんな自分だけの世界に閉じ込もっているのです。もう以前の家族には戻れっこないんです」

ボリンの研究では死別、物的喪失、それに全般的なストレスが家族の立ち直りに影響しているようである。また大家族は被災体験によるストレスを生じやすいが、年長者と高学歴層はそうではない。組織的な被災者支援がこのようなストレスの緩和に役立つ。他の研究でも明らかにされているし当然のことでもあるのだが、家族の収入が多ければそれだけ被災後の事態収拾はより容易になるが、これは高収入の家族は危機にさいして頼れる便宜が多いのが通常だからである。

ボリンはまた災害からの立ち直りを「感情」「経済」「住居」「生活の質」の四つの面に区分し、前出の大竜巻災害のデータを駆使して家族の立ち直りに寄与する要因を検索・分析して、立ち直りの一般的パターンにおいて重要ないくつかの相関的な要因を〔図7・3〕のように示している。

災害が家族におよぼす影響は多面的であり、災害の衝撃と余波のもたらすストレスとさまざまな対処の必要性によって、家族内の力関係の複雑さが浮き彫りにされよう。つまり災害時と被災後には、ある役割が家族のなかのAには与えられるのにBには与えられないというようなことが起こる。このような役割分担には合目的性があることが多い。たとえば災害時におおっぴらに怖がることを容認された者は、家族全体に代わって恐怖を引き受けることになる。災害の警告に応じて不安がり、用心深くなり、対応の準備をする者は、そうすることによって残りの家族の者たちを災害に対して強気にさせることができるのである。また災害によってショックを受けて苦しむ者は、世話を受けるという役割を与えられたことになり、その役割を果たすことで残りの家族に災害に対する強さと対処の自信を与えることになろう。この役割分担が食い違って、たとえば勇敢であるべき者が怖がったり、弱者であるべき者が強者になったりすると、事態は面倒なことになる。だから災害にさいして大人の役割を引き受けた子供には、あとになって問題が生じかねないのである。大人の役割を課せられた者はとくに、甘えたり他からの保護を受けたいという欲求を充たすことが困難になる。

家族内のある者の苦しみが他の家族構成員の機能性におよぼす影響は、その家族内の力関係と安定性とかなりのかかわりをもつだろう。親の苦悩が子供の動揺の原因になりやすいし、子供の動揺は親の苦しみの原因になろう〔189、199〕。それに親は過保護に、子供はわがままになりやすい。夫婦間では災害の話題を避けたいという欲求や、精神麻痺、不安その他の災害に起因する諸反応のために、結婚生活の調和と親密性が乱されかねない。薬物やアルコールに溺れたり、「行動化（アクティング・アウト。抑圧された感情を無意識に行動に表すこと）」現象が家族としての機能をさらに損なうことになりがちである。立ち退きと転住がもたらすストレス、とりわけ正常な家庭生活と社会的ネットワークの崩壊は、個々の家族構成員や家族全体の立ち直りに逆作用するだろう［032、086］。

そして被災後の家族という場でのストレスにさまざまな形で反応し影響を受ける最たる者こそ子供たちである。子供たちの立ち直りが即、家族の立ち直りにつながり、子供たちに問題が残っていることが即、家族全体の機能不全が続いていることの証左と言える。

災害と老人

社会のさまざまな階層や集団が災害にどう反応するかを調べてきた研究者たちは、ある階層なり集団なりが他よりも災害の影響を受けやすいと推論することが多い。この観点から子供をもつ女性、子供、思春期の男女、それに老齢者が災害に弱いと見なされている。とりわけ老齢者は弱いと見られることが多い。つまり老人は土地への愛着が強く、警告に応えての避難が遅れがちであるとか、住居や生涯かけて大事にしてきた物を失った場合にはとりわけ精神的な立ち直りが困難だと指摘されている。しかしすでに述べたように、前出の大竜巻災害についてのボリンの調査では実際はその逆で、若年層より老齢層の方がより良好な立ち直りを見せる場合が多いことが明らかにされているのである。これを裏づける別の研究では、やはり大竜巻災害の事例から、若年の被災者と比べて老齢層の方が不安に駆られることが少なく、不安をより早く解消し、心身のストレス性反応もより少なく、家族や外部社会との相互関係の混乱は少なく、さらに親戚や友人・知己との人間関係もより良好に経過したことが報告されている［021］。水害によって大規模な立ち退きを迫られた被災者たちについての調査でも、老人の方が公共機関に対してあれこれ要求を出すことが少ないことが判明している［233］。

これらの調査研究の成果はすべて、老人は概して健康状態が悪く、動きが鈍く、低収入だから災害に対してより脆弱な立場にあるだろうとの予想を覆すものである。ただ実際には老人の問題点を強調した調査研究が多く、たとえば老人は事態への認識が甘く警告を無視して避難を怠ったりするから、死傷と喪失の被害を受けやすいだろうと指摘されている［034］。また老人は災害によって死亡する割合が高いので、それだけに生き残った老人はより強いだろうことも示唆されている。たしかに老齢層の方がより多くの人的・物的喪失をこうむるように見え経済的な立ち直りも遅れがちだから、被災後の援助と社会復帰訓練を受ける必要があるのに、要求や苦情を表明したがらないから、比較的に無視された立場に置かれかねないのである。老人の情緒面での問題を採り上げた研究もあるが、一方では老人にはそのような問題は見出し得なかったとする調査結果もある。いずれにせよ老人たちは自分の問題を明確化することをためらい、また助けを求めたりせっかく利用できる便宜供与もあまり利用したがらないようである。

老齢層だからといってその人的・物的喪失はとくに大きい訳ではないが、被害意識はより強いし、死傷の割合はより大きいので、それだけ喪失感もつのるのであろう［034］。他の調査でも明らかにされていることだが、老齢層は身内からの援助も含めてせっかくの大切な援助の利用度が低い。そして若年層に比べて老齢層は情緒面や家族関係面での問題の発生率こそ低いのだが、いずれの層にも災害に起因するかなりの持続的な情緒面への影響が認められ、それからの立ち直りのテンポもおおよそ同じである。そしておそらくは援助の利用の仕方が少ないことと経済力が弱いこととのために、老齢層の経済的立ち直りは遅れることになる。

結論として言えることは、老人は災害の脅威があるという現実の受け入れ方が遅く、その結果として死傷が多くなるかもしれない。そして生き残った場合には立ち退きや経済上のかなりの支障をこうむるかもしれない。しかし老人はその場の状況に「もっとうまく身を任せる」し、しかも文句を言わないのである。老人の精神的な傷は深いかもしれないが、それに静かに耐えて、利用できる物心両面の援助にさえ頼らないことが多い。ある老婦人の次の言葉が、このような傾向をはっきりと示している。

「それはひどい恐ろしいことでした。何もかもいっさい失いました。どうにも取り返しはつかないでしょう。でも若い人たちはもっと大変でしたよ。やっと人生のスタートを切ったばかりなのに——ひどいショックでしょうよ。私たち夫婦はもう充分に生きてきましたし、これまでにもひどい目に会ってきました。なんとかなるものですよ。自分の子供たちにも、誰にも迷惑はかけたくありません。なんとかやってゆきますよ」

Ⅱ　被災者の救済

八　精神衛生と適応

「この数字は当面の死傷者数を表しただけで、生き残った人たちが心に受けた損傷はとても計算できない」［278］

地域社会全体を揺るがす大惨事でも、個人とその家族だけに影響する私的な災難でも、およそ災害の体験は必然的に対処能力への試練となり、またさまざまな行動上の反応をもたらすことになる。そして被災体験自体と被災の結果に対する適応の心理過程のなかで苦しみが生まれよう。この苦しみがその場かぎりの反応にとどまって被災後数日か数週間で治まることもあれば、また心身の不調、乱調、障害、そして疾患をもたらすほど深刻な場合もあろう。そして人によっては災害の試練がいかに苦しみに充ちたものであろうとも、それが人生に対する新たな前向きの適応への道につながるようである。

被災後の病的状態の程度やパターンとそれに相関する要因を理解するためには、災害についてさらに系統だった研究を進める必要がある。そうすることによって病態が生じる可能性の理解とその予防ができることになろう。

被災後の病態という問題については、これまでにその解明を試みた数多くの貴重な研究がある。しかしその多くは、適切な方法論に欠けること、回顧・記述的な研究にとどまること、そして病態についての周到な基準と比較対照集団を活用できないことなどによって妨げられている。さらに調査結果を判定する基準の不備、調査の対象が苦しみそのものなのか、それとも疾患なのかが不明確なことからも支障が生じている。しかしごく最近になって、一貫性のある調査パターンをもったいくつかの重要な研究成果が現れ始めた。

この分野での調査研究を困難にするもう一つの問題は、被災して苦しんでいる人たちを調査する場合の倫理的な配慮の必要性である〔270〕。さらに災害は病院など地域社会の公共機能を破壊することがあるので、入院患者数、社会指数、記録類などからの生《なま》のデータの利用にも問題があることが多い。だからセント・ヘレン火山の降灰被害の研究〔005〕とか、イギリスのブリストル市の水害についての研究〔022〕のように、公共サービスの被害が少ない場合にのみこのような統計数字の利用は有意義ということになろう。

最近設立された「災害精神医学国際研究班」はこの分野での方法論上の諸問題を提起して、今後の調査研究のための基本的な方法論の開発を試みている〔255〕。また「世界保健機構（ＷＨＯ）」と、たとえばオーストラリアの国立精神衛生研究所の「非常時精神衛生センター」などとの協力は、災害にかかわる社会精神医学的な諸問題のデータ・ベースの集積に役立つはずである。

災害に関連した心身の病態を扱う場合には数多くの局面を考慮する必要がある。すなわち災害のストレス要因に対する反応、初期的徴候のパターン、個人・社会両面での病態のパターンと程度、「被災症候群」ほか災害に関連した精神医学上の諸症候群、心傷性ストレスや死別による障害、精神麻痺その他の生存者の病態、心身相関性の障害、身体的疾患、被災ストレスと死亡の関係、病的な結果を招く可能性を抑止するための保護策などの局面である。さらに子供と負傷者の反応や地域ぐるみの病態を示す集団指数などの局面も考慮されるべきである。

災害ストレス要因への反応

災害を観察した者にも災害に巻き込まれた者にもはっきり判るのは、災害とその直後の時期の人間反応には平常とは異なるものが数多く見られるということである。多くの感情面での反応があり、ほとんどの者がそのうち少なくともいくつかは経験することになる。茫然自失や逸脱行動などいわゆる「被災症候群」は、災害の衝撃とその直後の反応であり、これは災害に襲われた人たちの約二五パーセントに発生すると認められている。このシンドロームは当人の環境が完全に破壊された時にもっとも起こりやすい［315］。そして普通なら数時間、長くても数日間以内に収まるが、まれには長期化して精神麻痺その他の深刻な障害に移行することがある。

不安感やそれに関連した諸反応はきわめて一般的で、それは衝撃にともなう高度の覚醒状態の時から継続することもあるが、数時間または数日間の潜在期のあとで現れることが多い。前出のノルウェイの塗料工場の爆発・火災事故の被災者たちについて、この問題を徹底的に究明したL・ウェイサスの調査［317、318］では、この災害にさらされた人たちのうち九〇パーセント以上が、救助されて五時間以内に不安反応を経験したことが判っている。「心傷性不安症候群」とか「危険という心傷に対する正常なストレス反応」と呼ばれるこの反応には、不安感が頻繁にぶり返すこと、不安感に起因する睡眠障害、驚愕反応、災害現場に近づいたりとどまることに対する恐怖などが含まれる。この惨事をもっとも直接的に体験した人たち（ウェイサスの分類によると「Aグループ」）では、その反応は臨床的治療を要するほどの症状になった。この時期に現れる他の反応は、それが直接に不安感に起因したものにせよ、あるいは対人関係の忌避など不安感に圧倒されないための自我防衛を目的としたものにせよ、いずれにしても二次的なものであった。苛立ち、抑鬱、罪責感、屈辱感なども二次的なものだが、これらの反応はこの段階ではあまり表面化しなかった。

ウェイサスによれば、この事故の「Aグループ」の被災者のうち四三パーセントに災害発生一週間後の時点で心傷性ストレスの徴候と障害が認められた。これ以外の被災者のうちで同様な心傷性の不安徴候を示した者はわずか二五パーセント、比較対照集団（事故当時、工場内にはいなかったが爆発を目撃した従業員たち）では一〇パーセントにすぎなかった。不安感そのもの、睡眠障害、事故現場への恐怖感などいくつかの不安徴候は第一週内に軽減する傾向を示したが、対社会的引きこもり、苛立ちその他の徴候は増大し、不安度の平均値も概して上昇した。ごくわずかながら心身不調の遅発性反応も認められた。当初の数週間は二〇パーセント以上の者に作業機能上の支障が現れたものの、作業と対人的協力関係に早く復帰することが適応に役立ったことが判った。爆発を目撃し自分の身内の者の安否が判らないという心傷を受けた多くの人たちもまた、不安徴候、とくに身内の者がもっとも危険度の高い状況にいたことによる不安感に苦しめられたことは、興味深い事実である。この場合、配偶者は不安徴候を、そして子供たちは退行的な徴候を示したのである。

D・ゴールドバーグ式「精神衛生一般調査表（GHQ）」を利用した調査研究もいくつかある。これは災害体験による反応などを一般的な精神機能障害の尺度で調べて、精神医学上の症例と判定しうる可能性などを点数化する調査方式である。サイクロン災害でダーウィン市を立ち退いた人たちについて、このGHQ方式で調査したG・パーカーによれば、五八パーセントの人たちに立ち退き後一週間以内に「患者と判定しうるレベル」のストレスが認められた。調査対象のうち、このレベルに達していた女性は七〇パーセントにもおよんでいたが、被災後十週間の時点では四一パーセントにまで減少した〔218〕。また南太平洋フィジー諸島を襲ったサイクロンの被災者についての調査では、被災者のGHQ度は被災八週後の四五パーセントから十二週後では一九パーセントに減少した〔088〕。スリランカでのサイクロン災害についての調査では、当初には被災者の七〇パーセントに認められた不安感と精神的苦痛が四週後には四七パーセントに減少していた〔222〕。

長い時間的な経過のなかでのこのような反応の減少を調べた調査は他にもある。被災後一週間以内での反応者のパーセンテージは七〇から二〇以下までの差異があるものの、これは主として災害体験の激甚度と相関するようである。少なくとも全般的な反応のレベルは初期の数週間は高いままで推移するにしても、十週後までには通常は顕著な低下を示し、一年間にわたって漸減が続くことは、〔図8・1〕に示すとおりである。

近親死、自動車事故その他ストレス性の個人的、日常的な出来事についてのGHQ方式による調査結果も、〔図8・1〕の示すところと異なってはいない〔272、310〕。

災害時の反応としては上記のほかに、抑制が利かない反社会的な行動が挙げられるが、この問題については論述はされているものの、科学的な調査結果は見られない。このような行動は普通は被災直後の時期だけに見られるもので、略奪、盗み、攻撃的行為、乱交など性的逸脱行為、過度の飲酒など

〔図8・1〕被災後の精神的障害の時間的経過

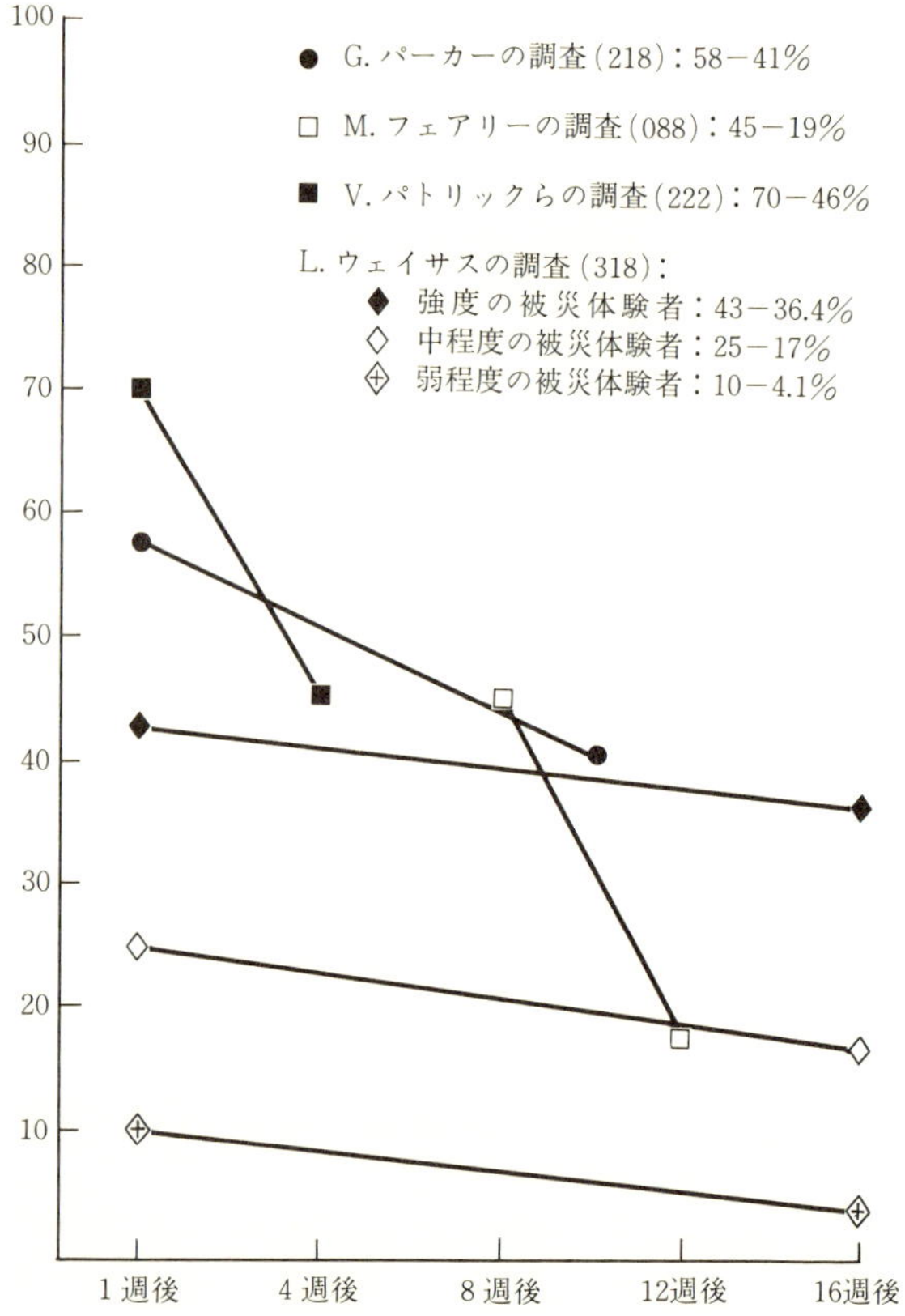

が含まれよう。しかしこれらの行動のほとんどは、まるで災害による「懲罰」を浄化し、それがさらに拡がるのを予防するかのように、社会的、倫理的な規制が強まるにつれて急速に鎮静化してゆくものである。

精神生理学的な諸反応、とくに嘔吐、胃部の違和感、下痢、動悸など不安感に付随する生理的症候も、被災直後の段階では少なくない。これらの反応もたいていは一時的なものである［088、218］。次の記述はその一事例である。

二人の子をもつ二十七歳の既婚者A氏は、衝突事故を起こした列車の一輛目にいた。軽い傷を負って車内に閉じ込められていたのだが、結局は独力で脱出できた。衝突のショックで驚愕状態にはなったものの、やがて自発的かつ冷静に状況判断ができ、損壊した車輛のなかから這い出すことができたのである。片腕に軽い裂傷を負っていたが、痛みはなく自分では負傷に気がつかないでいたので、血が噴き出しているのを見てショックを受けた。その場に座り込むとパニック感が押し寄せてきた。動悸が激しくなり汗が噴き出し、手が震え嘔吐した。その後数日間はパニックの波に繰り返し襲われた。ふたたび通勤列車に乗ることが怖くてできなくなり、このため職場に復帰できなかった。事故の記憶が頭から消えず、ショック、パニック感、自分ではどうしようもない無力感に圧倒され続けた。事故を思い出させるようなことや事故のことを尋ねそうな人はすべて避けたいのだが、一方では自分の事故体験を繰り返して話したい衝動があった。車輛内に閉じ込められたこととそのショックが悪夢となって再現し、眠りを妨げられ、事故の時にはあげなかった悲鳴をあげながら目を覚ますのだった。だが最初の数週間はひどかった悪夢もパニック感も次第に治まってきた。まず仲間が職場まで車で乗せて行ったり、ついで毎朝列車に乗るように駅まで同行したりするうちに、A氏の苦しみは徐々に減退していった。A氏の妻は夫に共感できるタイプの人だったし、友人・仲間たちとの会話が支えと励ましになった。職場での実務に復帰したことと、思うこと感じることを自由に表出することで対処しようとする当人自身の努力が、立ち直りに役立った。列車がガタンと停車したり、大きな衝突音が聞こえたりすると、一時的な「ぶり返し」があったものの、A氏の症候のほとんどは三か月以内に治まってしまった。そして今回の事故の全体験が結局は自分を強めてくれ、家庭生活の大切さを気づかせてくれたこと、また総じて積極的に対処したことが良かったことを感得したのである。

被災後の病態のパターンと程度

M・J・ホロウィッツのストレス性反応についての研究〔134〕や、DSM－III（アメリカ精神医学会制定の精神障害の診断と統計のためのマニュアル）などの作業基準にもとづいて、心傷性のストレス障害（PTSD）が系統的に規定されるようになったのはごく最近のことである。被災後の病的状態の判定を試みた過去の記述的な調査研究では、その症候の多くを「心傷性神経症」として分類していた。災害による精神医学的な病態の疫学的研究の主なものとしては、ブリストル市やブリスベーン市の大水害、スリーマイル島の原子炉事故などについての諸研究、L・ウェイサスによる前出の工場爆発・火災が地域住民におよぼした影響についての貴重な研究、A・C・マックファーレンのオーストラリアの叢林火災の被災者についての研究、バッファロー・クリーク水害やナイトクラブ火災などについてのアメリカでの研究、そして最近ではセント・ヘレン火山の降灰被害についての長期的研究〔281〕などが挙げられる。

これまでのほとんどの調査研究の災害に関する精神衛生上の諸問題の採り上げ方は、被災前の当該地域の状態についての背景知識が得られるさいにはそれと比較するか、または当該災害を体験しなかったか、したとしてもその程度が軽かった比較対照集団と比較検討するというものだった。これらの研究は概して被災後の障害の全般的なレベルを扱っていて、なかには医療機関利用度などのデータを

〔図8・2〕被災後の精神的障害者の割合

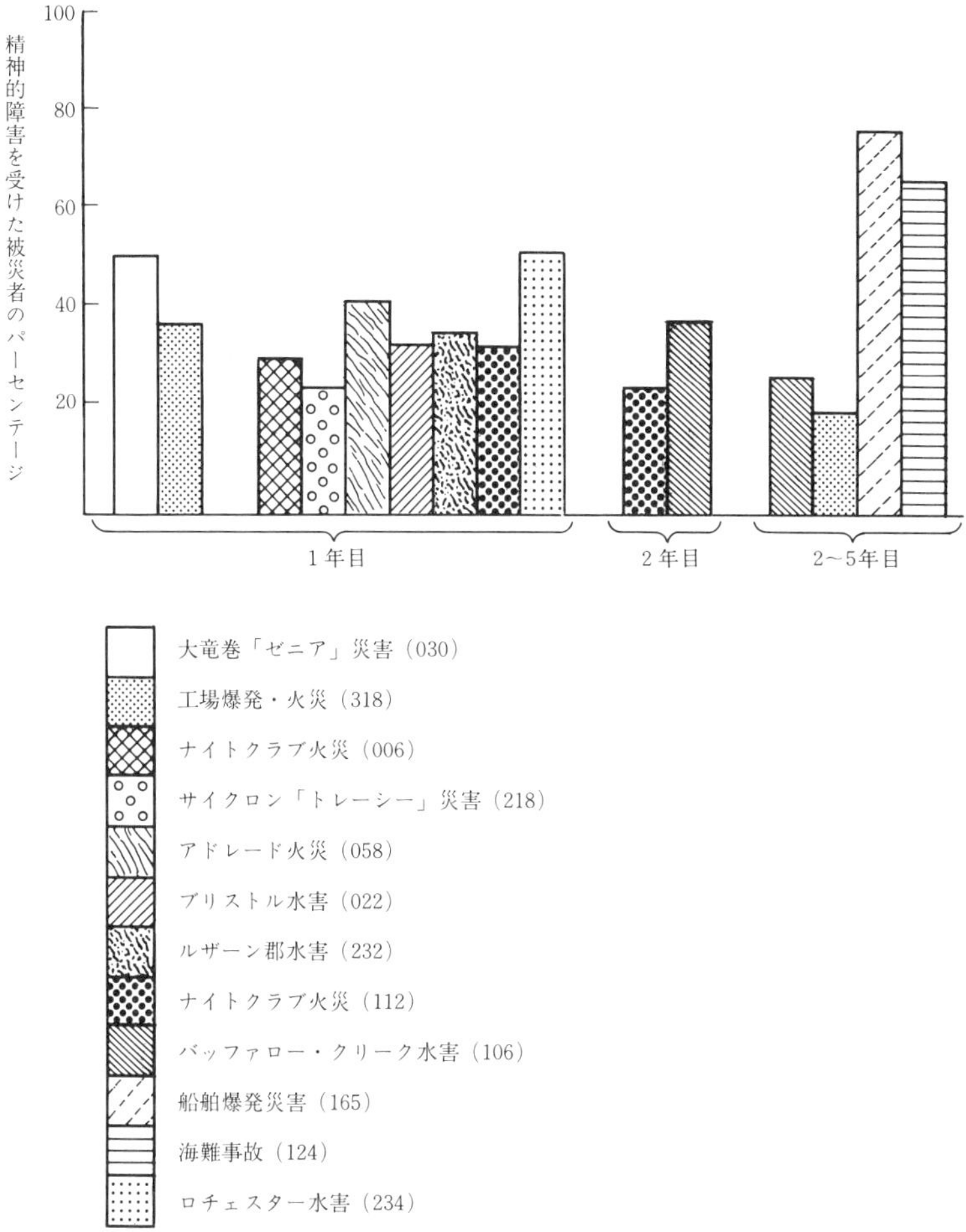
100
80
60
40
20
精神的障害を受けた被災者のパーセンテージ
1年目
2年目
2〜5年目
大竜巻「ゼニア」災害（030）
工場爆発・火災（318）
ナイトクラブ火災（006）
サイクロン「トレーシー」災害（218）
アドレード火災（058）
ブリストル水害（022）
ルザーン郡水害（232）
ナイトクラブ火災（112）
バッファロー・クリーク水害（106）
船舶爆発災害（165）
海難事故（124）
ロチェスター水害（234）

含んだものもある。〔図8・2〕に要約したのは、これらの研究が明らかにした各種の災害の被災後の障害の全般的なパーセンテージを、一年目、二年目、それ以降に分けて見たものである。

この図でも判るように、障害を受けた被災者の割合は、一年目で低い方は二〇パーセント、高い方で五〇パーセントに達するが、大半は三〇―四〇パーセント台に集中している。二年目ではパーセンテージが低下するが、個人差と災害の種類によって持続性の障害が慢性化している傾向が認められる。バッファロー・クリークの水害のように人為的な惨事でしかも衝撃と破壊の程度が高い災害では、二年目以降でも三〇パーセント以上に持続性の障害が認められ、なかには船舶爆発事故の事例のように七一パーセントに達した場合もある。

以上の調査結果は概して精神的な苦痛と障害の全般的レベルに関するものである。被災後の症候パターンのより個別的な判定方法では、死亡率、心身相関性疾患、精神衛生上の症状、身体的な症状、診察など医療機関の利用率、入院率、アルコール・薬物への依存状況などが調べられる。〔表8・1〕にまとめたのは、いくつかの地域ぐるみの大災害についてこのような分類によって調べ、また個人的な災難による死別体験の場合と対比させたものである。

精神衛生上の障害はさまざまな尺度で判定されたのだが、矢印が示すように一様に増加の傾向が認められている。この増加の内容については、従来の記述的な諸調査でも一連の症候について述べられているが、〔表8・2〕は系統的な判定が行われた調査のなかから、共通する諸症候の有無をまとめたものである。

これらの諸症候の診断内容まで明らかにした事例は少ないが、一例を挙げれば災害七か月後の時点

〔表8・1〕被災地住民の健康上の変化

		常態と比較した災害後の健康上の変化量						
		死亡率	心身症	精神衛生上の障害	身体症状	医療機関の利用率	入院率	飲酒・薬物の使用
地域ぐるみの災害	セント・ヘレン火山の爆発(005)	↑18.6%	↑100+%	↑236%	↑200%	↑21%	↓7.2%	↑20%
	アドレード火災(058)	——	↑45%	↑300%				↑104%
	ブリストル水害(022)	↑		↑	↑	↑	↑	
	ブリスベーン水害(003)	——		↑	↑	↑		
	スリーマイル島原発事故(136)			↑(母親)		↑		
	工場爆発・火災(318)			↑心傷性ストレス症候群				
	ギリシャの地震(298)	↑心臓疾患		↑			↑	
	ニューヨーク州の水害(140)				↑白血病 ↑流産			
	ダーウィン・サイクロン災害(218)			↑	↑			
	フィジー諸島・サイクロン災害(088)			↑	↑			
	スリランカ・サイクロン災害(222)			↑				
	ハリケーン「アグネス」水害(172, 333)	↑		↑		↑	↑	↑
個人的な災難による死別(249)		↑	↑	↑	↑	↑	↑	↑

(注:↑印は高い方へ,↓印は低い方への変化を示す)

〔表8・2〕被災者に通常見られる症候

		不安	恐怖	神経質	睡眠障害	悪夢	疲労	消化器系の症候	頭痛	引きこもり	苛立ち怒り	作業機能の障害	抑うつ	身体疾患	鎮静剤の使用	飲酒
地域ぐるみの災害	ブリストル水害（022）	○			○			○	○		○		○			
	ブリスベーン水害（003）			○			○	○	○		○		○	○	○	○
	ハリケーン「アグネス」水害（172）												○	○	○	○
	ロチェスター水害（234）	○		○	○	○			○							
	バッファロー・クリーク水害（106）	○		○	○	○				○	○		○		○	○
	スリランカ・サイクロン災害（222）	○	○							○			○			○
	フィジー諸島サイクロン災害（088）	○	○	○				○	○					○		
	ダーウィン・サイクロン災害（218）	○												○		
	スリーマイル島原発事故（045）	○											○			
	工場爆発・火災（318）	○	○		○	○				○	○	○	○			
	アデレード火災（058, 183）	○	○	○	○	○			○		○		○	○		
	ホテル倒壊事故（325）	○	○	○	○						○		○			
	ナイトクラブ火災（176）	○			○	○					○		○			
個人的な災難による死別体験		○		○	○		○	○	○	○	○	○	○	○	○	○

での心傷性ストレスによる障害発生率は、被災の程度がもっとも激しかった集団で三六・四パーセント、その他の被災集団で一七パーセント、比較対照集団では四・一パーセントとなっている。この調査の母集団では別種の障害発生が一例だけ見られたのだが、これは当該災害とは無関係のものだった〔318〕。

スリーマイル島原子炉事故発生後の約二か月間の調査では、幼児をもつ母親に不安と抑鬱状態の発症率が高いことが判った。とりわけこの事故の危険性をよく認識していた母親の発症率が高く、なかには真症と診断された者もかなり認められた〔044〕。

フィジー諸島のサイクロン被災者の調査では、被験者七十五人中の十三人がＧＨＱ指数と面接診断で精神医学上の症例と認められた。ＤＳＭ‐Ⅲの基準で判定すると、この十三例のうち六例は心傷性ストレス障害、三例は真症性抑鬱、一例は双極性感情障害、残る三例は不安と抑鬱の合併症状を示した〔088〕。

抑鬱的な反応と症候が多いことは〔表８・２〕でも判る。一九六三年のユーゴスラビア・スコピエ地震後の調査でも、一過性の身体的症候、錯乱状態、心身相関的な反応などとともに、鬱病の発症が報告されている〔232〕。

ある海難事故の調査では、七人の生存者のうちの五人に抑鬱性の強い強度の持続性障害が認められた〔124〕。同様な傾向はスウェーデンとアメリカのナイトクラブ火災、またオーストラリアのブリスベーン水害の被災者たちにも認められている〔112、176〕。バッファロー・クリーク、ヒロシマ、「ザ・ホロコースト」のような特殊な大災害がもたらした症候群でも、例外なく強度の抑鬱が、またスリランカのサイクロン災害では自殺の危険さえある抑鬱が確認されている。不安と抑鬱が混じった一時的な障害も珍しくはなく、ダーウィン市のサイクロン災害やグランヴィルの列車惨事後の被災者調査がそれを例証している〔035、108〕。

災害のあとでは、個々の心傷性ストレス障害その他の不安に起因する諸反応がより長く尾を引くようである。このような諸反応は強度の後遺障害をもたらすことがあり、たとえば前出の船舶爆発事故では生存者の七一パーセントにそれが認められた〔165〕。この不安性の症候のなかには恐怖症、心傷性諸反応、パニック性または全般的な不安状態、そして抑鬱と不安の合併状態などがある。このように不安症候が目立つことはよく指摘されているが、その特徴的なパターンや程度については、まだ本格的な調査研究は見られない。

特定の災害についてその特徴的なシンドロームを記述したものとしては「バッファロー・クリーク症候群」がある。これには抑鬱、身体上の諸愁訴、好戦性、興奮、対社会的孤立、それに日課や余暇の行動上の変化が挙げられている〔106〕。この症候群ではまた睡眠障害、水と死に対する先入主、生存への罪責・恥辱感、無為・無力感、悲嘆の鬱積、怒りも顕著だとされている〔295〕。災害に生き残った者に見られる徴候としては、北海油田事故に見られたような他者を助けられなかったことへの罪責・恥辱感や精神的葛藤とか、強制収容所の生存者に多く見られるより根強い精神的な諸問題などが挙げられる。精神麻痺や感情の断絶も程度の差こそあれ数多くの災害研究のなかで指摘されている。

このような精神病理は心傷性ストレス障害のような症候面からも、また時間的関係からも明らかに当該災害と関連していよう。ルーマニアでのある地震災害の被災者を対象にして、重度の精神医学的な症状を、災害が直接引き起こしたものと偶発的なものとに区別して精査した研究では、被災前は正常だったが地震後に障害をきたした人たちと、既存の障害が地震によって複雑・悪化した人たちに区別して検討した結果、両方のグループともに、同じような障害のパターンが認められた。しかしながら被災に起因すると認められる障害をもったグループは、この地震とより直接的にかかわり、死別や住居・財産の喪失の程度がより深刻だったし、障害への遺伝的な素因はより少なかったのである。この調査ではまた被災者たちの早期の精神医学的治療の利用率が、おそらく身体的な負傷の治療が優先されたこともあって、全般的に低かったことが指摘されている。また被災が原因となって発症したグループの方が予後が良好という傾向も認められた[236]。ただしこの調査では障害の発生率などについては触れられていない。次の事例は被災後に一般的に見られる症状のいくつかを示している。

Ｋ夫人。四十一歳。夫の留守中に娘と二人でいた時、自宅が森林火災による類焼被害を受けた。負傷はまぬがれたが精神的なショックは大きかった。当初は不安症状を示していたが、全焼をまぬがれた自宅の修理などに従事していた二、三週間のうちに、その症状は落ち着いたように見えた。そのまま順調に経過していたが、約十週間後になって食欲不振、涙もろさ、不眠、火事に関連した夢見などが目立ち始めた。たえず苛立ち、とくに火事のさい不在で彼女の体験した苦しみに理解を示さない夫に対して怒りを感じるようになった。胃部の違和感、吐き気、反復性の頭痛に悩まされた。地元の医師が彼女のこのような状態は被災体験と関係があるかもしれないと示唆したのに対し、彼女の答えは「火事のことはもうなんでもありません。何もかも失って、もっとひどい目にあった人たちもいらっしゃるのに」というものだった。その後も症状が悪化したので、ついに説得に応じて精神科医の診察を受けたところ重度の抑鬱性障害と診断された。彼女にはこれまで抑鬱性の病歴はなかった。この医師による治療の過程で、被災による喪失感が、充分に防災策を講じなかったことへの罪責感と過去の喪失にからまる感情を呼び覚ましていることが判明した。また周りからの支えがなかったことと、怒りの情動を抑圧・拒絶しようとする彼女自身の対処法が症状をつのらせていたことも明らかになった。彼女は治療に良好な反応を示し、快方に向かった。

災害ストレス要因と病態の関係

災害体験がもつさまざまなストレス要因を、被災後の病的状態と並行して調べると、これらの要因が病態の発生やその程度にどのように関与しているかが判るだろう。場合によってはストレス要因ごとにそれぞれ固有の病的作用まで明らかになるかもしれない。〔表8・3〕はこのような観点からストレス要因と被災後の障害の関係を調べた諸調査の結果をまとめたものである。

ほかにも考慮すべきことはあるものの、この表に挙げた災害の事例の大半で「脅威や喪失などストレス要因の強さと、その結果生じた病的反応の強さとの間に歴然たる相関関係がある」ことをまず留意すべきである。この表に挙げた個々のストレス要因、それに対する反応、それに起因する症候群についてはすでに述べたので、ここでは詳しくは繰り返さない。つまり死別、ショック、破壊、生存にともなうストレスとその作用については第四章、人的・物的喪失と悲嘆のストレス作用は第五章、さらに立ち退き・転住・再定着のストレス作用は第六章で、それぞれすでに検討してきた。要するに被

〔表8・3〕被災後の障害発生と災害ストレス要因との関係

		調査期間	死の脅威	負傷	死別	物質的な損失	立ち退き	失職	家族の重傷	重大な被災体験
自然災害	サイクロン「トレーシー」災害（218）	1週間	＋							
	（218）	10週間					＋			
	（322）	9か月	＋	＋			＋			
	サイクロン「オスカー」災害（032）	10週間	＋			＋		＋		
	大竜巻災害（032）	1年11か月	＋		＋	＋	＋			
	ハリケーン水害（172）（男性のみ）	5年間				＋	＋	＋		
	ブリストル水害（022）	1年間					＋			
	ブリスベーン水害（003）	1年間				＋	＋			
	叢林火災（183）	4か月		＋		＋				＋
	（058）	1年間				＋		＋	＋	
人為災害	バッファロー・クリーク水害（106）	2年間	＋		＋					
	ナイトクラブ火災（112）	1年間	＋	＋	＋					
	（176）	1年間	＋	＋	＋					
	工場爆発・火災（317）	7か月	＋							
		4年間	＋							
	列車衝突事故（271）	1年間			＋					

（注：＋印は障害発生例のあることを示す）

災後に現れるこれらのストレス状況に関して、明確に区別できる三大シンドロームは「心傷性ストレス症候群」「死に別れ症候群」「生き残り症候群」である。

心傷性ストレス症候群については、その疫学的な面と病態的な経過の面から、きわめて綿密に検討されている。重度のストレスを受けた被災者グループについて、被災七か月後で三六・四パーセント、四年後では一八パーセントの人たちに障害を認めたL・ウェイサスの調査についてはすでに紹介した[318]。この調査では被災後の初期の反応にすでに七か月後の障害――とくに顕著な睡眠障害、驚愕反応、被災現場への恐怖感、対社会的引きこもりなど――の予兆が認められ、七か月後の時点でこれらの障害が深刻であれば、さらに慢性化する傾向が見られた。また幼時や成人後に適応上の問題があったり、精神医学的な既往症、高度の心身相関的反応、病的な性格、現在の生活上のストレス、強度の被災ストレスなどの問題を抱えている者は、この心傷性ストレス障害を起こす危険性が高いことが判明している。

一方、A・C・マックファーレンの調査研究では、かならずしも脅威や危険はなくともとにかく災害にさらされた程度、被災体験のストレスの程度、それに日常生活上の問題などが障害発生に関与していることが認められている[183、184、185、187]。また障害が本格化する前に「閾レベル（意識・感覚・反応などが生じるのに必要な最小限度の値）」の反応が認められるようである。ウェイサスもマックファーレンも、患者が病状を自覚したり治療を求める以前の状態ですでに認められる心傷性の諸徴候の目安を示しているが、前者は対社会的引きこもりが障害や機能不全にもっともつながりやすいとしているのに対し、後者はこれらの徴候が日常生活に支障をきたしているという患者の愁訴の度合いが目安になると強調している。また前者によると、急性・亜急性の諸反応の激しさが慢性的病態への移行の予兆の最たるもので、既往の精神疾患も多少の影響があるとされる。病的状態に対して抑止機能が作用していることは確かだが、精神麻痺を呈するほどという証左は両研究者ともほとんど見出していない。

ウェイサスの調査でもう一つ興味深いことは、被災四年後の時点では怒り、苛立ち、攻撃性だけが以前より増加していることである。彼はその原因として対人関係上の支障などが考えられるとしている。この増加傾向はスリーマイル島原発事故時の妊娠女性たち、ナイトクラブ「ビヴァリー・ヒルズ」火災の被災者たちにも認められた。〔表8・2〕でも明らかなように、怒りと苛立ちは被災後によく現れる情動であるが、その災害が人為的なもので責任の所在が特定できる場合には、とくに強く現れよう。

死に別れ症候群については数多くの論述がある〔083、112、168、170、175、176、271〕。著者自身らの追跡調査では、近親死体験者の四五パーセントに障害が認められ、その症候には全般的な健康状態の悪化、慢性化した悲嘆、抑鬱などが含まれる。それは具体的には、死者への思いが常時頭を離れないこと、頻繁に墓参すること、よく涙を流すこと、悲嘆に明け暮れること、社会活動能力に支障をきたすことなどが挙げられる。このような慢性的な悲嘆に打ちひしがれた人たちには、強度の不安感もまた認められよう。

子供との死別、とくに思春期後期や成人初期の息子や娘を亡くしたあとに、精神的な障害がよく現れることは、これらの調査研究の大半が指摘しているところである。これについては自動車事故で子供を失った親たちについての最近の調査でも、同様な結果が出ている〔263〕。子供を失った親は「私の人生はもうめちゃくちゃです」とか「私はもうおしまいです。ほかにはなんの生き甲斐もありません」と言って嘆くのである。

男性に重度の身体的な支障が生じた事例が若干報告されてはいるが、概して女性の方がより深刻な精神的病態を呈するようである。死別に起因する症候は、慢性化すると治療がきわめて困難なものだが、遺体を現認する機会があったり、悲嘆と哀惜を緩和するような外部からの支援やカウンセリングが得られれば、このような症候の発生を減らすことができよう〔249〕。前出のウェイサスは大人の心傷性障害についても同様な予防効果の可能性を示唆しているが、学童の誘拐体験について調べたL・C・テルは、この学童たちの心傷性ストレス障害の予防のためのカウンセリングは無効だったと報告している〔289、290、291〕。

心傷性ストレス症候群と死に別れ症候群のいずれにも認められる興味ある事実は、「仮病」を使ってこれらの症候を見せかける事例があることである。このことはベトナム戦争の復員兵についての心傷性ストレスの調査〔276〕と、災害とは関係のない一般的な死別についての調査〔228、274〕のなかで明らかにされている。

次の二つの事例は症状が長期化した場合を示すものである。

ジョン・S。三十九歳。交通災害で背部に軽傷を負った。その後悪夢、疲労、憔悴を訴えた。強度の苛立ちと驚愕反応が認められしかも悪化していた。職場復帰を考えるたびに症状がひどくなるようだった。事故時に車のなかに閉じ込められ救出を待っていた時のこと、とりわけ車が引火爆発するのではないかという恐怖をまざまざと思い出すことが多かった。行政当局が「被災者全員に対して善処する」との約束を守らないことを恨み、独りで閉じこもって過ごすことが多かった。性交渉への関心を失い、夜はよく深酒をした。被災二年後もこの状態は変わらず、依然として賠償や傷病年金を求め続けている。

E夫人。五十歳。自分の「人生の光明」だった息子アランが航空機事故で死亡したことが、どうしても信じられなかった。遺体を見る機会がなかったし、すべてが恐ろしい悪夢のように感じられた。息子の部屋はそのまま手をつけず、彼女をふたたび生活のなかに引き戻そうとする夫に対して次第に怒りをつのらせた。息子の部屋を「この世に生を享けたもっともすばらしい青年の記念室」として保存し、その部屋のなかで長時間を過ごすことが多くなった。家中を息子の引き延ばし写真でいっぱいにして、晩になると写真に向かって長々と話しかけた。彼女が援助の手をすべて拒否するので、この一家全体が絶望状態になった。涙、怒り、絶望をともなった彼女の解消されることのない悲嘆は四年間もそのまま続いた。

災害後の社会病理

災害後の社会病理の問題に取り組んだ研究は数少ない。セント・ヘレン火山の降灰災害についての調査では、被災前と比べて家庭内暴力と有罪事犯の発生率が高まり暴力的・攻撃的行動がやや増加したことが指摘されている。また「聖灰水曜日の大火」一年後の追跡調査では、夫婦間や家庭内の問題と児童問題が増加したことが判っている［058］。ダーウィン市のサイクロン災害についても同様な結果が得られている［199］。被災体験に関連する家族内の緊張の増大とその影響や、立ち退き・転住にともなうストレスについてはすでに述べたが、これについてはアメリカでのある大水害後の調査でも同様な事例が報告されている［234］。

「聖灰水曜日の大火」、セント・ヘレン火山の爆発、ブリスベーン水害、バッファロー・クリーク水害、スリランカのサイクロン災害のあとでは、いずれも飲酒問題と薬物使用の増加が認められた。このほかの災害でもこのような社会病理的な諸問題が発生しているだろうが、まだ科学的な調査は行われていない。

災害に起因する緊張の行動化と解消されないままの罪責感や怒りに結びついた自己破壊的な反応は、非行、性的逸脱その他の社会的問題の原因になりかねない。抑鬱と自己破壊的な行動とともに罪責感も表面化しようが、これは被害や死傷をあやうくまぬがれたり、心理的葛藤が存在した状況のあとで起こりやすいのである。この傾向はアメリカでのあるホテル倒壊惨事の生存者にも認められたし、バッファロー・クリークの被災者や、強制収容所や戦時の爆撃の生存者たちにも目立っている［325］。

対人関係上の病的状態でもっともよく見られる形は、対社会的引きこもり、それもとくに精神麻痺に関連したものであろう。これは主として本来内向型の性格だったり、ストレスに対して引きこもり的な自衛をする傾向のある人たちの間に、災害の結果としてまたは災害が引き金となって表面化するだろう。引きこもり現象は目立たず、当人がみずから訴えることもまれで、調査による評価は困難だからその実態は過小評価されているかもしれない。

被災後の五年間にアバーファンでの出生率が高まったことを示す調査［327］が示唆しているように、社会全体の病態や社会の連帯崩壊よりむしろ、地域の社会的な機能の向上が見られることもあろう。災害のあとではよくあることだが、住民が対社会的な責務の面で自分たちの生活を前向きに再評価する場合には、社会全体の機能も個人の対社会的な機能もともに実質的に向上するだろう。

身体衛生面の障害

災害による負傷ではなくて、そのストレス作用に関係する死亡率の増加が、セント・ヘレン火山の爆発、アテネの地震、ブリスベーンの水害のあとの調査で明らかにされているし、心身相関性の障害、白血病、妊娠中絶の増加の報告例もある［005、058、140］。このような増加傾向が真実であり、ほとんどの研究者が留意したように災害の身体への直接的な影響によるものは除外されているとすれば、ここにはストレス要因による作用が働いているのだろう。現実に近親死体験のあとではこのような傾向が実証されている［018］。これはまた極度のストレスの長期的な作用と同様なものであろう［129］。この分野の研究ではさらにデータを収集するとともに、災害の身体的な影響の可能性、公共サービス、その利用状況、衛生意識などの変化、保健衛生上の慣行や個人的習慣の違いなどの要因にも留意することが必要であろう。

災害に対して人間を弱くする諸要因について、被災後に障害が起こる危険度の観点から追求した研究はいくつかあるが、これまでのところその解答はまだ出ていないと結論するのが妥当であろう。まず「年齢」を一要因として挙げ、若年層または老年層が障害を受けやすいとする研究がある。少なくとも精神衛生上の病態に関しては、女性の方が発症率がやや高いとするものもある［003、022、318］。しかしほとんどの調査研究では、男女が同一の影響下にあった場合には、性別による明らかな差異は認められていない。「教育」が若干プラスに作用して、高学歴の者ほど障害が少ないことが報告されているが、この作用も大きいものではない。「社会的・経済的な地位」については、地位の低い人たちは災害とその結果の影響、それもとりわけ経済的な影響に対する抵抗力がより少ないことが多いから、一要因であることは当然であろう。社会的・経済的な力に乏しい低開発国の人たちが、災害とその結果から大きな危険にさらされることは数多く立証されている。このような状況ではより充実した警戒体制、より堅牢な建物、より効果的な医療体制に恵まれている社会の人たちに比べて、災害がもたらす死傷やその他の破壊的ストレス要因に屈伏しがちであろう。タイタニック号沈没事故で生き残った人たちについての分析でも、多くの要因が上流階級に有利に働いていて、社会階層が生存問題に全般的に関係することが充分に例証されている［116］。「家族構成」も若干の関係をもつようである。たとえば大家族ほど危険度がやや高く、また長子やそれに近い立場の子供はとりわけ危険度が高いようである。「婚姻上の立場」が被災後の病態と相関することを明快に示した調査では、離婚歴のある再婚者がとくに危険度が高く、前配偶者と死別した再婚者がこれに次ぐとされている［058］。もっともこの相関関係はこれ以外の調査で追認されてはいない。

「職業」に直接的な相関関係を認めた調査結果はまだない。ただしより高い専門職の地位は危険に対するある程度の保護になるだろうが、難民の場合のように被災後にその職を失うと、ストレスがつのる結果になろう。失業者は精神的な障害を起こす危険が大きいから、「雇用」の問題は一つの要因であろう。「宗教」は災害に対する個人の対処の仕方に影響するだろう。たとえばより素朴で純真な信仰を奉じる人たちは物事を運命にゆだねる傾向があり、その結果として死傷、損失、ストレスをこうむりやすいことになるなど、宗教が個人の自衛の仕方に関係することが示唆されているが、この考察は実証されてはいない。「文化形態と民族性」もまた影響要因であろう。「悪者扱い」されがちな民族集団があるから、この人たちは災害にも弱いだろうとの示唆があるが、この問題もまだ科学的に裏づけられてはいない。フィジー諸島のサイクロン災害の調査では、フィジー人とインド系住民の問題などが扱われているが、被災後の事態に影響するほどの大きな文化形態上の問題点は見出されていない［088］。いずれにしてもこの分野を解明する調査研究の必要は大である。

個人の過去の経験と家系上の要因のいくつかは注目に値する。「過去の災害体験」が災害に対する弱みを減少させうることは多くの研究者が指摘しており、これを裏づける調査結果もある［318］。戦争体験すらもおそらくストレスに対する一種の予防接種的な作用によって、当人の自信を強め、興奮を抑え、事態を克服するのに役立つであろう。一方「精神医学的な病歴」があることが、災害に対する弱みを増大させるとした研究もいくつかある。ある程度はそうかもしれないが、これは強力な影響要因としては認められず、むしろこのような患者が災害に直面してその病状が好転したり、うまく対処した事例も多いのである。ルーマニアでの地震災害の研究では、家系的な精神障害の問題が調べられ、災害に起因する精神障害者のなかには、家系的な問題は少ないとの結果が出ているが、一方では精神障害の家系と災害に対する弱さとを関連づけた研究もある。

すでに述べてきたように「災害がもたらすストレス」は被災後の病的状態にかかわる決定的な影響要因であろう。災害体験が強烈であるほど、つまり死傷、破壊、喪失、立ち退きなどの事態との対決が強烈であるほど、精神機能と精神衛生への影響の可能性は大きくなるのである。災害の種類によって精神医学上の問題を引き起こしやすいものがあるかどうかは、実際には明らかではないのだが、人為災害のなかでたとえばバッファロー・クリーク水害のように極度に破滅的なものの多くに、高度の危険性が認められることは確かである。災害による負傷はストレスを増幅するようだが、この作用を科学的に測定するための系統的かつ妥当な調査研究はまだ見られないのである。火災、洪水、大竜巻などの災害では、家や財産を失うことが予想以上に重大な影響をもたらすことが判っている。これは喪失という現実もさることながら、おそらく喪失したものすべてがもっていた象徴的な意味のためだろう。セント・ヘレン火山災害の長期的な追跡調査では、家族や友人の死と多大な物的損失が災害後の障害発生の危険度を高めたこと、またナイトクラブ「ビヴァリー・ヒルズ」火災では接死・臨死体験と近親死が事後の問題発生の大きな要因だったことが明らかにされている[111、281]。災害のストレス要因の質・強度・持続時間、ショック作用、それにどうする術もなかった無力感の程度がすべて大きく影響しよう。

このような影響を緩和したり、それから自衛する面での諸要因も介在するだろう。個々の人格を反映する災害への対処の仕方はこれらの要因の一つである。災害とその結果に対処するために身の周りの状況と取り組み、積極的な行動によって克服しようとする人たち、またみずからの災害体験をトーキング・スルーによって解除する人たちも順調な経過を辿るようである。周囲からの支援が被災後の障害発生の危険を減らすのに強大な影響力をもち、もしこの支えが得られなかったり不適当だと、この危険性を高めることは明らかである［111、275］。災害のあとで対人関係の緊密さが強まること、つまり対人相互作用による共同社会的な治癒効果が被災後の病的状態の高まりを予防する一要因と認められている。ブリスベーンの水害後の調査では、自分に与えられた援助が不充分、不適当だったと意識した人たちは、被災後の障害を引き起こしやすいという結果が示されている［003］。同様な結果は一般的な死別体験者についての調査でも認められる［271］。周囲からの支えはまたスリーマイル島原発事故でも、作業員や精神障害の患者に対するストレス作用を緩和させる効果があった［044、045］。災害はもちろん普通の医療関係の問題でも、形式ばらない社会的ネットワークに、人々がいかに依存しているか、そしてこのような他からの支えがいかなる影響力をもつかについての調査もある［058］。また災害後の時期の社会的ネットワークの崩壊のマイナスの作用についてはたいていの研究者が論じているところである。人間関係のネットワークの力は近親死や日常の事故など個人的な災難の場合でも認められる［038、242］。このネットワークのメンバーとしてもっとも重要なのは家族と身近な親族であり、次いで友人・知己であろう。災害時には親族の存在がとくに重要な意味をもち、この人たちがストレスの軽減に役立つような情緒面、情報面その他有形無形の支援を提供してくれるのである。

身内や友人からだけではなく行政当局その他からの個々の援助も被災者の立ち直りに役割を果たす。R・C・ボリンの研究では、経済的な立ち直りが保証されてはじめて、精神的な立ち直りが達せられるとして、前者の力がいかに重要であるかが示されている［032］。被災者に避難場所を提供したり立ち退き・転住の回数を少なくしたり、被災前またはそれ以上の生活レベルに戻れるよう援助するなどの方策がとられれば、精神衛生面とりわけ立ち退きのストレス作用の軽減に役立つであろう。

ストレス性の体験への対処と克服を支援するための個別的なカウンセリングや介入に、ストレス緩和の効果があることは多くの研究者が指摘しており、またすでに実証済みでもある［062、170、176、217、271、317］。ただし障害のなかには、いかに防止に努めても発生・持続するものもあるので、それぞれの人間と集団、それに個々の災害のストレス状態に応じたもっとも適切なカウンセリングや介入の在り方について、さらに周到な個別的検討が必要である。おそらくは人間がもつ回復力自体が、災害後の障害から人間を保護するためのもっとも強力な要件なのであろう。

災害と補償

自然災害では、被災者援助のための補償の問題はまず保険金や官民双方からの援助金をめぐって発生する。誰がどの程度の補償を受けるべきかを決める段階で、問題が起きることが多い。補償を与える側と受ける側の判断にかなりの差が生じて、たいていは提供される資金・物資・サービスの量を決める基準としての必要度と損失額について意見が分かれるのである。だから補償問題そのものが心理的葛藤、対人関係上の支障、精神的な苦痛、ストレスなどの原因になり、災害性の病態をつのらせることになろう。

災害に人間の過失がからまり、死傷、精神的苦痛、物的損失に対する補償が個人や団体に対して求められる場合には、問題はさらに複雑化する。補償をめぐる訴訟ざたは当事者の災害体験の成り行きに影響をおよぼし、おそらくはその結果として生まれる精神医学上の障害を扱う医師の診断にまで影響するだろう〔268〕。補償の遅れや補償を受ける必要から被害状態を「そのまま維持」しなければならないことのために、症状が長びいたり悪化することがあるのは、数多くの研究者によって指摘されている。最近は「神経性ショック」――通常のストレス反応や悲嘆性の心傷にさらに心理的に誘発された病態が加わった状態――への補償要求が増加しており、バッファロー・クリーク災害で被災した原告側に対して千三百万ドルの補償金が認められてからは、とくにこの傾向が強まっている。しかしながら労働災害のように補償問題がからまる個人的な災難の場合でもそうだが、補償が得られたことがかならずしも障害の減少にはつながらないことを示唆する材料が多いのである。前出のウェイサスがとりまとめ中の調査研究では、当該被災者すべてが職を保証され、立ち直りに必要なものをすべて与えられて、物質的な補償問題はまったく解決している状態でも、発症し慢性化した障害のレベルは依然として高いことが判明している。

すべてのケースがそうではないことは確かとしても、補償をめぐる争いごとが被災後の時期に障害を生み、災害関連性の病態に作用することがあるのは明らかである。持続性の症候が補償によってなんとか「解決」するだろうと想定するのは危険である。災害後の病態の経過を決定づけるうえでは、当人の社会的な役割の変化とかストレスの内容など補償問題以外の要因がはるかにより大きな意味をもつことがきわめて明白だからである。

青少年の病態

すでに述べたように災害ストレスに対する子供の反応は、当該災害での自分自身の体験と、親が示した反応に対する反応を反映している。〔表8・4〕は被災後の子供の病態を科学的に調べた諸研究の結果を、ストレスの程度、災害の脅威の強度、災害が親に与えた影響、家庭生活の機能不全、年齢など関連可変要因別にまとめたものである。

次の三つの簡略な事例は子供にかかわる諸問題をよく表している。

サイモン。四歳の男児。ハリケーン襲来時には自宅の浴室で母親の腕のなかに匿われていた。被災後は風が吹くとかならずおびえ、大雨が降ると母親のそばを離れることができなかった。暴風に関連した悪夢を見て眠りを妨げられることが多かった。「ハリケーンごっこ」をして自分がハリケーンの役になり、家中を走り回って家具を倒したりして遊んだ。短期間の「遊戯療法（遊びを主要な治療手段とする子供に対する心理療法）」を施された。母親もこの子の行動管理についてのガイダンスを受けた。

アリスン。八歳の女児。列車事故で父親が死亡。無口で引きこもりがちになり、よくおびえ、夜は睡眠障害があり、学業は低下した。伯・叔父たちが訪れるとまつわりついて離れなかった。母親が慰めようとすると逆らってかんしゃくを起こした。このような状態は治療を受けて改善した。父

〔表8・4〕子供に対する災害ストレスの影響

	調査期間	ストレスの程度	災害の脅威	死別	立ち退き	災害が親に与えた影響	家庭生活の機能不全	年齢
火災（189）	2か月	↑2.7％	○	○	○	○	○	幼少年
	8か月	↑↑		○		○	○	幼少年
サイクロン（199）	7～10か月		○		○	○		幼少年
水害（215）	8か月	↑43％				○	○	6～12歳
暴風雨（048）	5か月	↑				○		幼少年
大竜巻（028）	1週間	↑	○	○		○		6～12歳
誘拐（289）	5～13か月	↑	○					5～14歳

親への思慕の情に母親とともに対処し、やがて父親のこと、事故のことを口に出して話せるようになった。

フィリップ。十歳の男児。叢林火災で自宅が類焼した。火災発生時は面白がっていたが、猛火の恐ろしさにショックを受けた。被災当初は異常におとなしかった。両親は自宅の再建にかかりっきりになり、フィリップもよく家事の手伝いをしたが、弟と妹と三人で狭いトレーラー・ハウスに放置されることが多かった。学校から彼の攻撃的・反抗的な行動、学業の低下、盗みの疑いについて連絡がきた。家族全員の何回かのカウンセリングが効を奏して、お互いが意思を疎通し合いその要求や気持ちを認め合って、また家族らしく機能できるようになると、フィリップの問題も解消した。

災害の衝撃にさらされたあとの子供たちに、通常まず恐怖と分離不安が認められることは、多くの研究者が指摘している。このほかの徴候としては悪夢と睡眠障害、攻撃的・闘争的な行動、品行の乱れ、当該災害にからむ遊戯・おしゃべりなどが挙げられる。異常なほど「いい子」ぶりを示す一時期があることも多いのだが、よく観察してみると「まつわりつき」や分離不安の諸反応が多いことが認められよう。幼少の子供ほど親の反応を直接的に反映する傾向があり、強度の分離不安によるまつわりつきや、よく泣くこと、それに退行行動が見られがちである。概して年長の子供の方が災害に対してより反応的で、行動と情緒の両面で乱れが見られ、攻撃的な行動もまれではない［297］。

思春期層になると非行や引きこもりが目立つようである。この年代が示す児童期と成人期の中間的な諸反応、災害によって興奮すると同時に災害を恐れている諸反応についてはR・クロウショウの観察結果［065］があるが、これ以外にはこの年代の災害病理や反応についての系統的な研究は少ない。

子供や思春期層に対する災害の長期的な影響と精神発達への影響は明確ではないが、虐待などの個人的な災難が長期的に作用することは知られている。また親の離婚や親との死別のあとにもかなりの病的状態が認められる。ある大火で被災した子供たちの障害・失調状況についての長期追跡調査では、被災後二か月または八か月の時点よりも、二年後の方が影響が大きいことが報告されている［128］。この調査ではまた家庭の機能不全、過保護、親側の心傷性ストレス症候が認められる場合には、子供にも病的状態が多く見られ、また調査対象の児童の三〇パーセントまでに影響が見られるなど、この問題が軽視されるべきではないことが示唆されている。

個人的な災難でも地域ぐるみの災害でも、その後に現れる行動上や病理上の反応パターンはきわめて類似している。いずれの場合も支えとなるような継続的な人間関係――とりわけ子供に情報と解答を与えてやれる親との関係――とその災害体験についての気持ちを分かち合える機会の存在が、病的な作用を緩和することになろう。家庭が機能していることと親側の適応と感情面での支えが、心傷性の体験とそれにともなう生活の変化への子供の適応を促進するうえで肝要なのである［249］。

さまざまな災害形態

災害を形態別に見てそれぞれがもつ精神医学的な傾向を科学的に比較検討した研究は、今後に待たねばならない。しかし死の脅威と人的・物的喪失が少ない種類の災害では、その精神的な影響も少ないだろうことは、これまで引用してきた幾多の調査研究の結果からして明らかである。災害が予知できればそれだけ精神的な準備態勢が整い、それだけショック作用を軽減することができよう。だからバッファロー・クリーク惨事のように心傷性がきわめて強くしかも予期せざる人為災害や、一般人に対する暴力行為のような不慮の恐ろしい事件と比べると、たとえば恒常的な洪水災害などがもたらす精神的影響はかなり少ないことになろう。地震災害はショック、死傷、破壊の程度が高く、しかも火災という二次的衝撃も併発しがちなので、自然災害としてはそのストレス性はきわめて強いであろう［010］。耐震性の建造物が多い先進国では地震による死亡率はそれほど高くはない。都市が過剰人口を抱えしかも粗末な住宅とスラムに住民が密集している開発途上国では、死亡率はかなり高く、被災後の精神的な影響もより大きくなるだろう。この見方はまだ調査によって裏づけられてはいないが、一九八五年のメキシコ大地震を含めて発生場所が異なるいくつかの地震について比較検討すれば、その裏づけが得られよう。

災害がもつ精神的な作用について系統的な比較検討はまだ行われていないものの、さまざまな種類の災害について個別的に一瞥してみることは有益であろう。

毒性（化学物質や有毒廃棄物などによる）災害　一九八四年にインドのボパール市を襲ったユニオン・カーバイド工場の劇毒ガス漏れ惨事は、毒性化学物質による突発的な非常事態の脅威をまざまざと見せつけたが、これは現代の工業化社会にひそむこの種の災害の無数の可能性の一例にすぎない。死者数千人、健康に直接障害をきたした者数万人というこの事態は、数多くの心傷性の精神的打撃と死別をもたらしたはずである。環境に対する恐怖、失職、自分たちのみならず将来の世代の健康まで冒す長期的な影響への危惧などが、ほとんどの住民に慢性的なストレスを与えたであろう。自分や家族に降りかかった災厄に対する怒りと無力感が、補償を求めることでさらにつのったかどうかは別にしても、この大惨事のもたらした精神的な病態は重大なものであろう。

強力枯れ葉剤「エージェント・オレンジ」のような化学物質がもつさらに慢性的な影響については、精神的病態へのその心身両面からの関与を分析精査するのが困難な場合が多い。このような危険にさらされたという恐るべき状況や思い込みは、それ自体が精神的ストレスを生むだろうし、その発癌性、催奇形性などの脅威が現認されている場合にはなおさらそうである。

毒性または放射能性の物質にさらされると即時に被毒障害、窒息などの脅威が生じるばかりか、遺伝形質的な被害への恐怖など長期にわたる苦しみと危惧が続くだろう。このような事態は爆発事故、毒性物質を運んでいた車輌・船舶の衝突、製造工程での事故などによって不慮の突発災害として起こることもあるし、漏洩や緩慢な放出によって犠牲者もそれと気がつかぬままに徐々に潜行的に進行することもある。

R・リディントンは、カナダのインディアン部落ブルーベリーの住民が示した油井からの硫化水素ガス漏れの脅威に対する対応についてすぐれた事例研究を行なった［256］。このインディアン部族は狩猟・農耕民で、自然環境についての知識に長じていたので、油井からのごくわずかの有毒ガス漏れの脅威を感得し、当局に対し措置を講じるように陳情を重ねていた。しかし当局側は事態を軽視し、高度工業化社会のニーズの方を重視したので、住民の努力は効を奏しなかったのである。その後大規模なガス漏れの事態が発生した時、このブルーベリー部落の首長はガス漏れの音、さらにその白いガスが部落の方へ流れてくるのに気づいた。首長の指図で部落の全員が重大な被害を受けることなく避難できたのだが、もしこのガス漏れ事故が夜間か冬の積雪期に発生していたら、恐らく人命の損失はまぬがれなかったのである。当局側は暫定的にこの油井を閉鎖し、法的な措置もとられたが、インディアン住民側は危険性が依然重大であると主張して、部落ぐるみの立ち退きのための援助を求めた。しかし当局側は事態の脅威を認めず、危険性はとるに足らないとして、この程度の危険は工業化社会のもたらす恩恵への代償だと主張した。これは住民側にとってまったく納得がゆかないことであり、この事例報告が発表された一九八二年の時点では、問題は未解決のままだった。この大規模なガス漏れの以前から、頭痛や全般的な心身の不調などストレスの影響がすでに現れていたとすれば、依然として脅威と軋轢が続くというこのような状況は、さらに多くの精神的な問題を生むことであろう。インディアン住民にとっては、自分たちの社会と生活を脅かし破壊するために「毒ガスが霧のようにやって来た」のである。被災者側と行政・企業側とでまったく解釈が異なるような有毒化学物質による多くの災害に内在する難題を、この事例は例証している。

毒性化学物質などの流出や爆発は港湾部、工業地帯など人口密集地で発生し、重大な結果を招きがちである。ニュージーランドのパーネルで起こった有機燐酸塩物質「モルフォス」の船舶からの流出事故では、マス・メディアがこの非常事態を大々的に報道し、この化学物質の猛毒性を強調した。その結果、眩暈、頭痛、衰弱感、発汗、吐き気、錯乱、不安感などの症候を呈する人々が続出した。しかし治療を受けた数百人のなかで実際にこの有機燐中毒による症例は一つもなく、ほとんどが不安感そのものに起因していたのである［192］。つまりこの病態は、猛毒の脅威とそれについての大々的な報道に反応した「マス・パニック」によるものだったのであろう。同様な事例はある毒性油による災害についても報告されているが、これらの事件は化学物質などによる脅威自体がもたらす恐怖と心身への作用という問題を浮き彫りにするものである［173］。

もっとも行き届いた調査研究が行われているのはスリーマイル島原発事故である。この事故では放射能汚染の潜在的脅威の期間が長びいたのだが、結局は人命も財産も失われることはなかった。しかし幼い子供たちの母親や妊婦は、急性、慢性いずれもの精神衛生面での障害を呈したのである。軽度の精神的症状から治療を要するほどの不安症や抑鬱症が認められ、この傾向は事故を起こした原子力発電所の近くの住民、精神医学上の既往症のある人たち、それに他からの支えが適切を欠いた人たちに多かった［043］。みずからの健康上の危機にさらされたこの発電所の従業員たちは、さらに強い不安、心理的葛藤、仕事に対する不満を経験した［145］。この事故に限らず、潜在的な原発事故の可能性はいつも重大な脅威の源泉なのである。

航空災害　旅客機の墜落事故はよくあることではないが、いったん起こると多数の死者が出て、生き残れる者は少ない。しかも旅客という「寄せ集め集団」が被災するため、生存者や遺族に対する「治癒効果のある共同社会的対応」があまり得られない場合が多いから、精神面での支えの必要性は大である［078］。また墜落の場所がさらに災害の程度を高めることが多い。つまりその場所が辺鄙な無人地帯であれば、生存者がいても救出が困難で、事故の情報を待っている人たちのストレスをさらにつのらせよう。

災害を招いた過失責任の問題は、その災害の関係者すべてに痛烈な感情をもたらすであろう。搭乗員とりわけ機長はその事故によって大きな影響を受け、生き残った場合の罪責感は深刻なものになろう。生存者自身の過去の個人的な危機体験や被災当時の生活状況も当人の立ち直りの問題に影響するだろう。このような災害での感情面での反応としては、精神麻痺、現実否認、動顚、罪責感、恐怖感、恐怖症、苛立ち、気分の動揺、怒り、抑鬱などが挙げられる。反復性の記憶と夢見が、当該災害の感情面での強烈な追体験を迫るかもしれない。精神生理学的な諸反応もよく現れる。深酒、引きこもり、自棄、怒りの転嫁、記憶回避のための過剰行動などの不適応行動も見られよう〔014、223〕。航空災害の場合は遺族の心傷は大きいが、それも遺体を確認する機会や、立ち直りのための周囲からの精神的支援が得られなかった場合には、とりわけ深刻かつ複雑なものになろう。遺族たちはその事故を「絶対に起こってはならないこと」と常に思っているだけに、その怒りも強烈なのである。次の事例はこのような感情や反応を例証している。

S夫人。五十四歳。息子夫婦とその二人の子供を、外国での航空機墜落事故で失った。事故発生を知って非常に危惧したが、四人がその航空機に乗っていたかどうかも確認できず、結局四人の死亡が確認できたのは一週間後であった。事故現場に行くことも遺体と対面することもできなかった。事故のこと、また四人のことをたえず夢に見た。万事が順調だったのに、事故によってだまし打ちのように四人の命が奪われたことに対して怒りがいっぱいで、自分の人生はもう終わったという絶望的な気持ちだった。自分が四人の身代わりに死ぬべきだったのにと思っていた。数か月間の精神療法の結果、症状は部分的には解決したが、深刻な喪失感と生きがいの欠落感は依然として続いた。

航空機の墜落事故が人家のある場所や都会地で起きることがある。それは死者が数名だけという個人的な災難レベルの事故から、多数を巻き込む大惨事までさまざまである。このような災害は予告なしに襲い、機上の者も地上の者もともに災害に巻き込まれるので、そのショックは強烈で、身体損傷の状況も無残なものになろう。アメリカで飛行機がアイスクリーム・パーラーに墜落して、大人十人と子供十二人が死亡、その他十四人が負傷した惨事について、死者の遺族と負傷者についての追跡調査があるが、それによると当初の精神麻痺とショックの時期に続いて、数日以内に不安反応が現れ、悪夢に悩まされる者が多かった。また死者についての罪責感や怒りの感情をはじめ、複雑な死別反応が認められた［016］。

救助活動中に身体損傷のひどい死傷者と遭遇したり、また被災者とストレスを共通体験することによって、航空災害が救援者側にも特殊なストレスをもたらしうることは、すでに報告され確認されている［014、016、050、067、209、283］。空港職員その他救援関係者たちもまた、心痛のひどい被災者の家族たちからの強いプレッシャー、責任感、それにしばしば長期にわたる不安感によってストレスを受けるだろう。

空の旅にまつわるもう一つの災害形態は、航空機のハイジャックである。ハイジャックという状況下での乗客の精神体験は、死と墜落の恐怖、それに家族らと分離され連絡の方法もないままで、巻き添えをくって犠牲者になる可能性のために、きわめて苦痛に充ちたものになる。無力な被災者たちは常に脅威にさらされた状態にあり、自分たちを救出しようとの試みが逆に自分たちの死を招きかねないことを知っている。周囲は他人ばかりで、身体の安楽も奪われることが多い。ハイジャック体験後の精神的病態が本格的なものになり、被災者たちの間に「人質症候群」が共通して現れるかもしれない[210]。しかしこのような病態についての系統的な調査研究はまだ見られない。

航空災害は比較的にまれではあるが、いったん発生するとその影響するところはきわめて大きくなりがちである。接死・臨死体験、身体損傷のひどい死傷、解除困難な死別の苦しみなど、心傷度がきわめて高く、生き残った被災者、遺族、救援者の三者とも強度の災害ストレスを受けるからである。この問題は小型機の墜落でも同様に重大である。被災者の数こそ少なくても、その災害体験は次の事例の示すように、同じように深刻である。

エルヴィラは小型機で商用旅行に出た夫、父、弟の帰りを待っていた。夫は優秀なパイロット。夜になって暴風雨が襲来した。予定時間になっても三人の飛行機が到着しないことを知らされて、彼女は恐怖のなかで待ち続けた。四日間の大がかりな捜索のあと、オーストラリアの辺鄙な叢林地帯に墜落した機体が発見された。三人の遺体は識別不能だった。エルヴィラは精神麻痺状態になり、悲嘆の情動は完全に閉塞されていたので、友人たちには「けなげに耐えている」ように見えた。しかし二周忌の頃、身体的な重病にかかり、それが契機となって遅れていた死別への悲嘆感情の表出と精神医学的な治療を受ける機会がもたらされた。

橋の崩壊　航空機の墜落のように、橋の崩壊も見知らぬ者同士を巻き込むことがある。アメリカの作家ソーントン・ワイルダー（一八九七－一九七五）の小説『サン・ルイス・レイの橋』で鮮やかに描かれているように、このような災害は負傷者や遺族だけでなく、それに関与したすべての人たちにも影響をおよぼしうる。それに橋の崩壊は個人の生活だけではなく、地域社会の構造そのものを変えてしまうかもしれない。このことはオーストラリアのタスマニア州ホバート市のタスマン橋の崩壊が実証している。

ダーウィン市のサイクロン災害の約二週間後、一九七五年一月のある日曜日の夕方、ホバート市を二分している河幅の広いダーウェント河にかかるタスマン橋が崩壊した。貨物船が橋脚に衝突して、橋が百二十八メートルにわたって河中に崩れ落ちたのである。貨物船は崩れた橋の下敷きになってすぐに沈没した。橋を渡っていた数台の車が河中に転落し、崩壊箇所の直前であやうく停止して助かった車もあった。結局、貨物船の乗組員七人と車に乗っていた五人が死亡したのだが、恐ろしい死の恐怖を経験して助かった多くの人たちに、あとになって「遅発性ショック」の影響が現れた。航行上の過失で有罪になった貨物船の船長もこのショックのため廃疾者となって退職した。

この橋梁崩壊災害の影響の社会学的な研究に取り組んだＪ・ウェーランらのグループは、事故後六か月間にわたって、社会学、犯罪学、心理学の各面からさまざまなデータを追跡調査した。その結果、この災害に対する精神的適応が複雑な様相を呈しており、いくつかの特殊な影響が出ていることが判ったのである。橋がなくなったため通勤や余暇のための足が奪われ、公共サービスや親戚などとの交流にも支障が生じた結果、フラストレーションと怒りが高まり、このような状況に対してなす術がない無力感と絶望感が表面化することが多かった。精神安定剤などの使用の増加が報告されているし、孤立感、緊張感、疲労感が事態への適応を妨げていることが判った。別居妻、母子家庭、未婚の母からの生活保護の請求が二倍にも増えたが、これはこれらの女性たちが事故の前には経済的な支えとしていた臨時的な仕事を失ったことや、さまざまな軋轢と疲労が加わったためであろう。恐怖症的な障害もまれではなかった。以前は街に出かけることで慰安を得ていた孤独な神経症の人たちは、ますます孤独になり、症状をつのらせた。アルコール消費が増加し、地域によっては犯罪、とりわけ飲酒にからむ対人犯罪が増えた。近隣同士の争いごとも増えた。各家庭が悩みを抱え、その不満を他人に向けて表出するようになった。医療、交通、治安などさまざまな公共サービスに支障が生じたことが、住民のストレスをつのらせたのであろう。この支障のため、ストレスがもたらした影響の実態を把握することにも支障をきたしたのだが、この研究グループは、上記の諸問題のうち少なくともいくつかは、結局はホバート市が分断されたことの結果であると断じるだけの充分な根拠があると結論している。しかもこのような状況に適応できるまでには長い期間を要したのである〔324〕。

生き埋め　周到な安全対策がとられてもなお起こり続けている鉱山災害は、数多くの炭鉱地帯で生活の一部となり、いつかはまた起きると予期されている。『わが谷は緑なりき（イギリス・南ウェールズの炭鉱地帯の生活を描いたリチャード・ルウェリンの小説。映画化された）』などで哀切に描かれているように、このような地域社会では鉱山災害による喪失から自衛するための因習的な社会慣行が家庭生活の一部になっているだろう。落盤など鉱坑のなかで事故に遇った男たちは、地中深い所で死に、その災害の影響が地上の遺族たちにおよぶという形態をとることが多い。このような状況で夫を失った妻、そして子供の悲嘆は深甚である。坑道の入口で長時間待ち続けたり、運び出された遺体を確認することもあれば、それができないこともあろう。この人たちの鉱山当局に対する怒りは強烈だが、もしも過失や安全対策の不備が問題にでもなれば、それはなおさらのことである。たいていの場合、遺族はその悲嘆を分かち合ってくれる地域社会の人たちに充分に支えられる。遺族の死別の悲嘆は痛切ではあろうが、おそらくその寂寥の思いが長く残ること以外には、その後の経過について知られることは少ないのである。

この種の災害で生き残った者は、地下での体験に対する恐怖症的な反応など心傷性ストレスによる障害という形での激しい精神的影響を受けることが多い。ある追跡調査では被災した坑夫十人のうち九人までが、十年後になっても悪夢、恐怖感、恐怖症などの心傷性ストレス徴候を示したり、苛立ちと感情激発性が目立つようなパーソナリティの変化が認められたことが報告されている［231］。また炭鉱災害によるストレスに対する対処方法や適応上の諸問題についての報告もある［019］。

地震も「生き埋め」の心傷を生むことがある。生き埋めになってショックを受け、恐れおののき、時には傷を負った被災者がむなしく救出を待つような状況については、詳細な報告が多く、たとえば母親とともに生き埋めになった女性が、ともに助かるべく苦闘したが結局は母親が死亡し、自分だけ三日後に救助された事例報告がある。逃げ場を失って身動きができなくなる状態に認められる特有な精神病理についてはまだ明らかにされていないが、その苦しみと心傷性の作用は深刻なものであろう。地震関係の調査研究のなかには、比較的高いレベルの精神医学的な病態を認めているものがあるが、これは生き埋めなどの影響の存在を反映しているのかもしれない。たとえばマナグアの大震災後の最初の三か月間に神経症の診察件数は二〇九パーセント、一年間では四六パーセントも増加したことが判明している［007］。鉱山災害と地震の追跡調査でよく報告されている心傷性の諸症候には、閉所恐怖、呼吸困難、パニック感などがあるが、これらは生き埋めと死へのきわめて根元的な恐怖を表すものであろう。より最近では一九八五年九月のメキシコ市の地震で、長時間にわたる生き埋め体験の事例があったが、そのごの経過についてはまだ明らかにされてはいない。

火災　火災という恐ろしい体験については、さまざまな克明な調査結果がある。たとえば「聖灰水曜日の大火」については、大人と子供の体験内容を調べた研究［182、312］、また千五百十五人の被災者について被災一年後の病態を明らかにした研究がある［058］。これらの調査では、被災住民中の少なくとも四〇パーセントは精神医学上の症例と認められる程度の障害を訴えており、精神病患者は三〇〇パーセント増、心身症患者は二〇〇パーセント増と報告されているのである。

ホテルやナイトクラブの火災は人為災害の一形態だが、その生き残り被災者と遺族の病態もかなり本格的なものになろう。このような火災のもたらす恐怖と心傷、その深刻な精神病理的な作用、また火災が人間行動におよぼす影響などについてもいくつかの報告がある［001、051、112、168］。

火災以外にも火による死傷をもたらす災害がある。地震、航空機の墜落、海難、爆発事故、爆撃などはすべて火によって状況がさらに悪化する。このような場合の被災者の心傷性の体験に関与する火の役割については、まだ充分には解明されていないが、おそらくは他のストレス要因と分離して考えることは困難であろう。

火災に対する精神反応にはいくつかのテーマが考えられる。まず深甚な恐怖感がある。パニック状態になることは実際にはまれなのだが、火災による危機状態に関連して記述されることがもっとも多い。煙が充満したナイトクラブやホテルでお互いに先を争ったり、林野火災の火の手に追われて逃げまどったりする状況では、煙のため息ができないこと、視界がきかないこと、それに熱さが恐怖をつのらせ、また被災後の心傷性の不安感の原因になるだろう。死別による苦しみは、もしも遺族自身もともにその火災を体験していたり、焼死した者の遺体が識別困難だった場合には、さらに深刻になる。火災による火傷も当人とその家族にとって重大な精神的問題を残すことが多いので、充分な手当てと長期にわたる精神的再調整が必要である。

数多くの人々、とりわけキリスト教やユダヤ教の背景をもつ人々にとっては、火災が「地獄の業火」を象徴するような感じを受ける。だから「この世の地獄だった」「まるで悪魔の住む地獄だった」「地獄に落ちた気持ちだった」などと述べる被災者が多いのである。そこには悪業に対する懲戒、贖罪、浄罪という強い連想が働く。火災で助かった者に罪責感が生じて、心傷性の神経症状をさらに悪化させることが多い。この連想は異常な表れ方をすることがある。たとえば「聖灰水曜日の大火」の犠牲者たちのための大規模な追悼の儀式で説教したある牧師は、旧約聖書『ヨブ記』から引用して、「燔祭（古代ユダヤ教で祭壇に供えた動物を焼いて神に捧げたこと）」のことに言及した。それは牧師にとっては自然に心に浮かんだ連想だったのだろうが、聴衆のなかには心中のつらい思いをさらに掻きたてられた者が多かったのである。

水死　海難に関する研究文献では、被災後の強度の精神的病態が明らかにされている［124、165］。海難はその体験の手の施しようのなさと恐怖を裏づけるような心傷性の神経症状をもたらすことが多い。近年では衝突・沈没事故を起こしたアメリカの軍艦「ベルナップ号」の乗組員の心傷性後遺症状についての大規模な比較調査がある［131］。それによると事故後の三年間に神経症のため入院したり退役したこの軍艦の生き残り乗組員の数は、比較対照のための標準集団と比べてきわだって多かった。しかもその割合は、負傷もせずに救助されたグループが最高だったのだが、これはおそらくこのグループが被災体験を克服するための機会や支えが得られないままに放置されたからであろう。この事故の被災者が示した症候は、概して心傷性の障害や作用と認められるものだった。海難の遺族についての研究はまだ見当たらないが、遺族の悲嘆は遺体が回収できないこととその結果生じる不確実感によって増幅されるであろう。他者が死んだのに自分は生き残った場合、とりわけ自分が優先的に救助されて他者は見放しにされた場合には、罪責感がつのるであろう。

水死の脅威は突発的な激しい水害の場合にも発生する。バッファロー・クリーク水害はこのことを例証しているが、自然災害としての水害の場合でも、同様に恐ろしい事態が起こりうる。損傷や腐敗のひどい状態で遺体が回収されることもある。水死の犠牲者は助かろうとして必死に苦闘し、その死はパニックと恐怖に充ちたものであった。これらのこともまた、生存者の想像を掻きたてて、おそらくはその心傷を深めることになろう。　水が人間を呑み込む圧倒的な力の究極的な形態はおそらく津波である。一九六〇年にハワイで信じがたいほどの津波災害が起こった時には、事前の警告に対応した者は少なかったと報告されている［160］。津波災害の生存者への影響についてはまだあまり知られていない。

暴風雨など　大きな破壊をともなう暴風雨や洪水などの猛威は、人的・物的喪失もさることながら、とくに居住地からの立ち退きという事態をもたらす災害になりやすい。このような災害に起因する病的状態のパターンは重要だが、それは恐ろしい災害体験そのものよりも、むしろその結果と結びつきがちである。社会的レベルでのいくつかの調査研究では、被災地域社会の住民の四〇－五〇パーセントが、被災後の長期にわたって情緒面での影響を受けており、とくに子供は影響を受けやすいようである。ブリザードや異常寒波による凍結などに見舞われた場合にも生命への脅威が生じるが、この種の災害形態に関する精神医学的な病態について記述したものは、これまでのところまだ少ない。ニューヨークのJ・F・ケネディ国際空港の機能を麻痺させた雪害についての研究では、集団的な協力と支援の欠如、非理性的な恐怖、遺棄感、技術への盲目的な依存などの問題が提起されているが、その後遺症的な影響については明らかにされていない［117］。より最近ではこのような災害にさいしての家族の団結の重要性を論究した研究［072］と、援助を与える側と受ける側の役割を論じた研究［224］があるが、これらの研究者はいずれも長期的な精神面への影響には触れていない。概して災害性の気象現象のもたらすストレスに対しては、たとえその体験が恐怖に充ちたものであっても、ほとんどの人たちはなんとか対処できるようである。その精神医学的な経過はストレス体験の程度に直接に関係し、死者数や接死・臨死体験の程度が短期的作用に、また地域社会からの立ち退きが長期的・慢性的な症候に関係するようである。

「神の意志」——集団自殺　一九七八年に南米ガイアナで起きた新興宗教団体「人民寺院」の信者九百人以上の集団服毒自殺事件は、宗教その他の指導者に従って死と破壊にいたるという特異な災厄のもっとも顕著な事例である。このような行動に巻き込まれることには、数多くの精神的要因が関与することは明らかだが、生き残った者への精神的影響については知られていない。しかしこの種の災害での死別体験は苦しみに充ちたものになるだろうし、その指導者に対し、またみずから死を選んだことに対して、遺族の側に怒りと反感が生まれるであろう。ガイアナ事件では集団自殺した人たちの遺体の三分の二近くは確認されなかったし、この悲劇には多くの法医学的な問題点が残された。このような無意味に近い大量死の遺体の回収・処理に当たる人たちへの精神的な影響もまた重大なものになるはずである［066、144］。

大量殺人　大量かつ不条理な殺人という災厄の一形態については、ナチスの強制収容所での事例を除いては、まだ調査研究が行き届いていない。戦時の残虐行為や市民生活のなかで起きる複数殺人事件などがこの災害の実例である。一方、暗殺や個々の殺人事件は個人的な災難だが、殺人という観点からは同様な意味合いをもつのである。家族ぐるみの殺害事件についての研究では、生き残った子供が受ける心傷が深刻であることが明らかにされている。強制収容所の生存者たちは大量殺人に起因するストレス作用をなんらかの形で受けていて、たとえば心傷性の障害が長く尾を引いたり、それが次の世代や広く社会全体にまで拡がることさえあるだろう。

エイズ　まだ明確に究明されてはいないが、現代の「黒死病」ともいうべきエイズ（後天性免疫不全症候群）が多大な精神病理的な影響をおよぼすだろうことは疑いない。エイズはすでに二つの心傷要因をもたらしている。その一つはエイズが引き起こした性行為とくに同性愛行為と、同性愛者との接触に対する恐怖である。同性愛者に対する「悪者扱い」や偏見の復活傾向はすでに明白である。この疫病の流行と接触感染についての恐怖が、生活と仕事の多くの場での同性愛者や感染の危険ありと見なされた人たちの受容をためらわせていよう。エイズと麻薬類の常用とが結びつけて考えられる結果、この難病を逸脱行為者への応報だとする思いが生まれる。さらに医療用の輸血がエイズ・ウイルスによって汚染されることが、衛生面全般にまで恐怖を拡げる。原因不明の感染の恐怖はきわめて深刻で、現代の医療技術の進歩への信頼によってかなり緩和されてはいるものの、昔の黒死病に似た脅威をもたらしている。とにかくエイズの人間行動へのインパクトは重大であり、エイズを恐れる人たちの間に多大の不安と抑鬱をもたらしているのである。

エイズがもつもう一つの心傷要因は、この疫病の患者——そのほとんどが死にいたる人たち——に直接かかわるものである。このような不治の病気に対する精神反応は、その感染経路が同性愛行為であれ薬物注射の乱用であれ、また医療の過程での感染であれ、怒りと罪責感、それに家族その他の対人関係の困難性によって強く影響されるであろう。ニューヨーク市のエイズ患者や潜在的患者が直面しているストレスや精神作用についてのある調査報告では、エイズ現象が世間で大騒ぎされた結果、感染の危険がある集団内にパニックが起こり、些細な皮膚の斑点やかぶれに気がつくとただちに「エイズ検査」を受けるという事態になった。このパニックは彼らの性行動の変化と不特定な相手との性行為の減少をもたらした。世間の大騒ぎが同性愛者を拒否する傾向を復活させ、彼らはまた忌み嫌われかねない存在になっている〔869〕。

エイズ感染者は深刻な精神的激変を経験し、さまざまな精神医学上の徴候を示す。家族、恋人、友人、知己から拒絶され、みずからに自己隔離を課する場合も多い。多くの患者が罪責感や被懲罰感を経験し、患者だと診断されるとたいていはショック、後悔、現実感と自我意識の喪失、睡眠障害などをきたすのである。このような状態から、性交渉の相手、家族、医師、社会全体に対する怒りと敵意に移行することもあるだろう。治療費や失職など経済的な心配がさらに事態を悪化させるかもしれない。抑鬱状態もよく現れる。すでに精神病理的な障害や問題を抱えている場合には、その上さらにこれらの病的な反応が追加される。この現代の業病の数多くの犠牲者が辿る悲惨な結末は、怒り、罪責、疎外、孤立そして絶望のなかでの孤独な死である。

飢餓　飢餓はさまざまな災害——旱魃、飢饉、強制収容所その他の監禁、レニングラード包囲戦のような戦時の籠城、その他孤立化をもたらす各種の災害——の一構成要素である。食糧の供給の途絶は、かならずしも急激ではないにしても生命に対する究極的な脅威である。飢餓による精神病理的な後遺症は脳の有機構造上の損傷によってさらに複雑・悪化するかもしれない。飢餓体験を生き残った者は、無感動、抑鬱、食物や自己保全の問題への思考・感情の集中、自分の肉体への自己愛的な偏見、さらに神経・精神病的な併発症も現れるかもしれない。

このように見てくると、心身にさまざまな影響をもたらし、時には広範囲な精神社会学上の病態をもたらす数多くの災害形態があることが理解できよう。それぞれの災害がもつ意味は、その災害の物理的な作用が象徴するものによって影響されることが多い。災害が人為的であれば、それが病態を引き起こす作用はより強烈であるという見解には、充分な裏づけがある［174］。多種多様な災害を通してショック、死、無力感、喪失、立ち退きなど災害ストレス要因として共通するテーマが認められる。そして多くの災害に共通する公式は、ストレスが大きければそれだけ病的状態発生の可能性も大きいということである。

市民を巻き込む暴力災害

世界中いたるところが一般市民を巻き込む突発的あるいは慢性的な暴力の脅威にさらされている。自家製のものを含めた高度の破壊力をもつ最新の武器が、ベルファスト、ベイルートその他世界中の数多くの都市の街頭で使用されている。低開発国と先進国とを問わず、暴動が日常化して、突然の死、ショック、破壊、脅威をもたらしている大都市が多い。都会の暴力に苦しむ住民にとっては、喪失と悲嘆がまれな体験ではなくなっていることもあろう。反感と憎悪を背景として暴力行為が発生し、それが報復の火に油を注ぎ、さらに暴力がエスカレートしてゆく。住民の住居や財産の大規模な破壊や、避難、立ち退き、仮住まいなどの事態も起こる。他の人為災害や自然災害とは違って、この種の災害は単に発生して消滅するというものではなく、たいていの場合それは持続し、日常生活を営みながらも絶えず死と喪失の脅威への対応を迫られることになるのである。

このように暴力と危険の状態が持続することの影響については、多くの調査研究がある。H・A・ライアンズは人間心理の攻撃性と抑鬱性の間に逆比例の関係があるという仮説を提起し、それを立証するためにベルファストの暴動的事態が鬱病の発生におよぼす影響を調査した[179]。ライアンズ説の骨子は、攻撃性が市民暴力として外面化することが、抑鬱性病患の減少をもたらすというものだったが、調査の結果はこの仮説を裏づけることになった。つまり男女ともあらゆる年齢層で、抑鬱性病患の有意な減少が認められたのである。この傾向がより顕著だったのは、女性に比べて攻撃的・暴力的行動に巻き込まれやすい男性、それに巻き込まれやすい社会階層の人たちであった。しかもこの減少傾向は暴動頻発地区でより顕著で、自殺率は五〇パーセントも低下したが、殺人など攻撃的・暴力的犯罪の発生率は目立って増加した。これに対して暴動頻発地区から離れた農村地区では、男性の抑鬱症状の激増が認められたのである。

市民暴力の心理学的な面についてのライアンズのその後の研究では、暴動と現代のテロリズムの常套手段である爆弾攻撃のストレスにさらされたベルファストという地域社会で、共通に認められたその他の反応も明らかにされている[180]。それによるとベルファストでは子供たちにさえ心傷性のストレス反応が頻繁に認められた。また他の災害の被災者たちと同様に、大人には恐怖、不安、苛立ち、抑鬱など情動面での障害が認められた。不安感に関係する腹部や胸部の違和感、頭痛、発汗、震えなど身体的徴候もしばしば見られた。精神安定剤や鎮静剤を投与する処方件数が目立って増加した。しかし精神病による入院件数は、戦時中や他の災害時と同様に増加しなかったことも報告されている。

暴動や暴力行為に対するベルファストの子供やティーンエイジャーの反応としては、親の病態を反映している場合は別として、全体的傾向としては不安や情緒面の障害の事例は多くはなかった。彼らには興奮状態、暴力性の同化・行動化、行動上の障害が多く認められた。年長の子供たち、とりわけティーンエイジャーは準軍隊的な集団に所属していて、集団での反社会的行動がしばしば見られた。この子供たちは暴力に対して「条件づけ」されてしまい、暴力性が生活のなかに侵入してその一部になったのだと、ライアンズは結論している。

ベルファストの爆弾テロを体験した人たちには、情緒障害、恐怖症など精神医学的な症候が多く認められた。時には「広場恐怖症」が認められたが、これは爆弾テロの危険から身を守る意味では適切な自衛的対応とも解することができよう。爆弾テロを体験した子供には分離不安を示す傾向が見られた。抑鬱症状は調査対象の二二パーセントに認められた。苛立ちはごく普通に見られたばかりでなく、夫婦関係に支障をきたすほど激しく現れることが多かった。他の災害の被災者にも見られることだが、不安、睡眠障害、それに爆発音などに対する過敏反応が一般的であった。そして爆弾テロ被害者の六五パーセントに、心傷性の不安状態が認められたのである。

爆弾テロや暴動で市民生活が激動することは、戦時の民間人の爆撃体験と似ている点もあるが、そこにまた一つの重要な相違点があると、ライアンズは述べている。つまり戦時には地域社会は外部からの攻撃に対して団結しているのに対し、テロリズムに関しては暴力的事態がどこからでも発生しうるし、社会全体が団結していないということである。

ベルファストとはまったく別のマレーシアでの暴動についての調査報告がある［280］。それによると暴動に揺れていた時期でも、精神科医療機関への入院率には平常時ととくに変わったところはなかったのだが、睡眠障害、食欲不振、抑鬱は一般的に見られた。また他の災害の場合と同様に、危険に対する恐怖、近親者の死傷と住居・財産の損失への脅威、それに肉体的な損傷を受けた死傷者の姿を目撃したことなどによって、住民は精神的な影響を受けた。この人たちの病態は概して精神医学上の患者に認められるものと変わらなかったが、なかには短期間の反応性精神異常や神経障害を呈する者もいた。精神的に傷つきやすい者ほど暴動の脅威を深刻に受け、またマレーシアの多民族社会への同化がうまくゆかない傾向が認められたのだが、大多数の人は危機管理に適切な対応を示した。

市民暴力が子供に与える影響についてはすでに述べたが、別の研究ではそれが子供の精神発達と行動に大きく作用し、とりわけ親への影響が重大である場合には子供への影響も大きいことが裏づけられている〔095〕。

世界中で増えつつある市民生活を脅かす暴力は、個々の事件の発生時間までは予期できないとしても、ベルファストや内戦中のレバノンなどでは、いつかかならず起こるとは予想できよう。レバノン内戦の精神医学的影響についてのある研究では、住民の大半は内戦という状況をきわめて順調に切り抜けているが、これはおそらくはこの人たちの家族制度の強みとそれぞれの集団の内部団結力によるものと考えられている。しかしながら戦闘行為に関与して精神科医の診察を受けるにいたった者の数は増えたし、心傷性や抑鬱性の症候がよく見られ、また薬物中毒やアルコール依存の事例も増加したのである〔203〕。

爆弾攻撃などテロリストによる暴力行為は、先進国、後進国のいずれでも、さまざまな状況下で散発的かつ内在的に発生し続けている。このような事件が予期される場合は、それだけ余分なショックと恐怖が生じ、その結果としての情緒面および精神衛生面での問題は大きなものになろう。一九七四年にイギリスのバーミンガム市で起こったホテル爆破事件に遭遇して、負傷をまぬがれた人たちについて、精神的後遺症状を調査した報告によると、精神衛生と精神機能への重大な影響があったことが判明している。直接この事件に巻き込まれた人たちのなかには、対社会的な機能が低下したり、作業能力に支障をきたした者が多かったし、神経症、恐怖症、心傷性徴候なども数多く認められた［269］。

一般市民を巻き込む暴力行為のもう一つの形態はテロリストらによる人質事件である。この災厄の状況には、当人の生命、またその家族にとっては愛する者の生命への脅威が生まれる。そして人質にとられた者ととった者との間に奇妙な人間関係が生まれ持続することが多い。誘拐者は人質を脅迫し、苦難と屈辱を強制するかもしれないが、両者の間に強い愛着が生まれる場合がありうるのである。理不尽な暴行、拷問、死がからまる場合もある。人質という状況を調査した研究者たちはいずれも、長く続くその衝撃と、その結果生じる病的状態について論述している。

一般市民に対する暴力行為と同様なパターンを示す個人的な災難形態がある。強盗、強姦、襲撃などの危険と脅威が頻繁に存在する都会があるが、これらの犯罪の被害者もまた恐怖、不安、怒り、驚愕や抑鬱の反応、さらに頭痛や消化器官の不調など顕著な後遺症状を呈するのである。このような心傷性の障害が悪化し慢性化することもあるので、被害者に対してはその心傷に対処しそれを克服するための継続的な支えが必要になるだろう。被害後にはまた、妄想症、抑鬱症、他者への不信感、孤独への恐怖感などがよく報告されており、強姦被害者についてのある追跡調査では、このような後遺的な問題は多年にわたって持続することがあると指摘されている［201］。

戦争が大規模な災害であることにはまず疑う余地はない。戦闘行為が将兵におよぼす心傷性の作用については、二つの世界大戦をはじめ近年のいくつかの戦争を素材として、科学的な調査研究が行われている。将来の戦争とも関連して戦争災害について論究したJ・M・ロモとR・J・シュナイダーは、戦闘による負傷者の数と精神医学上の患者数との間に相関関係があることを指摘している〔258〕。戦闘に起因する精神障害は一種の心傷性ストレス障害であるが、これとそのストレスの強度の間にも相関関係があり、戦闘行為の時間が長いほど、また味方の兵士の死傷者が多いほど、精神障害の発生率は高くなるのである。兵士はみずからの死の脅威、多数の他者の身体損傷のひどい死、そして喪失と悲嘆を体験する。親密な家庭的環境からは切り離され、戦友と指揮官によってもたらされる団結と集団的な支えだけで精神的に保護されているのである。

ベトナム戦争から帰還した復員兵士は近年の戦争災害の代表的な被災者と考えられる〔037〕。この集団には枯葉剤の使用などをともなう特殊なジャングル戦によるストレス反応としての精神的病態が認められ、さらにこの戦争に対する世間一般の支持の欠如と政治的な軋轢が、戦闘中に体験したストレスをいっそう増幅させることになった。最近の調査でも依然としてかなりの程度のストレス性障害が認められ、たとえばある被験グループでは戦闘体験の十年後になっても、その四三パーセントに中度から強度の心傷性ストレス障害の徴候が認められている〔101〕。この被験グループは学歴がきわめて高く、経済的に安定し職業的にも成功しており、しかもベトナム戦争当時は将校だった者が多いことを考慮すると、これは驚くべきパーセンテージである。

いくつかの要因がこのような事態に関与していると考えられる。復員後に妻や親など家族からの充分な支えが得られなかったことは、もっとも決定的な要因の一つである。概してこれらの復員者たちは、帰還したさいにみずからの戦争体験を家族に語る機会を得られなかったのである。当時の強い反戦感情や恐怖、不安、嫌悪感、そっとして触れないでおきたい気持ちなどのため、家族の側が耳を傾けてやることができなかったのがその理由であろう。彼らの除隊が急で、新しい状況に適応し、自己の正当化と存在意識をもつための過渡期がないままに、除隊二日以内に帰宅した者が多かったことが、この問題解決の困難性をつのらせた。過渡期がなかったことはまた、復員者の危機克服のための戦友たちの助けが得られなかったことでもある。戦闘の激しさも障害発生に寄与した。将兵が危機的ストレスに直面して生き残るためには、現実否認、精神麻痺、抑圧などの心理過程を経ることになるが、これは生き残ることを容易にしたとしても、事後の精神的支障を招く危険はより大きくなったようである。ジャングル戦のもつ不可予測性と不確実性もまた、特殊なストレスを加え、将兵の自己統御を阻害することになった。

戦闘員を襲う病的精神状態を代表するのは、強制侵入性の思考、睡眠障害、驚愕反応、情動の萎縮、他者からの自己隔離、罪責感、抑鬱などである。ベトナム戦争では兵士たちの薬物乱用や強度の凶暴性も問題になった。その後事態は改善に向かったが、復員者たちの多くはいまだにアルコール依存、凶暴性、衝動統御不全などの持続的な問題を抱えている［147］。

抑鬱、精神機能の麻痺・萎縮、凶暴性などによるパーソナリティの変化、それに罪責感、引きこもり、絶望など持続性の生き残り症候群に苦しみ続ける復員者が多いことが例証されている［036］。このようにベトナム戦争に関係した将兵の精神障害の問題は、他の戦争の場合よりもとりわけ深刻だとする指摘もある［147］。しかしこれは極度の戦闘ストレスを体験した場合すべてを代表するもののようで、たとえば空中戦など他の戦闘形態からのストレスもまた、強度の病態を呈する精神病理上の諸問題を提起することが明白に実証されているのである。

中東の戦乱のようなより小規模な現代の戦争についての調査でも、同様な精神的影響が実証されているが、これは死、身体損傷、喪失からくるストレスはすべての戦闘行為に内在するものだからである。もっとも国連の平和維持部隊についてのある調査では、別の一要因が関与していることが指摘されている［319］。つまりこの調査では、国連軍の将兵は報復することができないため、戦闘が激しくなくても精神的に影響を受けることがあることが明らかにされている。彼らもまた典型的な心傷性ストレスによる障害をこうむる危険があるという事実は、自分ではどうすることもできないという無力感が、心傷性の後遺障害をもたらす強い作用力をもっていることを示すものである。

災害としての戦争は、攻撃されたり占領された一般市民にも精神的影響をおよぼす。民間人への爆撃の影響を綿密に調査したI・L・ジャニスは、空襲のもたらす精神的作用は死と破壊の程度、とりわけ爆撃による死傷を目撃したり、自分の家が破壊されたりする個人的な体験の程度に比例すると述べている。このような「ニア・ミス」的体験は、強度の恐怖反応や不安と抑鬱による精神障害の発生に強く関与する。一方「リモート（遠隔）・ミス」を体験した人たちは、恐怖の程度も低く、その後ニア・ミスを体験することがなければ、事後に続く空襲の感情面へのストレスに耐える能力が強まることになろう。このことからジャニスは、⑴負傷者数、⑵爆撃によって被害を受けた避難所や住居での生存者数、⑶死者が出た世帯数、⑷住居を失った人数、⑸生存者によって目撃された死傷者数から、事後の強度の精神反応の発生率を予測できることを示した［141］。戦争という災害がもつ死、破壊、喪失、悲嘆、立ち退きなどのストレス要因は、明らかに病的状態を生む作用をもち、その程度はそのストレスの強さに直接的に比例するのである。死別、家族とくに子供の分離、それに侵攻・占領・爆撃・拿捕などへの総合的な恐怖などの戦争経験も、すべてストレス作用を強めることになるだろう。

強制収容所や監禁の体験もまた、精神衛生上の病態や諸問題を生む戦争関連のストレス要因である。これについてはすでに触れたナチスによるユダヤ人の「強制収容所症候群」についての諸研究で的確に論述されている。このような極度のストレスに対する人間反応を要約したF・ホッキングの研究によると、強制収容所のような極度のストレス状態を生き残った人たちについては、飢餓、疾患、負傷など身体的な状況によって事態が悪化することはあるにしても、長期にわたる慢性的経過をともなう精神的症候群が何よりも顕著である［129］。この人たちに認められるのは不安、精神集中力の支障、疲労、無感動、根拠のない罪責感、それに自分の体験についての恐ろしい悪夢をともないがちな睡眠障害などである。これらの症候はユダヤ人の生存者だけではなく、収容所で比較的に短期間を過ごしたデンマークのレジスタンス戦士の七八パーセント、同じくデンマークで抑留された警察官の六三パーセントにも認められた。この人たちの四〇パーセント以上は何年後になってもかなりの神経障害に苦しめられたのである。強制収容所以外の極度のストレス状況でも同様であるが、解放後の障害発生にもっとも大きく影響したのは、既存のパーソナリティ上の諸要因ではなくて、むしろ収容中のストレス状態の長さと強さであった。L・アイティンガーの研究は、このようなストレス要因パターンについての理解に大いに貢献している〔081〕。

すでに述べたように難民もまた戦争災害のもう一つの犠牲者であろう。難民という立場での最大のストレス要因は、生活の場からの立ち退きということ自体であろうが、難民のなかにはまた危険や死との遭遇、家族との死別・生別、住居や財産の喪失を経験した者がきわめて多い。およそ難民の数は厖大なものだが、最近の調査ではなんらかの病的状態が難民の五〇パーセント以上に認められるだろうことが示唆されている〔167〕。抑鬱、悲嘆、身体的な愁訴は普通に見られるし、心傷性の障害を呈する人たちも多い。難民の長期的病態パターンについては明らかでないが、新しい国に移住した人たちの異文化形態への順応には、長い時日を要することだろう。新たな落ち着き先が得られない難民の精神的病態についてもあまり知られてはいないが、この人たちにとってはただ生存することだけがすでに苦闘であろう。要するに戦争に起因する精神的病態は総じて重大であり、それは戦争体験のストレスに直接関係している。次の事例はこれらの問題のいくつかを示している。

フランクが精神科の治療を求めたのは三十歳の時だった。ひどい悪夢に苦しんでおり、夢のなかではまたベトナムのジャングルに戻っていて、戦友たちの「むごたらしい死体のそばで怯えきっている」のだった。妻はフランクが自分にまったくかまってくれないし、子供たちには当たり散らすと訴えた。事務員としての仕事に気が乗らず酒に酔った時だけ対人関係がもてるという有り様だったが、酔うと暴力的になり、すぐ喧嘩ざたになった。自分の子供と遊ぶ時でさえ凶暴性を見せて恐れられる始末だった。精神療法を受けているさいのフランクは、徴兵されたことへの恨み、戦場へ向かうことへの恐怖、初めて戦死者を目撃した時の戦慄、初めて敵兵を殺した時の罪責感を回想した。目の前で死んだ戦友たちの死体のそばで自分は助かるという経験も幾度かあった。ベトナム戦争に出征するまでの生活適応は良好だった。ただ内気な青年だったが、おそらくこれは酒癖が悪く時には凶暴になる父親のようにはなるまいという自衛的な意味があったのだろう。戦闘の脅威のなかで自分も凶暴になりうることと、生き残るために苦闘する時のすさまじい恐怖とにフランクは圧倒されていたのだ。戦闘中に敵を殺すことに罪責感をもっていたが、もし殺さなければまた恐怖に駆られた。自分の行動を正当化するために、敵を一人殺すごとに戦友の命を一つ助けたのだという思いを心のなかで育てていた。妻はこのような話題に明らかに動転し「すべて済んだこととして忘れる」べきだと思っていたので、フランクは自分の体験や気持ちを妻に話すこともできなかった。治療の結果、フランクは恐怖、とりわけ父親のようになることへの恐怖と対処できるようになった。一時的な抑鬱と悪夢にはまだ悩まされてはいるが、心傷性ストレス障害はかなり快方に向かった。

要するに戦争が災害であり、生き残った者の心に傷痕を残しうることを疑う余地はほとんどないのである。

九　被災者と救援者

「なんとかして助けたかったのに、どうすることもできなくて。自分がこれほど参っているとは知らなかったよ。これまでにも人が死ぬのは見たことがあるし、自分ではもっとしっかりやれると思ってたんだが……。でもだめだったよ。死んだあの人たち……血が流れていて……子供らまで……なんてことだろう……。このことは死ぬまで忘れられないだろうなぁ」

大災害がある地域社会を襲うと、その社会全体に反響がおよぶ。災害がもたらす死、恐怖、喪失、破壊は程度の差こそあれ、その地域社会の全員に感じとられる。その社会では被災者になる者も多いだろうし、また救援者の役割に就く者も多いだろう。このような役割と体験が入れ代わることもあるし、また複雑に入り組んでいるので、両者を峻別することにはあまり意味がない。この章ではこの二つの役割について、その特徴と相互の関係を調べて、救援者こそ実は災害の「被害者」でもあることの本質を考察しよう。

災害の被害者

英語の victim（被害者）という言葉の意味は「出来事や状況の結果として傷ついた人や壊された事物（オックスフォード英語辞典）」である。だから人間が victim になる場合には、傷害・破壊・損害を受けるという含意がある。その概念には、人間には制御できないことが人間に対してなされるという受動性が内在している。victim という呼称にもその経験内容にも、人間の力ではどうにもならなかったという感じがまつわることになろう。

被害者の救助に当たる人たち自身もまた、救出・復旧などの役割に従事する場合に死、破壊、喪失、立ち退きの事態にさらされることによる心傷性ストレスを受けるだろうことは明白である。災害の現場にいるということで、救助者は死傷者や破壊された家や地域社会を目撃するという被災者の体験を共有する。救助者はまた、被災者といっしょになって作業することによって、災害のもたらした精神面での苦しい重荷を共感するだろう。しかし救助者のストレス体験、つまり「被害者化」は認識されないままのことが多く、かくて救助者は「隠れた被災者」になるのである［151］。

この「被害者化」の種類と程度を規定しようとの試みのなかには、心傷性体験としての災害の対人的影響についての認識を高めるうえで役に立つものがある。一九七〇年のペルー大地震の被災者を次の四つのグループに分類したS・W・ドゥダシクの試みもその一つである［077］。

・一次被災者　災害自体と災害の心身両面および社会・文化的影響による損失と苦難をこうむった者。

・近接被災者　災害の結果によって直接・間接に影響を受けた者。給水の汚染・断絶など公共サービスの破綻、食糧など必需品の不足その他の影響を受けた人たちがこのカテゴリーに含まれる。被災した地域社会内で対処し生活しなければならない人たちである。

・周辺被災者
被災地と強い関係をもち、その結果として影響を受けた者。被災地に家族や友人・知己が住んでいた場合などが含まれる。

・進入被災者
非常事態の続く被災地に外部から集まってきた者。たとえばボランティア救援者、親類縁者を探しにきた者、専門的な災害救援組織のメンバーなどである。この人たちの存在が「被害者化」の範囲を増幅することがあるので、彼らのニーズもまた認識されるべきである。

ペルー大地震のさい、救援に駆けつけた国内外のボランティアたちが、現地の荒廃、いたるところに見られる被災者の惨状、瓦礫のなかで腐敗してゆく遺体の悪臭に加えて、宿泊設備や食糧の不足、劣悪な衛生状態、絶え間のない余震、病気と負傷の危険にどれほど苦しまねばならなかったかについては、ドゥダシクが克明に記述している。このような事情がすべてカルチャー・ショックという基本的な経験の上に追加されることが多かったのである。だから多数の地元の救援者とともに大挙してやってきた外国からの救援者たちの多くが、被災症候群に冒されたことはまったく驚くには当たらないことである。報告によると、救援者のなかには適応不全、無力感、無気力、無感動の状態になる者が現れた。彼らはベース・キャンプに留まって、ただ酒を飲んで眠ったり、トランプ遊びで過ごしたり、または「惨状目を覆うばかりの被災現場での作業をまぬがれる」ためなら、なんでも結構とばかりに、機械的な単純作業に従事するものが多かった。なかには正反対の反応を示す者もいた。この人たちはみずから進んで仕事を見つけて、疲労困憊するまで献身的に働き続けたのである。救援者のこのような相異なる反応は、他の災害状況のなかでも認められている［023］。

災害の被害者のもう一つの分類法は次のように六段階に区分するものである［282］。

・一次被災者　災害の最前線にいて最大級の被災体験をした者。
・二次被災者　一次被災者の親類縁者、友人・知己など。
・三次被災者　救出や復旧に従事し、作業中の機能性維持のため、さらに事後の心傷性の精神作用に対処するために支援を必要とする者。
・四次被災者　被災地に集まってきて、愛他的な援助を提供したり、悲嘆・喪失を共感したり、またはなんらかの形でその災害に責任がある人たち。
・五次被災者　災害には直接関与しなくても、その精神状態が苦痛・障害のレベルに達しうる人たち。
・六次被災者　一次被災者になるのを偶然まぬがれたり、他者の被災に責任があったり、または間接的・代理的にその災害に関与した人たち。

この分類はやや複雑だが〔図9・1〕のように図式化すれば、各段階の相違点がはっきりしよう。この分類では救援者間のさまざまな問題は考慮されていない。おそらく災害の影響を直接に受けたのか、またはただ間接的な影響だけだったのかという観点から、救援者をさらに二つに分類するのが

〔図9・1〕さまざまな被災者（283）

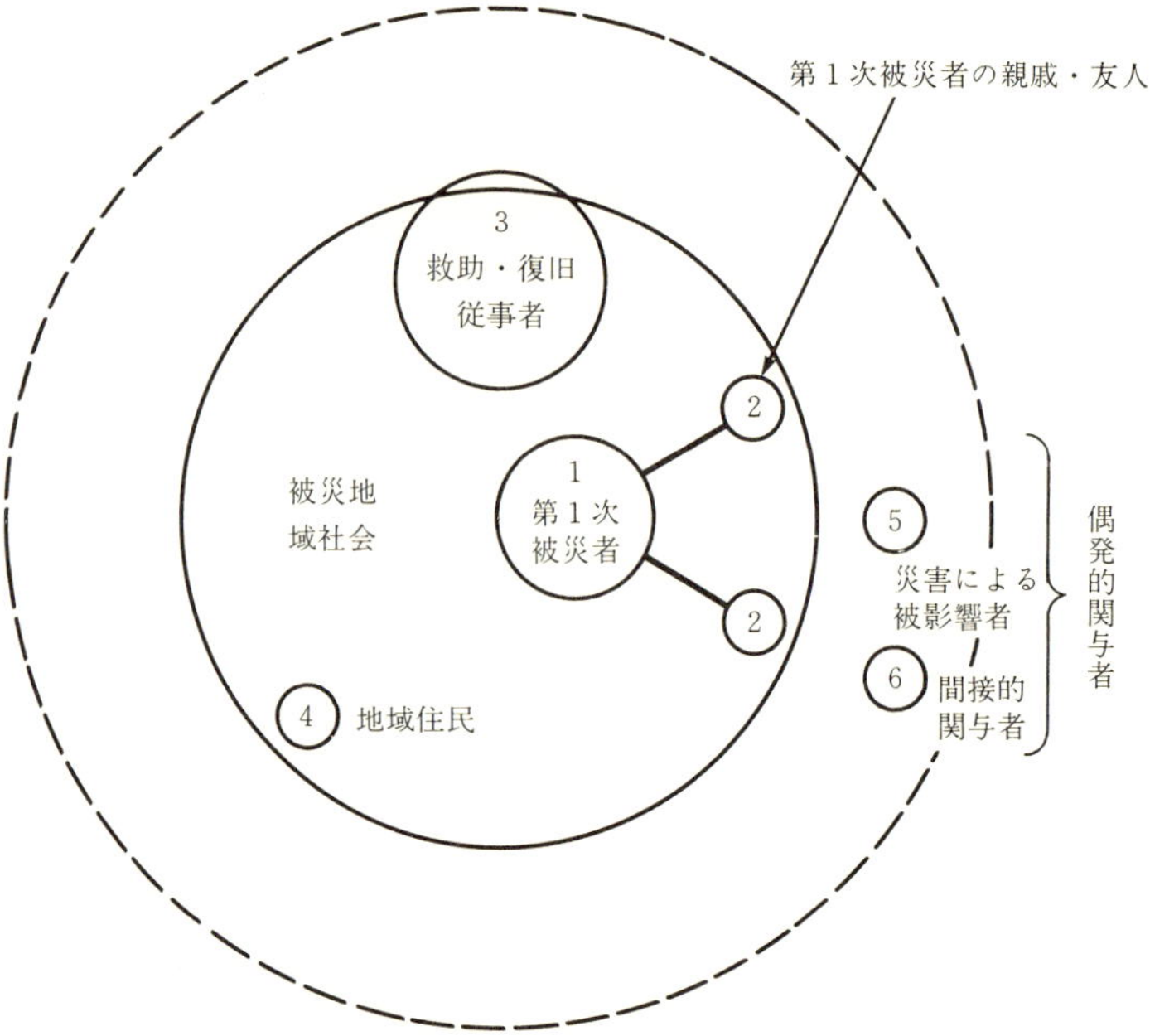

妥当であろう。後述することになるのだが、この二つの救援者集団には、いくつかの共通のテーマとともに、まったく異なる体験と影響が認められることが多いからである。

ある地域社会を災害が襲うことは、ある意味では池のなかに石を投げ込むようなものである。つまりその波紋がその地域社会全体に拡がってゆき、さまざまな所に時間的にもずれて到達し、影響をおよぼすのである。この波紋はすでに影響を受けている部分をさらに揺さぶったり、また中心に近くてその力がまだ衰えていない場合には、大きな衝撃を生むことになる。そして池のなかでと同様に、災害の波紋も収まるまでには時間がかかるだろう。地域社会という池の大きさ、それに投げ込まれた石の大きさとその衝撃度によって、池のなかの状況は最終的に変化したり、しなかったりするのである。

被災者の形態

災害の被害者になることとは、これまでの各章で述べてきたような数多くの災害ストレス要因にさらされることである。その個々の状況は災害の個別的性状、被災者になる人間の個体差、その被災状況に見込まれる役割などによって左右される。

個人としての被災者　被災者が過去の生活経験のなかですでに類似のストレスを受けていたり、精神的に傷ついていることがある。この過去のストレスのために、新たな災害体験の不幸な影響に対してさらに傷つきやすくなる場合もあれば、もしも過去のストレスが過大なものではなかった場合には、むしろある程度の「予防接種」的な作用をすることもある。被災者になることは、すでに家族という力関係の場で「被害者」になっていた者や、幼少時に心身いずれかの面でなんらかの虐待の被害を受けていた者には、特別の関連性をもたらすだろう。このような場合には嗜虐的または被懲罰的な感情となって影響が現れる者もいるかもしれない。

被災者の役割　この役割には多くの期待が込められている。つまり地域ぐるみのものでも、個人的なものでも、およそ災害に古来まつわる誤った通念の一つは、「救援者」は強く力があり、一方「被災者」は弱く無力・無能であると、はっきり二つの型にはめ込んでしまうことだからである［266］。だから被災者は自分は無力であり、欲しかろうと欲しくなかろうと他人の古着のような施し物でも、とにかく与えられた援助は受け取らねばならないと思うことになろう。そしてほとんどの場合、当然感謝すべきだとの期待があり、被災者は与えられた物を喜び感謝し、苦情は言うべきではないと期待されるのである。この期待から被災者にとっての大きな困難性が生まれる。他者は被災者に援助を与えたから「もうだいじょうぶのはず」と思っているので、被災者としては自分の苦しみ、悲しみ、怒りを表に出しにくい場合が多いのである。被災者と患者の役割には類似した点がある。両者の役割はいずれも、救援者や治療者との相互関係では服従する立場にあること、また世話を受ける代償として自立と苦情の権利は放棄することを意味することを、次の事例が示している。

有能で抜け目のない商人J氏。五十六歳。サイクロン災害で被災、軽傷を負って他市へ移送され、診察と宿泊のため病院に収容された。これまで人に指示を与える立場にあったJ氏にとっては、自立の立場を失うこと、たとえば病院のお仕着せのパジャマを着せられ、看護婦たちの指示に従うことが容易には受容できなかった。被災時に眼鏡をなくしたのに、それがなくては字が読めないことを他人に言えないほどプライドが高かった。収容当初は身分証明書も小切手帳も所持していなかった。被災体験の恐ろしさと他人の世話にならねばならないことの屈辱について、自分の苦衷を話そうとするたびに、それを遮るように看護婦長がJ氏に告げるのだった——軽傷だけで助かっていいかに「幸運」だったことか、皆にたいへんお世話になったことに、いかに感謝すべきであるかと。

被災者をめぐる状況　被災者の役割として期待されていることと同様に重要なのは、個人が被災者になる場合の事情である。定期刊行物『ディザスター（災害）』一九八〇年版所載の刺激的な論説「被災者として成功する方法」は、放射能や化学物質による汚染災害は別として、豊かな先進国での天災にさいして「最善の被災者」になるべき方法について読者に情報を提供している。しかし貧しい国での被災者となると、外部からの国際的な関心や援助は、当該災害の性状とその周知徹底の程度、さらにその時点での国際情勢いかんに左右されて、気まぐれなことになるだろう。旱魃や飢饉による緩慢な飢餓災害よりも、風水害、地震など急激に襲ってくる災害の方が、関心と援助を集めやすいのである。政治的な理由からある被災者は優遇され別の被災者は無視されることもあるだろう。それに被災者についての固定概念的発想から、被災者が真に必要としている食糧や燃料などよりも、衣料やおもちゃばかりが救援物資として届けられることもある。難民として「成功」するかどうかは、流出元の国と受け入れ先の国の事情や、難民になった事情・経緯などの要因に左右されるだろう。いずれにしても貧しい国で災害の被害者になることは、たしかに悲惨なことである。

被災者たるべく運命づけられた、神によって選ばれた、または神罰を受けて被災者になったといった受け止め方をすれば、またそれなりの意味合いが生じる。戦争、テロリズム、市民生活内の暴力など他者の行為の犠牲者になった場合も、不条理な人間の憎しみの目標にされたことで、また違った心理的意味合いがからまってくる。

テロリズムによる被害のなかでも、人質になるという状況はとりわけ特異なケースで、死の脅威、家族らとの分離、人質犯人による拘束などのストレス要因が加わる。人質被害者のさまざまな対応の仕方についてはF・オクバーグほか多くの研究者の報告がある。人質になった者は警戒的な喚起状態を続け、自分の日頃の役割を保ち、また自分がなすべきことを予行しようと努める傾向がある。不安感を表出することは自分の生き残りに役立たないだろうことが判っているので、それを抑圧しようとする。自尊心を維持しながらも、一方では人質犯人との人間関係がみずからの生き残りの鍵になりうることを直感しているので、良い関係を維持しようとする。人質が生きることを許されるという希望をつなぐためには、犯人を善良な人間と見なし、犯人に対してなんらかの共感をもつことが必要になるかもしれない。そして犯人にとって人質が真に人間的な存在、自分と同じように生活と家族をもった人間存在になる時、その人質が殺される可能性は少なくなるのである。このことは、オランダの列車内でテロリストたちに人質にとられたある男性についてのオクバークの報告が明らかにしている。この男性が妻に伝言を伝えようとした試みや、自分の家庭生活上の諸問題を打ち明けて話したことが、犯人たちに彼が生身の人間であることを実感させる結果となり、もはや当初の計画どおり殺害することができなくなったのである。あとになって犯人たちは別人を殺害したが、この犠牲者は彼らにとっては「一人の生身の人間」として認めてもらえなかったのである。このような状況で生き残った者もまた生き残り罪責感に苦しむだろうことは疑いない〔210〕。

人質と犯人との間のこの種の特殊な関係は、積極的かつ強烈なものになるかもしれない。この現象は「ストックホルム症候群」と呼ばれているが、これはストックホルムのある銀行の金庫室内で人質になった女性が、犯人と性交渉をもち、事件後も犯人に対して永続的な愛情を抱くにいたった事例から名づけられたのである。この被害者の女性は、性交渉がもてるほどまでに犯人をおそらく「愛した」のであり、少なくとも犯人に好意なり肯定的な気持ちを抱いたのである。このような状況が生じやすいのは、その人質体験が強烈であり、その期間が三、四日以上におよび、人質の生死を犯人が握り、そしてまた犯人が挑戦している官憲当局に対し人質がある程度の懐疑と心理的な疎遠感をもっている場合である。この現象の事例のなかには、極左テロ集団「赤い旅団」の若いテロリストたちの人質になったイタリアの某高官が、犯人たちをついに「わが子」同然に思うにいたったケースまである〔211〕。被害者が犯人に対して事後もこのような感情をもち続けることもあろうし、また官憲当局に対して妄想的な懐疑心、また家族との関係は別としても、対人関係全般に不信感をもち続けるようなこともあるかもしれない。

人質と関連した被害体験に拷問がある。拷問の被害者もまた、体面を傷つけられ苦痛を強いられるという現実を、たとえ想像のなかだけでも打ち消すための自尊心と、加害者に対する一種の優越感を維持することによって、状況に対処しようとするであろう〔318〕。拷問の場合も死に直面して無力であるという状況に共通なストレスが生じ、その結果として共通な精神的後遺症が現れよう。

暴力犯罪の被害者も同じような心傷性の体験をして、妄想的な懐疑、恐怖ほか心傷性ストレスからくる諸問題を残すことになろう。この人たちは犯人によって暴力行為がなされたという事実から生まれた感情を処理し、自分の体験を他者との人間関係の面で意味づけることが必要になる。たとえば銀行強盗などの犯罪の被害者の反応についての調査では、当初は被害者が加害者を「顔のない人間」、顔の部分が黒い穴になっている人間として記憶することがあることが明らかにされている〔318〕。

このような人間同士による被害体験の長期的影響には、慢性的な妄想、他者への不信感、そして時には心傷性ストレス障害、不安感、抑鬱などが含まれる。この種の被害体験のプラス面の影響としては、家族との関係が改めて深まることや、自分が生まれ変わったような意識が生まれることが挙げられる。被害者のなかには他からの支えを得て立ち直り、自分の体験を生かして、将来の暴力犯罪に備える訓練などに協力する者もいる。集団と個人の両レベルでこの種の被害の問題への関心が高まりつつあり、被害者のニーズに対処するためのさまざまな動き、たとえば事後のカウンセリングや補償のための世話や法的体制とか、自助的な支援団体などが生まれている。

被害者が自分の被災体験の状況にもとづいて特異なアイデンティティをもつにいたることがある。たとえばザ・ホロコーストの生き残り犠牲者たちは、自分たちには永久にラベルが貼られ、特別な目で見られていると感じるかもしれない。ある災害が世間に知れわたると、その被災者自身、その意見、その将来について強い関心、時には迷惑な関心が寄せられることになろう。世間の関心や期待が大きすぎて、肝心の被災者自身の反応や要求が見えなくなることもあろう。場合によっては、世間の評判のために被災者が被害者として以外の役割や観点からは認めてもらえぬままに、いつまでも被害者であり続けることになる。被害者としてのアイデンティティが、その人間の他のすべての人格要素を排除してしまうのである。

なんらかの形で災害に責任ありとされた人たちもまた、特殊な被災者集団である。たとえば航空機のパイロットや列車の運転士が、偶然か過失かによって事故を引き起こして、自分は生き残ったとか、自分が事故の原因ではなくても、よって生じた死傷に対してなんらかの形で責任ありと自分で感じていたり、そのように他から思われている場合である。これらの人たちは、世間一般の反応とみずからの強い罪責感から、非常な精神的苦しみを受け、そのうえ支援を受けることは少ないのが通常である。その責任が確定したり、免責されるのを待つ期間が長々と続くこともあろう。しかしたとえ免責されても、この人たちの大半はけっして元の状態に立ち直ることはなく「傷ついた人間」のままになる。

被害者たることについての検討の最後は、社会・文化形態の問題である。苦しみを受けることに高貴さと偉大さを認める社会があり、そこでは受難者たることがなんらかの形での地位の向上につながるのである。だから個人的な次元では、被害者が生まれて初めて自分を重要人物と思い込んだりしかねない。しかしまた別の社会や環境のなかでは、被害者たることに面目の失墜や劣等人間のイメージがまつわることもあり、そうなったのは当人の過失であるというニュアンスまでともないかねない。このような場合には、自尊心を傷つけられ、さらにストレスがつのり、精神面での影響を受ける見込みが強まるであろう。

救援者

ふたたびオックスフォード英語辞典によると、helper（救援者）とは「助力・支援する者……苦難や不幸のさいに救援する者」である。しかし災害時の救援者たちは多種多様であり、それぞれが独自の救援の願望と衝動をもち、またそれぞれのパーソナリティと過去の人生体験、そしてこれが最重要なことなのだが、何が必要で何をするのかについてそれぞれの考え方をもっているのである。救援者自身も被災者で、家族・隣人さらには自分より大きな被害を受けた他人を救援する場合もあろう。救援者はまた被災地外からやってきた救助隊員、カウンセラーなどさまざまな役割をもった専門家であることもある。

個人としての救援者　各個人がもつ災害の概念のなかに、自分が内面化した経験と想像を持ち込むことが、「災害」と「救援」の意味づけにかかわりをもつ。救援者が過去に死、破壊、悲嘆、立ち退きを経験していれば、それだけ精神的に傷つきやすくなっているかもしれない。たとえば幼少期の親との死別、圧倒的な災害、住居喪失や仮住まいの不安定さなどの体験だが、このような過去の経験は、かならずとは言えないが、時には救援者の対応能力を強めることもある。過去に災害救援の経験をもつ者は、たしかに新しいさまざまな脅威に対しても心構えがより備わっていて、ストレスを受けることはるかに少ないだろう。もっとも新たな災害体験が圧倒的な場合は別である。一九七九年の南極観光旅客機の墜落事故で、遺体の収容に当たった人たちについての調査では、過去に豊富な死体処理の経験があった者のなかにさえ、ひどい損傷を受けたまま凍結した大量の死体の処理作業によって、ストレス障害を生じた者がいたことが判明している［282］。

性格のパターンや心理的葛藤によって、個人の災害状況に対する反応が左右されることもある。みずからの激しく攻撃的な空想についての葛藤を抱く者は、その空想がいまや災害という恐るべき姿で具現し、自分が災害現場に引き寄せられたように感じるかもしれない。自分がその災害を引き起こしたのだから、救援・復旧の責任があると無意識ながら感じているかもしれない。時には死と破壊に対する自然な好奇心と、死と破壊が自分にもたらした意味に引きずられて、救援者が災害現場に赴くこともあろう。救援の動機のもう一つの面は、生き残り罪責感からの反応であろう。救援者は自分が死ななかったことや、被害を受けなかったことを喜び、うしろめたく感じ、その償いのために救援しなければならないと感じる。災害によって喚起された内在的な恐怖を、自分が行動し、償い、統御することによって克服しようとする自然な欲求を覚えるだろう。このような動機はいずれもかならずしも病的なものではなく、おそらくはたいていの人がある程度はもっているものである。場合によってはこれらの動機が異常に強くなり、救援者はたとえば「打ち消し（アンドゥイング。一種の防衛反応を意味する心理学用語で、以前の行為や感情を打ち消し、償うような正反対の行為をしたり、感情をもつこと）」のための内在的な欲求によって、異常に張り切った状態になることがある。このため救援への関与の欲求が過度なものになり、もし関与できなければ不安や怒りが生じることになる。これらの内在的な動機のために、救援行動の過程で精神的な苦痛、動揺、障害をこうむる救援者も少数はいるだろうが、たいていの場合、このような動機は救援行動を通して自我防衛的に処理され、災害の期間が過ぎ去ると当人の心のなかから消えてゆくのである。

災害がもつ興奮性と特異性――単調で型にはまった日常活動とはまったく異なるもの――に関与したいという念願が、救援者たるべく動機づけるもう一つの要因になることが多い。このような動機による救援者は、事態が当人の予期以上に深刻なためただの興奮ではすまず、その災害の悲惨さや他者の苦難のひどさにショックを受け、圧倒されてしまうかもしれない。いずれにしても災害の救援という状況は、ある特殊な関与感と興奮、それに比べると日常の仕事など色褪せてしまうほどの「高揚感」をもたらすことが多い。

これまで述べたような自然できわめて人間的な動機とは別に、「愛他心」からくる動機がある。利己心を重視する見方からすれば、人間行動の一要因としての愛他心の重要性は否定されるのだが、何らかの形で災害に関与したことのあるほとんどの人は、他者に対する救援行動において愛他心がしばしば強い動力であることを認めるであろう。集団と種族の生存は、その集団が全体として機能できるかどうかに大きく依存しているから、災害の強烈な脅威が、この生存のための愛他的な衝動を表面化させるのであろう。愛他的行動を危機的状況での一現象として認めたM・サイポリンは、愛他心の重要性について論述している。彼は災害後の共同社会的治癒作用を「愛他的コミュニティ」と称し、そのような状況では「人間は時には自己犠牲的なほどの非常な自発的努力で献身的な行動をする。その特徴は無秩序な大量の集団行動であり、非能率的ではあるが有効な相互扶助行動である」と述べている［273］。

各個人がみずからのニーズより優先して、困っている他者に対して愛、配慮、責任を示すのである。災害時の人間行動についてのさまざまな記述を注意深く検討してみると、ヒロシマのような極限的状況においてさえ、人間は他者に対して愛他的な配慮と関心を差しのべていることが判る。

救援者の役割　その立場はそれぞれ異なるにしても、救援者にはいくつかの果たすべき役割についての期待がともなう。すでに述べたように、救援者たる者は、知ること、行うこと、掌握すること、能力と頼りがいがあること、それに事態を収拾することを期待されている。

救援者がその役割に就くには、いくつかの異なるルートがある。被災者自身が自分よりひどい被害を受けた他者の救援に当たるような災害状況もあれば、外部から被災現地に集まってきて、自発的に救援者になる者も多い。救援者は災害衝撃の制御・救出・復旧など直接的な災害対策上の役割を担うように、あるいは被災者たちが災害のもたらした結果に対処するのを支援するような間接的な役割を果たすように、それぞれ訓練を受けている場合もある。また救援者が専門家の場合もボランティアの場合もあるので、その活動が日常の仕事の延長であることもあれば、日常活動とはおよそかけ離れて劇的な切り換えを必要とする場合もあろう。その役割上の目標や手順が明確に規定されている場合もある一方では、自分に期待されていることがきわめて不明確で、救援者自身が何を、なぜ、どのようにしてよいのか判らないこともあろう。自分が所属し慣れている組織内での役割を果たすように、はっきりした権限と責任の体制によって命令される場合もあれば、権限をもった災害対策体制や偶発的に出現した救援集団のなかで、自分の立場や機能が不確かなこともあろう。

この自分の役割が不確かなこと自体が災害対策従事者や救援者にストレスをもたらし、自分の活動が不適切ではなかったかとか、自分の行動または行動しなかったことのために悪い事態を招いたり、被災者を死にいたらしたのではないかと危惧することもあるだろう。だから警察官や救急隊員のように、具体的な職務・作業内容に直結した明確に規定された役割のある方が、ソーシャル・ワーカーその他の支援関係者らのように、その役割が漠然としている者よりも、ストレスを受けにくい傾向がある。目標と果たすべき役割が不確かなことが、このような支援関係者たちの間での抑鬱状態発生度を高める傾向が認められている［254］。この不確実性を減少させ、機能性を向上させるための一つの重要な要件は、災害対策上の訓練である。自分の役割についての訓練を受け、実際に役割遂行の練習をしてきた救援者は、余計なストレスに煩わされないか、または比較的に軽度のストレスを受けるだけですむ見込みが強いのである。災害などの非常事態についての過去の経験もまた、望ましからざる諸反応の発生を緩和し、救援者の自己統御感を強めるであろう。

災害の最中かそのあとで救援者の役割を担うことになった者は、高度の喚起・関与の状態になりがちである。緊急の業務には細心の注意を払い、自分がきわめて効果的に機能しているような気分になる。頭のなかが急回転し、思考・計画・行動が次々に目まぐるしく出てくる。この高揚状態はきわめて効果的で、難関やフラストレーションの解決にも役立つのだが、救援者が事態を掌握し被災者を助けることができるのは自分だけだと思い込んで、過剰な行動や関与にいたることも多い。そのため望ましい作業継続時間をはるかに超えて休みなく働いたり、責任を他に譲ることを拒否しかねない。「災害対応症候群」と呼ばれるこの種の行動は、さまざまな災害状況での数多くの救援者に認められるが、これが極端になると、かえって混乱を招き、非効果的・非生産的なことになりかねない。

他者を助け、愛他心と償いの気持ちで物心両面での被害を解除しようとする時、救援者や災害対策従事者は高揚した上々の気分になる。この特異な体験を共有している他者と緊密にかかわり合い、そこには容易には捨てがたい親密感が生まれるであろう。この時期での体験を、「日常の生活の何よりもまして」大切で、しかも充実感とやりがいのあるものと感じ、それを持続してゆきたいと望む救援者が多いのである。このような役割には、公共性があり、また世間にもよく知られているので、救援者は災害での自分の役割と自分を一体化して考え、自分の生活の準拠点にしがちである。この役割はまたある種の特権意識を満足させたり、責任感を解除することもあるだろう。これらの理由すべてによって、救援者はできるかぎりの方法で、みずからの災害に対する役割を持続させようと努めるであろう。

特殊な災害状況　ある種の災害は救援に当たる集団や個人にとって、特別の意味をもつ。大量死と大破壊が生じたり子供たちが被災した場合には、救援者の反応は強烈になろう。またエイズの蔓延のような持続的な状況に対しては、その緩慢性と感染の危惧のために、救援者の対応ははるかに消極的なものになるだろう。自分は直接的に被災しなかった者が救援者として支援すべく赴いた場合には、災害状況についてのなんらかのイメージと自分が果たせる役割についての幻想を抱いている。このイメージと幻想は、救援者の動機づけに強く影響するし、もし裏切られると怒りを招きかねないので、充分に理解されることが大切である。理解さえすればこのイメージと幻想は適切な救援の形態へと、容易につながるのである。さらに救援者がもつ「償い」の欲求は、もし当人が救援に貢献できなければ、自分の方がストレスを受けたり、打ちひしがれた気持ちになりかねないほど強い。だからもしも救援者の反応が適切に対処されないと、救援者自身が精神的な被災者になりうるのである。

被災者と救援者の関係

すでに述べたように被災者と救援者との間には特殊な関係が生まれる。両者の役割の相互依存性と被災者側のニーズのために、それは強固な絆になるかもしれない。しかしその役割の一時的な性格上、この種の絆には、救援者が自分を必要とされていると感じ、また事態を掌握していると感じている期間だけで終わってしまうものもあろう。被災者が茫然自失のショック状態だったり、負傷・損失のため他者に依存している状態の被災当初には、救援者は自分が被災者のためにしたこと、またしうることのため、自信に満ちた高揚気分になるであろう。その後被災者がふたたび自主的に機能できるようになり、救援者に対するニーズが減少するにつれて、救援者は自分に課せられた役割が終わったことをただ喜ぶか、あるいは自分の立場が脅かされると感じたり、自分を拒絶された者、不適格な者と感じたりする。それぞれの期待が異なるところから、感謝・満足と亡恩・不満の問題が生じることが多くなる。

被災者と救援者の関係のもう一つの側面は、共感と一体化である。災害という危機状態は、被災者と救援者を情緒面で近づける傾向がある。救援者は「他人ごととは思えない」気持ちになり、平素自分が共に行動している人たちよりも、被災者の社会的立場や背景がなんとなく自分に似ているように思えるのである。これは救援者の感情が、被災者の苦しみに対して大きく開かれるということである。これはまた普遍的な人間愛にもとづく多くの好ましい気分をもたらす一方、大きな危険をともなうことでもある。

すでに述べたように、救援者のなかには被災者との関係をその必要性が消滅したあともなお持ち続ける者がいる。その結果、自分がかかわった被災者をしかるべき医療・福祉その他の関係者の手に委ねたがらないことが起こりうる。被災者がより綿密な診断を必要としていることが明らかな場合でも、精神科医など他者の手に委ねたがらないのである〔182〕。被災者と救援者の関係の特殊性が時にはその他の人間関係や家族関係の妨げになることさえある。救援の必要性と要求が強い時期には、それぞれの役割を専門的に区別している余裕など少ないことも、このような問題の原因になりやすい。そして当然のことながら、災害という状況は人間同士がお互いに配慮し合うという人間本来の対応を必要とするのである。

救援者へのストレス要因

災害対策や支援のさまざまな役割に就く人たちが、たとえ直接的には当該災害の影響を受けていなくても、ストレス性の影響を受けうるという事実については、近年その認識が高まりつつある。この認識に寄与しているのは、たとえば病院の救急・集中治療や末期症状患者を扱う部署のように、高ストレス性の作業に当たる人たちの「燃え尽き現象（ストレスによる精神・神経の消耗）」についての研究や理論の進展である。救援者が直面するストレス要因も、被災者の場合と同様に強烈なものになり、災害直後の時期に精神衛生面での諸反応を呈したり、また重大かつ永続的な影響をもたらすかもしれない。

このようなストレス要因は被災者が体験するものと似ているが、それには救援者としての役割機能に関する側面が加わっている。現在ではこれらの問題に取り組んだ多数の調査研究が見られる。たとえば一九七七年のオーストラリアのグランヴィル列車惨事に関与した救出・救助従事者についての研究［253、254］、一九七九年の南極観光旅客機墜落事故で遺体の処理・確認に当たった人たちについての研究［282、283、284］、ナイトクラブ火災での救援者についての研究［170、296］、消防士についての研究

［063、137、182］、「聖灰水曜日の大火」での救護・医療担当者についての研究［023］などが挙げられる。

グランヴィル列車事故での九十五人の作業員についての著者らのグループ研究で、この人たちの体験でもっともストレス性が高かったとして挙げられたのは、手の施しようがないという無力感、死傷者数から見た当該災害の規模の大きさ、当該災害の不慮不測性、死体の姿と匂い、犠牲者の家族の苦しみ、負傷者の苦しみ、それに極度のプレッシャーの下で作業しなければならなかったことなどであった。ストレス要因についてのこれと類似した調査結果は上記の諸研究にも見られる。

接死体験　災害による死者と直接かかわる救援者にとっては、死者数が多いこと、不慮の死にざま、ショッキングな身体損傷、若年層とくに子供の死などがすべて、人間の死に直面するという特殊な心傷性の影響をおよぼすであろう。警官、救助隊員、葬儀業者などは平素も接死体験が多いのだが、グランヴィル事故での遺体処理のあとでは、いずれもストレスを受けたと述べている。医師や看護婦すら死者数の多かったこととその惨状にショックを受けており、ある医師は自分の体験を次のように語っている。

「死ということには慣れているんですが……でもそれはたいてい家庭での静かな死や、病院のベッドの上での死でしてね。事故死の場合でも看護婦たちがあらかじめ遺体をきれいに整えますから。私のこれまでの経験では、今度の事態への心構えはできていませんでした。身体の損傷がとてもひどくて、いたるところに血や内臓が飛び散っていて……本当にひどい死に方でした。何しろ死傷者の数がとても多かったですから。運が悪いといってもこんなのはひどすぎますよ。犠牲者の方たちはみな私たちと同じように朝家を出て職場に向かったんですよね、いつもと同じようにね。それが突然に命を絶たれて……永久に……おしまいですから。こんなことですべてが終わってしまい、何も残らないなんて。そしてまた私は自分がとても無力だと感じました……自分にできることがあるはずなのに、実際にはどうすることもできないんです。このような大規模な死傷に対する私の処置が適切だったとは思えません。自分でも考えられないほどのショックを受けていましたよ。その後何週間もよく夢を見ました。夢のなかで人工呼吸をしようとしているんですが、器具がなくて……パニック状態になって目が覚めるんです。時々事故現場の記憶がひょっとよみがえって、つらくてやましいような気分になるんです。実際には自分にできることはすべてやったんだと心のなかでは思っているんですが、それでも何か自分にできることがもっとあったんじゃないかという感じで、くよくよと思い出し続けるんですよ。しばらくの間は深酒をしましたね。それに誰にも当たり散らしてね、家内や子供たち、それに患者さんにまで……。今ではもう落ち着きましたが、まあ一生忘れられないほどこたえましたよ」

この列車事故では、市営遺体安置所で遺族たちのための支援活動を組織的に実施する役割に当たった著者自身も、大量死に直面することの意味を実感した。延々と並べられた見るのもつらい灰色の死体の列は、いまだに著者の脳裡にまざまざと刻み込まれている。これと同じような感情は、ケンタッキー州のナイトクラブ火災で、遺族の支援に当たった研究者たちも「灰色の顔をした遺体が整然と並べられ、なんともグロテスクな様相を呈している大量死に直面することの恐怖」と表現し、これを「心傷性過重負担」と呼んでいる［296］。またこのことを「死による精神的過重負担」と呼ぶ研究者もいる［230］。

グランヴィルの列車事故で救援活動に従事した人たちについて、事故一か月後にアンケート方式で実施した調査では、被験者の少なくとも七〇パーセントが、程度の差こそあれなんらかのストレスを受けたことが明らかになっている［254］。

この調査の被験者は、警官、救助隊員、消防士など救助と現場管理に当たった人たち、医師、看護婦など医療担当者、それにソーシャル・ワーカーや「救世軍」奉仕者など支援関係者の三グループを含んでおり、サンプルの抽出母体別や層別のことは不明だが、この災害の救援に直接関与した者のかなりの部分をカバーしている。この調査では当該災害によって受けたストレスの全般的状況では、三つのグループの間で重要な差異は認められないようであった。いずれも接死体験がストレス反応の発生に大きく関与し、悪夢、不安感、睡眠障害、そして若干の抑鬱的傾向をもたらしていた。もっとも抑鬱的傾向は、接死体験よりもむしろ役割機能にからむ不安感の方に起因する傾向が認められた。

この惨事では、現場で死傷者を扱った救援者側に、列車を押しつぶした橋のコンクリート・スラブによって、みずからも圧死の危険にさらされた人たちがいた。この人たちにとってはその臨死体験によって、あたかも自分の生命と目標を再評価する機会を与えられる結果となり、災害後に確固たる生命感をもつにいたる傾向が認められたのである。

南極観光旅客機の墜落事故で、遺体の処理に当たった人たちの体験もすさまじいものだった。遺体の損傷がひどく、作業従事者たちはそれを屠殺した食用獣の冷凍体と思い込むことで、感情面への重圧に耐えようとした。ばらばらになった遺体はビニール袋に集められ、身元確認のためニュージーランドのオークランドに移送されたのだが、気温上昇のため遺体の一部は解凍し始めていた。折れた骨片のためビニール袋が破れ、犠牲者の体液や肉片が作業員に飛び散るようなこともあった。オークランドの市営遺体安置所では、身元確認作業班は「肉はほとんど焼け焦げて炭化した胴体、ばらばらの四肢、足首から先がなくなったり、頭や全身にさまざまなひどい損傷を受けた遺体……。ビニール袋を開けると航空燃料や油圧系統の油の匂いが濃く立ち込め、識別不能な人体の残骸が現れる」という状況のなかで、作業を進めねばならなかった〔283〕。

この墜落事故後のさまざまな過程で遺体処理に従事した百八十人についての調査で明らかになったのは、大量の死と身体損傷に接したことが、この人たちが直面したもっとも顕著なストレス要因の一つであるということである。「ホプキンス式徴候検査表」での測定によると、当初の検査でまったく徴候が認められなかった者はわずか一八・五パーセントにすぎず、五三・五パーセントは中程度の徴候を示した。また当初の検査では睡眠状態に変化をきたした者八〇・五パーセント、食欲に変化が現れた者七六パーセント、眩暈感を覚えた者四八・九パーセント、対人関係の在り方に変化を生じた者四〇パーセント、社会活動に変化を生じた者三三パーセントと記録されている。一か月後の測定でも、これらの徴候が認められる者が依然として多かったが、一年八か月後の追跡調査では、まったく満足のゆく状態にまで回復したとみずから認めた者が八〇パーセントに達した。〔図9・2〕はこの徴候の推移を表したものである〔283〕。

〔図9·2〕遺体処理従事者のストレス徴候の推移（284）

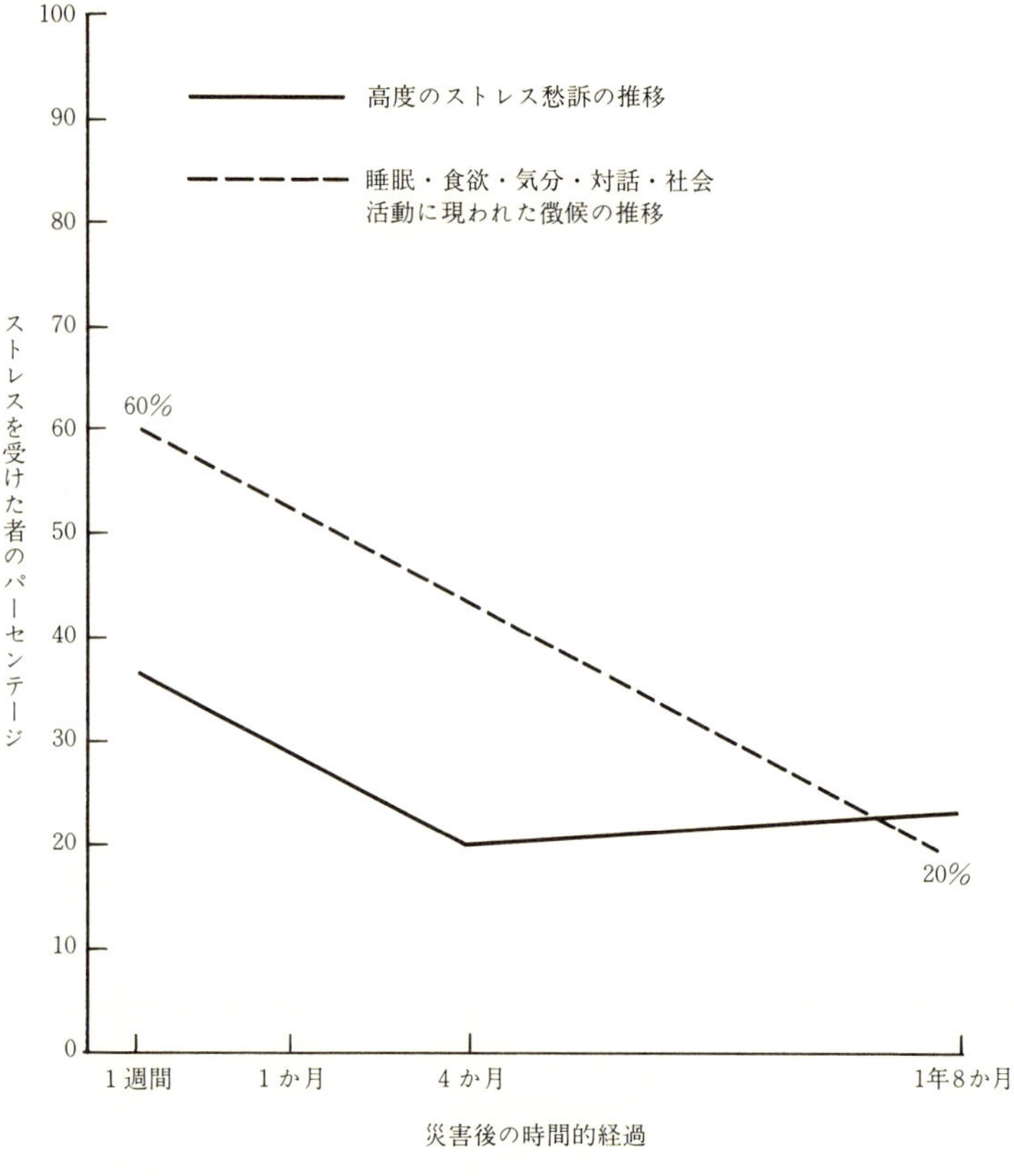

この墜落事故の救援者側の徴候と持続性の障害としては「不快な思考の侵入」「悪夢」「睡眠障害」「独りになりたい気持ち」「緊張」などが挙げられていて、その全体的なパターンは被災者側の心傷性ストレス反応のパターンときわめて類似している。この調査報告では数字的には充分に明確ではないが、一年八か月後の時点では、これらの徴候が障害と呼べる程度で依然として持続している者は少ないようである。これと同様な徴候パターンは、前出のグランヴィル列車事故の救援者についての著者らの調査〔254〕、ケンタッキー州のナイトクラブ火災についての同様な調査〔296〕でも認められている。

他者の苦しみ　救助や復旧作業に従事するにせよ、より長期的な支援活動に当たるにせよ、救援者は災害の直接的な被害者と接触して、彼らの苦しみをじかに感じたり、彼らからその被災体験を見聞することが多い。その結果、人間的な共感反応が、高度の覚醒、責務感、被災者との間に生まれた強い人間関係といっしょになって、救援者は悲嘆と苦しみを切実に意識するだろう。救援者としては、災害に接してのみずからの悲嘆と苦しみの上に、さらにこのようにして他者の苦しみが加わることになろう。救援者は時には「引きこもり」、実際的な作業への没頭、被災者の苦しみの無視によってのみ、この意識に対処できるのである。被災者が真に望んでいるのは、被災前の状態に戻ることなのに、救援者としてはどうすることもできないだけに、それだけ無力感と不適任感が生じやすくなる。このような感情を経験することは、グランヴィル列車事故に接した警官やソーシャル・ワーカーたちも、南極での墜落事故で遺族に対応した支援関係者らもすべて認めている。遺族との一体化と感情移入のため圧倒されてしまわないために、精神科医や精神衛生関係者には、さまざまな「防衛反応」が現れる。この反応には大量死の現実に対する抗議の気持ち、無力感、疲労感、現実を否定したい気持ち、怒り、死と喪失の心傷性過重負担に屈伏したい気持ちなどが含まれる〔296〕。

より最近の事例では、「聖灰水曜日の大火」のさいのある救援チームについての報告で「悲嘆に苦しむ被災者との強烈かつ親密なかかわり合いが、救援者側の共感、情緒的能力、治療技能への重圧となる」ことが、いかに多かったかが述べられている〔023〕。この大火災の現場に居合わせなかった救援者でも、荒廃した黒焦げの火事跡の光景に接するのと同様に、被災者たちの生々しい感情と具体的な口述に接することで、彼らの体験がじかに伝わるのである。救援者自身の過去の心傷性の体験が表面化することもあれば、その体験にかかわる心傷性の思考・感情の侵入、悪夢、そしてみずからのさまざまな心傷性ストレス反応に悩まされることもあろう。この救援チームは十九人の精神衛生担当者で編成されていて、被災者や遺族のカウンセリングと支援に当たったのだが、この人たちの三分の二が疲労を訴え、また三分の一は睡眠障害と筋肉の緊張を訴えた。ショック感、当惑感、他に頼りたい気持ち、錯乱、不安、抑鬱、悲哀、無力感なども共通して認められた。心傷性の夢見は約三分の一の者に認められた。被災現場と被災者たちへの訪問が三、四回以上になると、この救援チームの人たちの心身両面でのストレス反応は、かなり減少した。この災害救援の時期を通して、約半数がなんらかの病的状態を呈し、半数近くになんらかの偶発事故を起こしたり、喫煙、飲酒、食事の日常習慣に変化が認められたことは注目に値する。このチームが災害現場で救援活動に当たるにさいして、自分の役割をめぐる心理的葛藤も認められたので、他者の苦しみだけが、ストレス性諸反応の唯一の原因であるとは断定できない。しかし他者の苦しみに関与することこそ、この人たちの主要な役割なのだから、たとえその職務に経験豊かで、すぐれた技能をもっていたとしても、他者の苦しみこそ本質的なストレス要因だったことは、疑う余地がないのである。

被災者に対して精神的な支えを提供することが主要な職務である者にとっては、災害時の自分の役割機能が比較的に不明確なことがあるかもしれない。著者らの調査では、この人たちは不安と無力感を感じやすく、これがその後の抑鬱的感情発生に結びつきやすいようである。それにおそらくは圧倒的な喪失感や悲嘆もこの抑鬱状態に関与するだろう。この人たちは出先機関での業務にたずさわることが多く、直接に遺族の家や被災者の避難所を訪ねるのだが、この場合に彼らが接触する人々は、救援者側に依存している通常の社会福祉の被保護者や精神障害者ではなくて、もしかしたら自分もその立場になっていたかもしれない普通の人たちが相手なのである。このような分野での職務に従事する人たちの役割については、保護やトレーニングが不充分な現状である。

他者の悲嘆、苦難、喪失に感情移入するのは、まことにつらいことである［247、249］。つぎの記述は災害の救援者としての著者自身の体験記の一部である。

惨事のあと三日目の夜のこと、眠れないままに、遺体安置所で接した遺族の人々にこれからかかってくる圧倒的な悲嘆の重圧を、自分の心のなかで実感していたことを、私ははっきり記憶している。この人たち全員の個人的カウンセリングに当たるのはとても無理なこと、また遺族の大半が住む郊外地区までカウンセリングのため出向く機会もきわめて限られていることが、私には判っていた。この人たちの悲嘆が複雑かつ痛切であること、そしてそれを軽減できる見込みがあるのに、全員にそうしてあげることが自分にはできないことも思い知らされた。心にのしかかる重い負担とともに、痛切な悲哀と喪失感を私は感じていた。

被災者の悲嘆と喪失に対するこのような共感的反応に、自分の役割と熟練度についての不安が加わって、救援者は精神的に傷つきやすくなる。自分が経験した過去の喪失や喪失への恐怖が、救援者の心のなかに呼び覚まされることもあろう。その傷つきやすさとストレスが、長期にわたる反応と障害に実際にどのように作用するかについては、今後さらに突きつめて検討する必要がある。

役割上のストレス　救援者の役割上のストレスとしていくつかの要因が挙げられるが、まず実際に災害現場での作業に当たる者にとっては、自分が適切な措置がとれないことがストレス要因になる。通信連絡の支障、資材や器具の不備、目的地へ到達できないこと、人手不足、官僚主義からくる諸問題などが、すべてストレスとフラストレーションの直接原因になりうる。グランヴィル列車惨事のあとで、ある警察幹部は次のように述べている。

「(コンクリートの橋梁で押しつぶされた列車のなかに) ガス・ボンベがあって引火爆発の危険があったので、アセチレン切断器が使えなかったんです。どうしてもコンクリート・スラブが取り除けなくて、救出できるようになるまで、ずいぶん時間がかかりました。これがひどいフラストレーションでした。救出に当たった者はみなよくがんばって、人並み以上のことをしたのですが、初めのうちはどうにもなりませんでした」

「心身の消耗」もまた救援者の役割からくるストレス要因である。救援者がその仕事に熱中しすぎたり、またやむなくそういう状態になって疲労困憊してしまうまで、自分の持ち場を離れないことが多い。これは作業の交替制を厳正に実施すれば防げるのだが、実際にはそうできなくて、心身の消耗がストレス要因になることがきわめて多いのである。

自分の力ではどうにもならないという無力感もまたストレス要因になる。災害の猛威や救援の熟練度と手段の不足のため、自分の役割を果たすことが困難または不可能な状況のなかで、この無力感に襲われるのである。救援者自身の個人的要素がからむこともあり、たとえば自他の能力への期待が大きすぎると、それだけ無力感も強くなるだろう。

権力機構や災害にかかわる他の救援組織との関係もストレスの原因になる。もし救援者にとって指揮系統の流れや災害時に殺到するかもしれない他の救援諸団体と自分の役割との関係が不明確であれば、自分自身や自分が所属するグループと他との間に軋轢が生じよう。この問題についてはいくつかの調査研究［023、122、164、332］があるが、誰が被災者に対処するのか、対処する権限があるのかをめぐってまで、救援グループ間に軋轢が生じる事態になりかねない。これは救援者、救援組織、そして被災者にとってもひとしく不幸な事態である。

救援者の災害関与によって、もしその家族が疎外され拒絶されたと感じるような場合には、家族内の相互関係がストレス要因になるだろう。自分の家族からの違和的な反応が明らかにストレスとなり、救援者は家族に対する責任と被災者に対する責任の板挟みになりかねない。救援者は自分自身の苦しみ、たとえば救援活動の体験の記憶の侵入に悩まされることなどを、家族に判ってもらえず、充分に話し尽くしたいという欲求を、配偶者らが許容できないために、当人の苦しみと家族内の不和が生じることがある〔187〕。平常の職務と災害時の役割の間の軋轢も少なくない。救援者の同僚は自分たちが救援活動の脚光を浴びることなく、後方で目立たない苦労を続けねばならないため、怒りや疎外感をもちかねない。救援者と被災者の間、そしてともに活動した人たちの間に生じる特殊な人間関係は、救援者の家族にも同僚にも疎外・拒絶感をもたらす結果になりやすいのである。

救援者自身が災害のため負傷や損失をこうむった場合も問題が起こりうる。要するに救援者の役割はきわめて複雑なものだから、なんらかの役割上の影響を受けることは、驚くには当たらない。その影響は役割遂行上の支障や病的状態というマイナスの表れ方をしたり、あるいはみずからの人生への再評価と再投資というプラスの形をとったりする。

役割上のストレスによる諸反応には抑鬱状態も含まれるが、これはより間接的な支援者に生じることが多い〔254〕。このほかアルコール依存、夫婦生活上の支障、事故頻発性、疾患などの問題が起こることも報告されているが、これらについては系統だった調査研究はまだ見られない。

救援者の対処方法

災害のストレス作用を受けた者はすべてそうなのだが、救援者も間接的な被災者として自分のストレス体験に対処すべくさまざまな手段を講ずる。そのなかでも最重要なのは支援的人間関係を活用することである。

家族や親しい友人の支えは、救援者が災害のもたらしたストレスをうまく克服できるための主要な要件の一つである。家族や友人こそ救援者が安心と親愛を求めて帰ってくる基地である。この人たちが慰安、救済、安全そして前向きの生活を与えてくれ、癒しの手助けをしてくれるのである。

他の支援的対人交流もまたきわめて大切である。ストレス体験を共有した仲間の救援者たちとの親密な絆と専門職による支援体制もともに重要な価値をもつだろう。支援的人間関係が活用されるためのもっとも効果的な方法は、おそらく災害後の心理的な「報告・評価」の過程を経ることである。救援チームのリーダーは公私両面で災害体験の「回顧・検証」のための機会を与えることができる。これによって救援者は自分の感情、恐怖、フラストレーションそして手柄話まで「トーキング・スルー」できよう。これは情動解除のカタルシスの機会を提供すること、つまり各人が自分の経験したことへの認識を他者のそれと対比し、積極的に回顧・検証することによって、自己統御をなしうる点で有益であろう。このプロセスは日常的な対人状況のなかでも可能であり、家族も加わってともに事態を明けっぴろげに話し合う機会にもなる。また同じプロセスがより本格的に行われ、当該災害を回顧・検証して、その正しい全体観を把握するために外部の専門家の助力を借りる場合もあろう。このような回顧・検証とカタルシスをともなう支援的対人交流が、災害がもたらすマイナスの精神的後遺症を予防する効用は実証されているのだが、このプロセスの予防的利用方法については、次章でさらに論述することになろう。

ストレス性の体験を克服するには多くの方法がある。「回顧・検証」というプロセスは、当人が与えられた災害状況のなかで、自分の役割を充分に果たし、できるだけのことはやったのだという意識をもつうえで有効である。リーダーからの賞賛も自己統御感を強めるだろう。もしも救援者が自分の機能ぶりになんらかの不満感をもっており、とくに自分の行動や決定のために何か重大な悪い結果を招いたという罪責感の重荷をもっている場合には、精神的な調整が本格的に必要になるだろう。自己統御のためには、救援者が災害体験から習得するところがあったと感じ、次の機会にはよりよく対処できるような訓練と教育も有効である。このようにして将来の災害に備えたり防災訓練に参加することも、報告、証言、回顧、検証もすべて自己統御に役立つのである。

救援者としての機能が遂行できるためには、当初は自分の感情を隔離したり遮断することが必要になるかもしれない。この意味で遺体の確認作業に当たる者は、あとになって苦痛と悲嘆を経験するにしても、自分の職務を果たすためには一時的に遺体を「非人間視」する必要が生じよう。この感情の一時的シャット・アウト現象は、数多くの災害救援者について報告されている〔247、296〕。このシャット・アウトは、それが精神麻痺や持続性の情動否認につながる場合は別として、被災者にとってと同様に救援者にとっても適応に役立つ。支えを必要とする人間状況で感情を徐々に解放することの重要性を考えると、親密な家族関係と心理的な回顧・検証のプロセスは適応のため欠かせないものであろう。もしこれがなければ、救援者に精神的後遺症が現れる危険性がある。当初の動機づけから反応そして結果にいたる「隠れた被災者」としての救援者の経験内容を要約すると〔図9・3〕のようになる。

〔図9·3〕「隠れた被災者」としての救援者

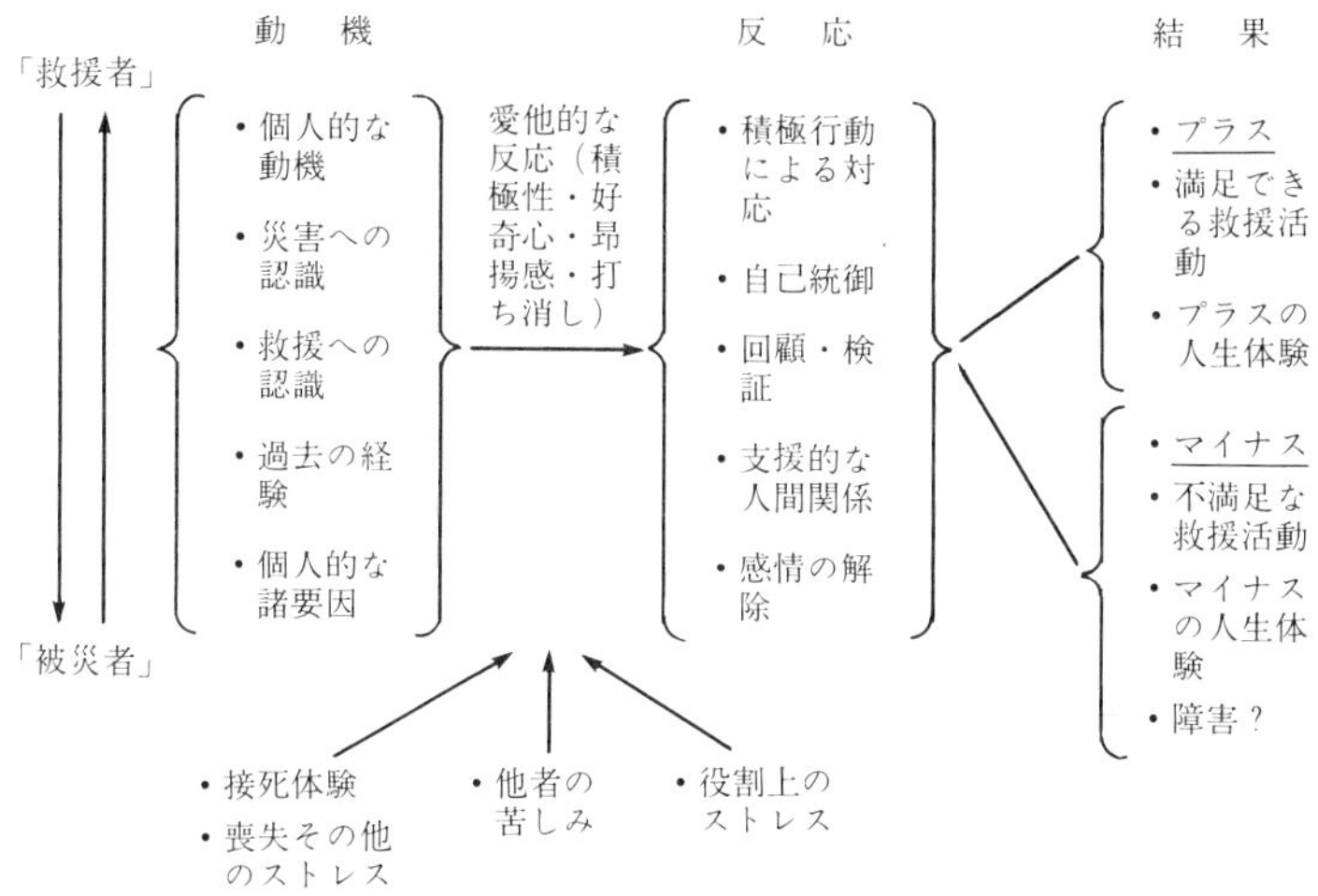

救援者がさまざまな個人的災難の被害者に対して、緊密な一体感を経験することは、この分野で働く多くの人々が認めている。過度に関与することを避けながら、感情移入的な関心と同情との間の微妙なバランスを維持することの必要性もまた強調されている〔247〕。このような救援者へのストレス作用は、接死体験、被害者やその家族の苦しみへの関与、さらに役割上のストレスに起因する。このストレス作用がいかに高いレベルに達しうるかについては、最近いくつかの調査研究が発表されている。たとえば最近開設されたある末期癌患者病棟の医療スタッフについての調査では、この人たちの受けるストレスが、夫と死別したばかりの未亡人たちの被験グループのそれとほぼ同じほどにも強いことが判明している〔310〕。医師までもストレスと「燃え尽き現象」を経験するし、

若年で未熟な職員はさらに影響を受けやすいから、悪影響を緩和するためにはトレーニングや集団的な予備操作が必要だろう。もちろん大災害に比べると、このような状況での接死体験は、あらかじめ予想されているし、その衝撃度もはるかに弱いのだが、災害時の救援者はたいていはやがて災害現場を離れて、平常の仕事に戻れるのに対して、医療スタッフの方は持続的に死と対決することになる。いずれの場合も、救援という業務に不可避なストレスへの適応を促進するためには、支援的な人間関係のネットワークが必要である。充分な訓練と教育が、大災害でも個人的な災難の場合でも、その救援者がみずからに課せられた責務に対処するためのより強い力を与えてくれるのと同じように、事後の報告・検証のプロセスと支援的な人間関係とが、救援者側の病的状態を軽減してくれよう。しかしいずれの状況においても、被害者と救援者は容易に「一体化」し、その境界線がぼやけ、それぞれの私的生活へのインパクトは相当なものになる。その結果いずれの場合も、救援者にはかなりの社会精神医学的な意味での症候が生じかねない。しかしながら過度の関与と個人的な力の消耗が避けられれば、自分の生活と人間関係の肯定的な再評価というプラスの結果にもなりうるのである。

災害時には多種多様な救援者が現れる。この人たちは各自の複雑な背景的事情に応じて反応するのだが、その営為はすべて人間の価値基準上の最善なるものを反映している。ほとんどの場合、救援者は適切に役割を遂行するし、その存在は災害からの立ち直りに不可欠である。しかし救援者各自に多大のストレスが生じうるのだから、各自のニーズとその災害体験についての認識をもつことが、救援者が「隠れた被災者」となって災害が過ぎたあとも長期にわたって苦しむような事態の予防になるのである。

一〇　被災社会の精神衛生

「何度も何度も（自分の災害体験を）話さずにはいられませんでした……。初めの頃はどうしても頭から離れなかったんです。私の話を聞いてくれ、私の気持ちを判ってくれる人がいることが救いでした。そのうち次第に薄れて楽になりましたが」

ショックを受けて茫然自失の被災者には、多面にわたる手当てが必要である。まず災害をこうむったことを認める配慮、それに家族、友人その他救援者すべてからの慰安が必要である。負傷していれば治療が、遺族の立場にいるのなら埋葬の手助けが必要になろう。食糧、衣料も、また長期的な援助や補償も必要かもしれない。被災した地域社会全体としても、その立ち直りのためには同じように物心両面でのニーズが充たされねばならない。他者が被災者たちを心配していることを示すような行動や声明による対応という間接的な形での手当てもあれば、有形の救援物資を送るようなより直接的な手当てもある。この章では被災者に対する手当てのさまざまな局面、その効用、そして総花的なものから個別的なものまで多種多様な手当てのパターンについて検討しよう。

苦しみと持てる力の認知

被災した個人と地域社会に対する最初にしてもっとも一般的な段階での社会精神医学的な手当ては、被災したという事実に言動による承認を与えることである。この認知はまず行政その他官憲当局や周辺の地域社会によって与えられよう。非常事態宣言、緊急対策の実施、被災者に対する特別措置を講ずるための政治的施策などが、この認知の裏づけとなる。災害非常時には、政治的リーダーたちが被災地を訪れたり、行政による被災者の救援を約束する声明が発表されたりする。このような声明が社会全体が被災の事実を認知したことを表すのである。

マス・メディアの反応もまた当該災害に認知を与えることになり、同情を誘うような報道が被災住民の苦難とニーズを強調することになろう。新聞が第一面に大見出しで報道するようなマス・メディアの扱い方が、被災者にその苦境が深刻に受け止められていることを示す結果となる。もっともマス・メディアの関心は被災者の多くが望んでいるほど長続きはしないだろうし、政治的リーダーたちの約束もかならずしも損失の完全補償という形で履行されることにはならない。しかし約束不履行があとになって失望と恨みを生むとしても、被災当初でのこのような対応は有効なのである。

ある州の政府が、フットボールの試合をめぐってデモ騒ぎになったさい非常事態宣言を発令したのに、その数週間後に州内のある市が大水害に襲われた時には、非常事態を宣言しなかったという事例があった。被災者たちは自分たちのニーズに適切な認知が与えられなかったことに憤慨したのだが、この事例は苦難に対する認知が適切でなかった場合の影響するところをよく例証している。もう一つの事例として叢林火災で被害を受けたいくつかの町村が、マス・メディアに無視されたとして怒りと恨みを表明したケースがある。マス・メディアによって「派手に採り上げられた」他の町村と同じように被害を受けたのに無視されたことで、自分たちが被災者として認知されなかったと感じたのである。同じような現象は個人的な災難という状況でも起こる。死傷者をともなう事故についてのある調査によると、傷は軽かったが事故によるショックを受けた人たちの多くが、医療側は自分たちの苦痛を認めてくれずに放置したと感じたのである。

場合によっては「ご苦労お察しいたします。たいへんでしたね」と述べただけで、被災者が力を取り戻し、立ち直りへの道を辿り始めるのに充分な手当てになる。たとえば被災現場で慰安を与える牧師のように、被災者の精神的なニーズに応えることもまた、苦しみの認知の一局面であろう。

災害の管理と被災者への手当てに関してもう一つ重要な問題は、被災した個人や社会は苦しみだけでなくその「持てる力」も認知されることが必要だということである。この力が立ち直りのために動員される。対応できるだけの強さと能力を認知すること自体が、災害の衝撃時に圧倒的に襲いがちな無力感の「打ち消し」のために重要なのである。被災者に対して支援と保護を与えるとともに、被災者の能力に対して敬意を表すること、また救援が必要なのは被災者がみずからの力で事態を克服できるようになるまでの短期間だけだろうとの意思表示をすることによって、被災者各個人のレベルで、それぞれの力を認知することが必要である。被災社会全体のレベルでは、その持てる力の認知が、被害の評価と復旧への過程に、当初からその社会全体をかかわらせることにつながる。各個人と社会によって、その持てる力は異なるだろうが、とにかく常になんらかの力は存在するのだから、まずそれを認知することが、災害後の諸施策立案の前提になる。そうしないと被災した個人も社会も、いつまでも受動的・依存的な立場を余儀なくされたり、不適格感をもたされて、それが立ち直りの妨げになるであろう。

まんべんなく手当てを行き届かせて災害後の事態を管理するための適切な措置としては、次のことがすべて必要であろう。

1．被災者がショック状態から現状認識にいたる時期に、慰安になるような物心両面でのあらゆる人間的配慮を差し伸べること。

2．被災者が次第にみずからの生活と運命を統御できるようになる段階で、その持てる力を認知し、支援すること。

3．大規模な災害のあと当然生じる諸反応や立ち直りの問題について、被災者および被災者と接触する者に対する支援的な理解を促進すること。

4．被災後の適応が危ぶまれたり、障害が生じうるような者に対して、必要な個別的な手当てを確保すること。

5．社会精神医学面での手当てをその他の救援措置と組み合わせて提供すること。

6．被災者の多様性を認識して、それに応じた措置を講ずること。

7．災害後の期間を通じて被災者たち、その代表、さらにその地域社会の救援担当者たちに対する適切な配慮が、円滑かつ段階的に移行するよう計画し監視すること。

災害時の社会精神医学的な手当ての各局面は、〔図10・1〕のように「保護の傘」として図式化できる。その細部については、これから続いて検討してゆこう。

〔図10・1〕災害時の保護の傘

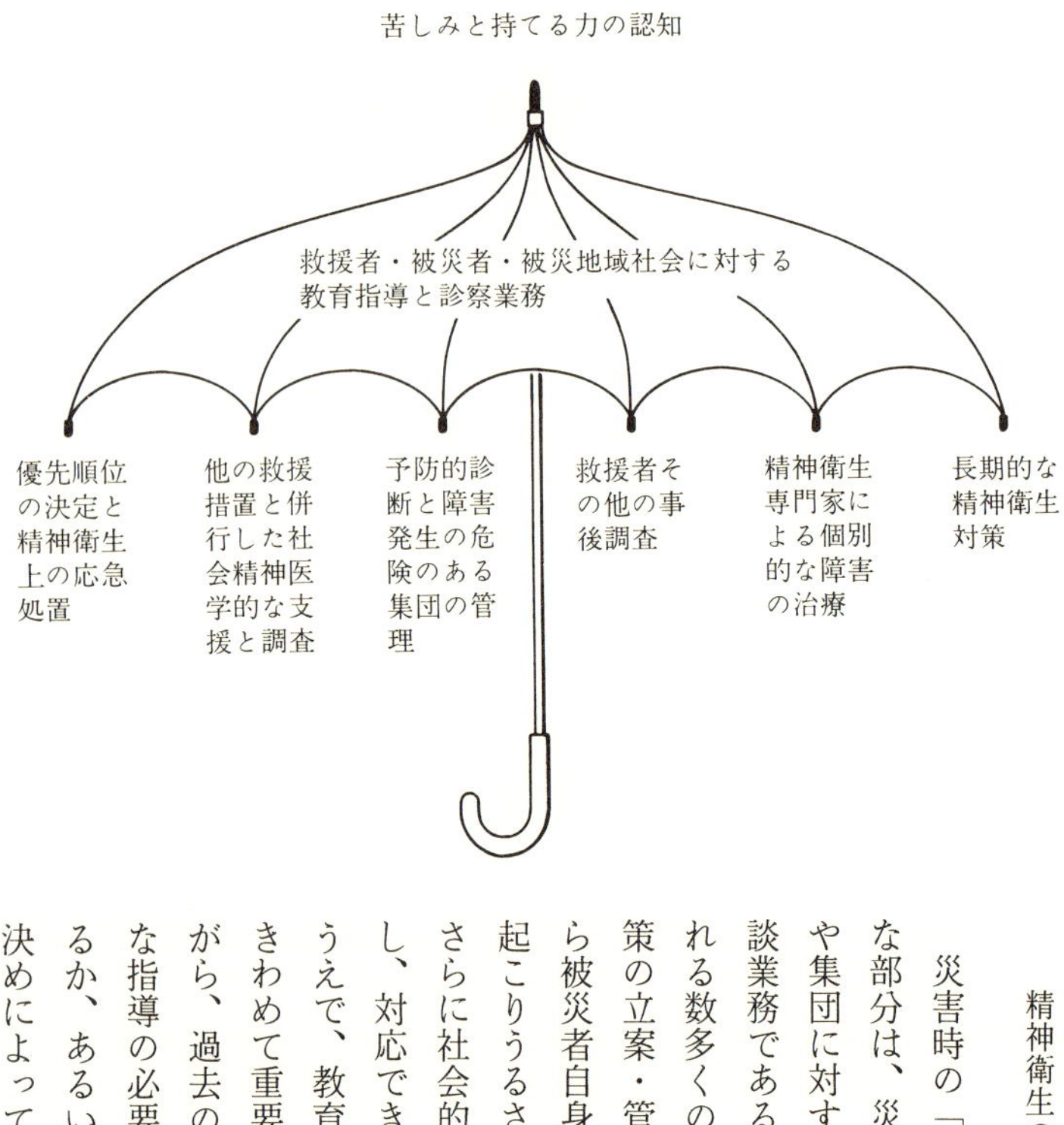

精神衛生のための相談業務

災害時の「保護の傘」の肝要な部分は、災害に対応する機構や集団に対する精神衛生上の相談業務である。災害に巻き込まれる数多くの人たち――災害対策の立案・管理にかかわる者から被災者自身まで含めて――が、起こりうるさまざまな心身両面さらに社会的なプロセスを理解し、対応できるように助力するうえで、教育と相談の在り方はきわめて重要である。しかしながら、過去の経験からこのような指導の必要性が認識されているか、あるいはしかるべき取り決めによって正式に承認されている場合は別として、災害の対策や管理に当たる人たちが、その価値と重要性を自動的に認めてくれるとは限らない。

この問題はまずG・キャプランによって採り上げられ、さらにR・E・コーエンらが災害という状況のなかで個別的に論究している［052、062］。このような相談業務が制度として承認されるには、災害時に相談と助言の職務に就こうとする精神衛生の専門家が、信頼するに足る者であり、災害後の混乱した非常事態で実用的な効果を挙げうる者だと認められていなければならない。救助隊員や警官など現場担当者や災害対策体制の責任者は、精神衛生的な業務を余計な無駄ごと、むしろ厄介ごとと見なすかもしれない。彼らはこの業務を訳の判らぬ摑みどころのないものと感じ「大事な仕事」の邪魔だと思いかねない。

精神衛生面のサービスを採り入れることは、国と地方の責任当局との交渉、さらに個別的に災害対策や地域のリーダーたちとの交渉で取り決める必要があるだろう。そのようなサービスが誰に対してなぜ提供されるのか、誰が費用を負担するのか、誰が責任者になるのかが、明確にされねばならない。相談業務の開始とその過程を通して、他の専門的または奉仕的な諸機構との境界線や関係が取り決められねばならない。これらの諸機構は精神衛生や社会精神医学的な保護の領域で、何が提供されるのかがはっきり判らなかったり、もし判っていたとしても、自分たちの領域を侵害するものと思いかねないからである。

災害前の時期　災害の予備知識、防災、災害時の状況管理にかかわる地域社会の関係諸機構との連絡が確立されねばならない。これらの機構との協議・説明によって精神衛生の相談業務担当者は、災害のさまざまな段階で人間行動に影響をおよぼす諸要因についての、認識を高めることができよう。この協議・説明で採り上げられるべきテーマは、災害の衝撃時の適応と適応不全の実態、災害時とその後の不安感軽減のための情報入手の重要性、できるかぎり第一次集団（家族など個人的な接触の多い社会的集団）をそのままいっしょにしておくことの妥当性、被災者がみずからの立ち直りのためなんらかの役割をもつことの必要性、遺族が遺体を確認することの重要性などであろう。さまざまな応急支援措置を同時進行的に施すのがもっとも効果的であることが実証されているので、人工呼吸法など基本的な応急手当て法とともに、精神衛生面での応急処置の諸原則についても習熟しておくことが大切なのである［062、271、312］。

災害直後から現れ始めるかもしれない精神的な病態の範囲や程度、さらに精神的な危険や支障が生じる兆候がある場合の「優先処置方式（トリアージ。処置すべき被災者を緊急性、類似性によって分類し、優先順位を決めるシステム）」の必要性について、精神衛生関係者らの認識を深めておくこともまた、事前協議の一つの目的になるべきである。もし救援者が精神医学的な診察について認識していたり、過去にそれを利用したことがあり、精神衛生上の諸問題への理解が深まっているならば、災害という状況のなかで、このような知識を活用できる見込みが強まる。災害の襲う以前に機会があれば、救援者にみずからに生じうる反応のパターンについて、また心理的な事後検証などのテクニックによってストレスを統御できることについて熟知させておくことも大切である。大災害時の人間行動についての最近の経験があるとか、この分野での最近の研究成果についてなんらかの知識があるのならともかく、関係諸機構のなかには、災害の管理や対策のなかに精神医学的なものを組み入れることに抵抗する者が多いかもしれない。災害時の対策に精神衛生面を配慮している病院はまだ少ないし、精神医学の専門家が地域社会の諸機構の災害対策に参画するようになったのは、ごく最近のことなのである。

災害前の相談業務の一例が、オーストラリアのある州が大規模な叢林火災の発生前にとった施策に見られる。この場合にはサイクロン災害と大きな列車事故という二つの非常事態での経験があったので、来たるべき災害での困難性とニーズについての認識が高まっていた。まず救援担当者たちは被災者の精神的ニーズについて熟知していた。この叢林火災にさいして、救援者たちは精神面での応急手当てに関する資料を与えられ、訓練を受けていた。彼らは重複して無秩序にむらがるのではなく、それぞれの専門的な能力のある救援者が、被災者と個々により長期的な接触を保つことの必要性を認識していた。これらの専門的な救援者を雇用するための政府の補助金が支出され、この人たちは精神衛生面での訓練を受け、本格的に症例を検討する機会を与えられたのである。救援者側のストレスについての認識があったから、そのようなストレスを統御するために、特別の集団的な事後の回顧・検証が行われた。職務領域が異なる救援者たちが会合して、それぞれの体験を回顧・検証した。またマス・メディアを活用して、災害によるストレスと心傷性の諸ストレス反応についての周知徹底が図られた。さらに外部からの専門家を起用して、災害の緊急事態時に救援作業員、諸団体、官憲、一般住民に接触させ、被災後の影響に備える施策立案に参画させることによって、精神衛生面でのニーズを一般に周知させることができた。別の州ではこれとはやや異なる方式を開発した。これは直轄の出先機関を各地域に置き、一般住民に対する相談サービスと被災地域での精神衛生対策に直接介入させるものであった。

被災者の精神的な苦しみと救援者のストレスの重大性への認識が事前に得られていたからこそ、この二つの州での施策は実現できたのである。しかしこれらの施策が細部に行き届いて実施されたのは、実際に災害が襲ったあとになって、当該地域社会内のさまざまなレベルでの承認を得るために、さらに交渉が行われたうえでのことであった。精神衛生面でのこのような災害対策がとられた結果、今ではこの二つの州の災害対策の立案と実施の両面で、精神科医その他精神衛生の高級専門職が、高い次元で関与する役割が確立されている。

精神衛生上の役割の是認が進捗するのは、災害時や平時の諸問題処理のための専門的な精神衛生上の知識と技術の貢献に対する信頼と尊敬にもとづいている。しかし関係担当者の異動によって、せっかく確立されたものが崩れ去ることもあるので、いったん是認されたものは制度として維持・継続される必要があろう。

災害時の役割と災害前の時期での役割が関連していれば、それだけ知識と技術の移行が容易になることを、いくつかの調査研究が示している。だから災害以外の緊急事態でも精神衛生関係者と協力している警官や救急隊員は、災害にさいして提供される精神衛生上の指導にも即応するだろう。この事前の協力関係は、たとえば死亡事故や幼児の突然死のあとでの遺族や、強姦その他の暴力事犯のあとの被害者への「危機介入（精神的危機状態にある者に対する即時の治療的介入）」のように、個人的な災難の状況のなかで発生することが多いのである。

災害衝撃の時期　この時期での相談業務は、とるべき行動とストレス軽減の方法——家族の分離の防止、ショックの緩和、被災者との接触と情報の流れの維持など——についての助言と、被災後に生じるニーズ——「危機介入」、応援、出先機関サービス、地域集団づくりなど——に対処するための企画立案と関連することが多い。相談相手としての業務はまた、災害関係作業員や関係当局者に直接に助力したり、この人たちの精神的なニーズに対して支援を与えることとも結びつくであろう。たとえば救援者が最大の効果を発揮できるようにその職務の明確化を助言したり、罪責感による心理的葛藤を緩和するために、当人のとった行動についての「トーキング・スルー」を促すことができよう。

グランヴィルでの列車惨事の直後、相談担当者たちは、当局者や住民に精神衛生面で生じうる影響やニーズ、さらにそれにもっとも適切に対処する方法を熟知させることにたずさわった。さらに死別問題の専門家たちによる精神衛生面での支援チームを編成して、遺族の介助に当たらせた。遺族が遺体確認に現れた時、このチームは精神的な支えを与え、長期にわたって必要な事後処置のための最初の接触を行なったのである。この時期にはまた、マス・メディアを利用して、直接的に被害を受けた人たちを支える最善の方法について一般住民に周知徹底を図った。病院に対しては負傷者への精神的支援について、また関係当局には遺族のニーズについて、それぞれとるべき対策を示した。被災者と接触しそうな当該地域の救援担当者には、早期に教育指導が行われた[246]。このような作業は地域住民がそれぞれに求められていることに敏感になり、また重大な被害をこうむった被災者と接触していたり、これから接触する多くの人々に、しかるべき心構えをもたせるのに役立ったのである。災害後の対策に当たる人たちのニーズについても、事前の計画が実施された。このような対策は、他の災害状況でも行われていて、たとえばケンタッキー州のナイトクラブ「ビヴァリー・ヒルズ」火災のさいの事例が、シンシナティ大学の「心傷性ストレス研究センター」の研究者らによって報告されている［169、296］。

災害後の時期　この時期では、災害の状況管理にさいして、相談業務が被災者の立ち直りを助け、さらに望むべくはストレスによる精神医学的病態を軽減するためにいくつかの主要な寄与をなしうる。この場合は当該災害の性状によってあとで発生しそうな精神衛生面でのニーズを判定し、その対応策を立案することが重要になろう。これにより災害の衝撃時とその激甚な余波の時期から続いている相談業務は、死者が多数出た場合の遺族の世話などの在り方を示すことができよう。この業務には遺体確認、検死、葬儀、悲嘆にくれる遺族への支援・激励などにかかわる精神衛生的な面を組み込むことが必要であろう。遺体の損傷がひどく、しかも多数の遺体が人目に触れた場合や、生存者がなす術を知らない状況であやうく死をまぬがれ、まだショック状態にあるような場合には、心傷性ストレスによる障害が生じる危険度が高い。被災者が自己統御でき、状況掌握感を得られることに重点を置いて、被災者を支援し、そのカタルシスと立ち直りを促進すべく早期の処置が望まれる。またこのような被災者は、侵入性の記憶や心的制止の過程など心傷性の作用に対処するため、長期にわたる介助を必要としよう［134］。住居喪失・立ち退きの事態をもたらす災害には、立ち退き先での家族の適応と近隣関係づくりのためのカウンセリングとともに、社会的・福祉的なサービスも必要になるだろう。

相談業務は当該災害に応じた精神衛生面の技術とサービスの在り方だけでなく、そのようなサービスが利用されやすい場所選びにまで参画できよう。精神衛生サービスは地元の人材と施設を活用して、復旧・再建作業と並行して被災地でじかに実施することで、最大の効果を挙げることができる［312］。しかし精神衛生面での手当てが必要なはずの人たちには、自分の方から接触するのを嫌ったり、手当ての必要性を認めない者が多いので、出先機関での業務には多くの困難がともなう［169、170］。精神科医の診察・治療を受けることには、自分に欠陥があるような恥辱的な意味合いがともなうと感じる人がまだ多い。だからむしろ災害、危機、ストレスのためのカウンセリングとして提示する方が、被災者にとって受け入れやすいので、精神衛生サービスの提示の仕方にも工夫が必要だろう。

このような直接的な精神衛生サービスとは別に、この時期の相談業務には被災者と接触しそうな関係者すべての認識と技術を高める目的がある。このことは重要で、救援担当者のなかには、被災者のニーズを判定するさいに、精神衛生的な認識に欠けているため、被災者に対する個別的な手当てが明らかに必要な場合でさえ、それができなかったり、あるいはしたがらない者がいることを、最近の調査が示している［182］。またこの面での技術の重要性を認識していても、自分は未熟だと感じているため被災者保護の物質的な面にのみ専念して、精神的な支援に支障をきたすような救援担当者が多いのである。

教育指導的な相談業務　この時期の相談業務では教育指導的な部分がきわめて大切なことは明らかである。被災者の精神的なショックや苦しみについては、概して世間でもよく知られている。世間の人々には、被災者が苦しむのはもっともであり、その苦しみは和らげられるべきだとは判っているのだが、被災者の「正常」な行動と「異常」な行動との区別がつかず、またみずからがなすべき言動についてもまったく自信がもてないであろう。相談担当者は教育的な資料を準備して、それをラジオ、テレビ、活字メディアを通して提供することができよう。このような資料によって通常の心傷性諸反応、悲嘆情動の経過、仮住まいでの家族のストレス、心傷を癒すための支援システムの重要性その他多くのことを説明できる。被災者と特殊な接触をする人たちには、たとえば学校の教師に対して被災学童の取り扱い方を指示するなど、より個別的な教育指導ができよう［064］。

このような教育指導は、災害後の時期での情報、状況掌握、自己統御のニーズに合っているから、その価値は大なるものがある。それはただ災害によるストレスの軽減やストレスとの対処の仕方を示すのみならず、日常的なストレスに満ちた生活環境でも利用できる知識をも提供することになろう。この業務にかかわる精神衛生の専門家は、難局にさいして頼りにされがちだから、その結果、その業務により人間的な側面が持ち込まれることが多くなる。

オーストラリアのある大規模な交通災害の場合は、遺族その他の被災者のニーズと、どうすればそのニーズにもっともうまく対処できるかについて、マス・メディアを通して周知徹底が図られた。「トーキング・スルー」と積極的な克服行動の必要性が論議され、被災者の多くが居住している郊外地域の福祉・治安・衛生関係の担当者たちに対して、被災者によく見られる反応や望ましい対応について、役割演技訓練（ロール・プレイング）やビディオや印刷物による説明によって、教育指導が行われた。学校では、その災害で親を失った児童のニーズ、死別反応の時間的経過、遺児に最善の支援を与える対処法などについてのセミナーが催された。大衆雑誌類は被災者の苦しみのパターンについての知識や、被災した友人・知己への援助の仕方についてまとめた記事を掲載した。『オーストラリア医学ジャーナル』も早急に対応して、医師に対する指導記事を掲載した。被災者の精神的苦痛に対処するため、大量の精神安定剤が送り込まれたことが新聞で報道され、地元の薬局などにもしかるべき指示が出された。その他被災者の管理のためのより適切な方法について、さまざまな提案が出されたのである。

「聖灰水曜日の大火」の場合には、メルボルンの「ロイヤル児童病院」や「プリンス・ヘンリーズ病院」が制作した啓蒙的な印刷物が被災者に配付された。いくつかの州でこのような印刷物の配付やラジオ、テレビ、新聞などマス・メディアに対する出先機関からの教育的な情報の提供が、被災者と救援者の双方にとって支えとなり有益だとされたが、これはこれまでに経験したことのないような圧倒的な感情、その今後の経過、対処の仕方など多くのことについての説明が得られたからである。学校に対しても対策がとられ、教師に被災児童に現れそうな諸反応について知らせたり、児童が自分たちの被災感情を解除する手助けに教室で絵を描かせたり、話をさせるなどの方法が指示された。ある州の保健衛生部では、これらの情報と指導法についてまとめたパンフレットを制作した。以上のような教育的な相談業務を要約すると〔図10・2〕のようになる。

救援者に対する相談業務　災害後の時期の相談業務は「隠れた被災者」たる救援者に対しても向けられ、そのニーズに対応すべきである。災害によるさまざまなストレスが救援者にどのように作用するか、また第九章で述べたような救援者という役割に固有なストレスについての認識を高めることを目

〔図10・2〕災害の精神衛生的相談業務

教育指導インプット

内容
- 災害ストレスについて
- 反応について
- なすべきこと
- 救援の仕方

形態
- ビデオ
- ロール・プレイング
- 記述
- 話し合い
- 個別的問題処理

方法
- 印刷物（新聞・雑誌・回報など）
- ラジオ，テレビ
- 特別セミナー

対象
- 地域住民全体
- 当局者
- 被災者
- 災害対策従事者
- 被災者と接触する者（保健衛生・福祉・学校関係者など）

目　標
- 意識の向上
- 知識の向上
- 共感・支援・探知・専門家への委託のための技術の向上
- 他のストレス体験への応用力の向上

的とした教育的な特別企画が考えられよう。救援者それぞれの役割と職務の内容と範囲についての教育指導が必要だろうし、たとえばカウンセリングのように業務範囲がはっきりしない支援的役割を担当する者にとっては、とりわけそうである。権限と責任の系統、また災害後に臨時に生まれた緊密性に欠ける組織や体制のなかでの権限委任の問題をはっきりさせるためにも、救援者には教育指導が必要であろう。災害時の自分の役割が日常の業務と大きく異なったり、緊急体制に慣れていない救援者にとっては、これがとりわけ重要になろう。相談業務によって、被災者と救援者の人間関係の特質を救援者側に認識させ、この関係から生まれる諸感情が、救援者に内在する専門職的な責任をともなった特殊な配慮の絆として、正しい全体観のなかで認められるように助力することができるのである。

救援関係作業員たちがともに体験したことや、ともに果たした職務についてグループ討議することは、災害に関与したり、災害にからんで職務上の旅をしたあとでの心理的な報告・検証の機会になるだろう。このような機会に災害体験の「ワーキング・スルー（徹底操作。精神分析療法で、当人の心的抵抗を熟知させて、反復強迫の支配から脱却させる方法）」を促進するのは、相談担当者の役割である。このグループ討議に加えて有益な話題としては、接死・臨死体験、生き残りの心理的葛藤、喪失・立ち退きなど個人的に体験したストレス要因、課せられた役割、明暗それぞれの感情、被災者とその抱える問題、感情移入と一体化からくるストレス、技術・能力面での不適格感や目標・責任の不明確さから生まれる職務上のフラストレーションとストレス、同じ体験をした仲間その他との特殊な人間関係、災害関係の作業の特殊性、怒り・不安・罪責感など個人的な諸反応、被災者・救援者ともども平常の状態にもどることの困難性などが挙げられる。

これらの問題がおだやかな討議と教育指導の方式で、綿密かつ系統的に再検討されるならば、敏感な相談担当者なら、救援者の体験の感情面でのワーキング・スルーと精神衛生的な見地からの報告・検証のプロセスを促進することができる。そしてもしも救援者が体験的に習得したことについて、当該災害以外の状況にも当てはまるような総括的な再検討ができたならば、それで将来への知識と技術の「繰り越し」も達成できたのである。

この方式はグランヴィルの列車惨事などオーストラリアでのいくつかの大災害の救援者に対して採用され、その有効性が立証されている。この列車事故のさい、客車を押しつぶした橋梁のコンクリート・スラブの下で作業したある救出チームのために、事故の一週間後に精神衛生的な見地からの報告・検証の会合が催された。このグループは円陣を組んで座り、ビールを飲みながらのくつろいだ雰囲気のなかで、精神衛生コンサルタントと話し合った。その数多くの話題のなかには、役割遂行についてのフラストレーションと無力感、狭い空間で自分も圧死しそうになった時の恐怖、他の救助作業で接死体験は豊富だったにもかかわらず、今回の大量死に接して感じた耐えがたい恐怖と嫌悪感、侵入性の心象・悪夢・恐怖など心傷性ストレスの諸反応、体験を家族と話し合うことの困難性、救出作業終了後にまたすぐいくつかの自動車事故の救助作業に動員されたため、緊張状態が続き、感情面での重荷をまだ下ろせないでいることなどがあった。話し合いの夜が更けるにつれて、コンサルタントはこの人たちが自分の恐怖感を自然なこととして受け入れ、さらに話し合い、感情の解放、体験の外面化の過程を通して自己統御感を回復できるようにと助力した。この会合が終わった時には、参加者の緊張は和らぎ、安堵感と親近感は深まって、次回は家族をも含めた懇親会を開こうとの計画が決まるほどであった。追跡調査によれば、参加者全員が数か月後の適応状態を良好と自認したのに対し、参加できなかった一人のチーム・メンバーは、依然として精神衛生上の問題を抱えているらしかったのである。

地域社会に対する相談業務　災害時には、精神衛生の専門家は急場で生まれた集団や、地域社会の既存の諸システムの組織化と支援に参画できる。このような相談業務には次のようなさまざまな目的がある——各集団が立ち直りのための目標を設定するように助力すること、特殊な集団や弱体な集団のニーズを含めた当該地域社会全体のニーズを判定して対応すること、人間関係のネットワークづくりを促進すること、当該地域社会の立ち直りに必要な公共サービスを再建したり新たなサービスを提供すべく助力すること、潜在的な政治的利害によって当該地域社会の各層の最大限の立ち直りが妨げられないように監視すること、適応に役立つ社会諸機構を強化すること、「悪者づくり」を防ぐこと、通信連絡網を強化すること。

当該地域社会の諸機構とその災害時の対応や動向についての理解は、この分野での相談業務の肝要な部分である。既存あるいは臨時の諸機構が、災害時のニーズに応じて適切に機能するとは限らないので、そのなすべきことを見定め、ニーズと能力に応じて目標を設定できるよう助力することが大切なのである〔323〕。

災害に対する精神衛生面での業務に適正な権限を与え、それを促進するための組織として、企画立案とその実施に当たる対策本部をできるだけ早く設置することも大切である。この対策本部には当該地域社会の次の四つの要素が参加しなければならない――(1)精神衛生の専門家たち、(2)施策と実施手段について決定権限をもつ人たち、(3)当該地域社会の広範な価値基準を代表し、その社会的ニーズに関心をもち、もし参加させなければ業務遂行の妨げになるような人たち、(4)処理すべき諸問題の直接的な該当者である被災者代表たち。

このような構成の対策本部から、ニーズの判定、目標の設定、実施のための適切な手続きの決定、管理、資金手当て、成果の評価などを含めた精神衛生施策が展開されよう。施策のための資金は、アメリカの場合なら「国立精神衛生協会」の「災害救援・非常時精神衛生部」を通して、連邦政府の特別補助金が利用できよう。その他の国では政府の保健衛生当局などが、資金面での役割を担当することになろうが、精神衛生面での適切な組織的対応を確保するためには、対策本部に政府の関係当局者をも参加させることが必要かもしれない。

弊害防止のための相談業務　精神衛生の相談業務のもう一つの課題は、当局者に助言して被災者の心傷をさらにつのらせかねない精神的に有害な施策を避けさせることであろう。このような予防策において相談担当者が果たす役割には、次の事項が含まれる——親と子供の分離を避けること、不必要な避難・立ち退きを避けること、被災者へのさまざまな集中現象を緩和すること、できるだけ「悪者づくり」を防ぐこと、被災者に強制される受動性を軽減すること、救援作業員や一般救援者の立場を擁護すること、役割内容を明確にし役割の移行を円滑にすること、災害後の回顧・検証と同化・統合プロセスを促進すること。精神衛生面での予防的介入については、このあと論述するようなより個別的な方策が展開できよう。このうちとりわけ有益なものは、回顧・検証と同化・統合の作用である。各機構とそのリーダーとスタッフが、他の災害状況のみならず日常の仕事と人間としての機能の全般に適用してもプラスになる何事を体得したかを確認するために、この作用が役立つのである。

精神的な応急手当てと優先処置方式

すでに述べたように災害の襲ったあとの数時間は、被災者の少なくとも二五パーセントは茫然自失でうろうろしている情動麻痺の状態、つまり被災症候群に襲われているかもしれない。もし災害の衝

〔図10·3〕精神衛生の応急処置と優先処置方式《トリアージ》

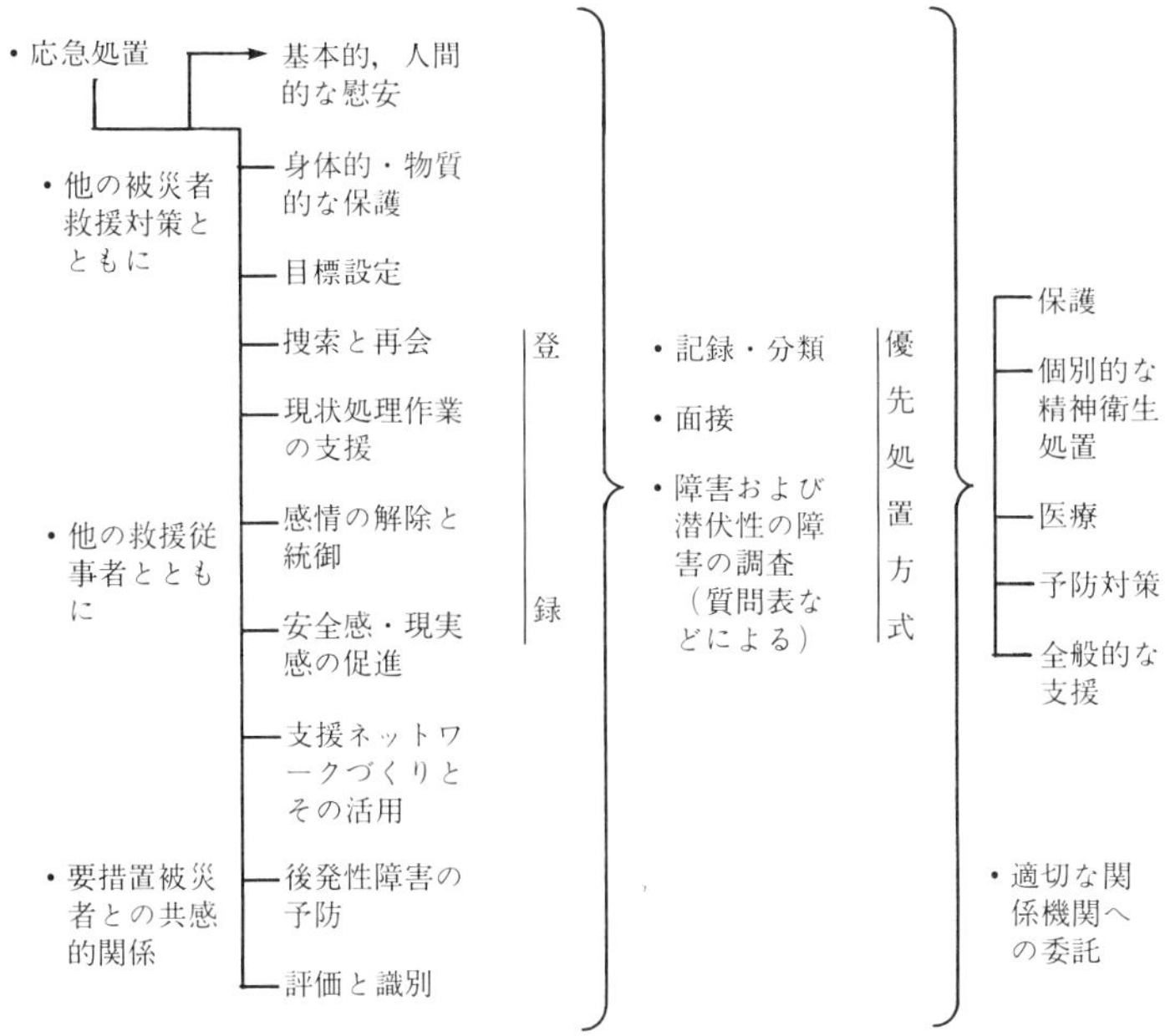

撃が急激かつ壊滅的なら、なおさらそうであろう。被災当初のこのほかの精神反応は、概して苦しみに起因するもので、打ちのめされたような、あるいは誇大で異常な言動が現れる。この時点では精神面での応急手当てと「優先処置方式」が必要になる（〔図10・3〕）。

精神面での応急手当てには次のような多くの処置が含まれる。

1．苦しんでいる者に「慰安」を与えるという根元的な人間反応そのものが大切である。当人を抱いたり、軽く撫で叩いたり、揺すったりすること、またそばに静かに座っていることで、言葉以上に心のこもった配慮の真意を伝えることができる。

2. 当人が茫然自失の精神状態にあり、持続中の災害の脅威や危害に気がつかないことが多いので、⑴の処置と同時に当人の「保護」のための処置が必要であろう。周囲の状況に対する精神反応と対応能力が回復し始めるまで、被災症候群の状態の当人といっしょにいるだけで、危害から守るに充分であろう。見当感喪失など認識力に支障をきたしている人たちを識別・保護することがとりわけ重要である。

3. 以上の精神的な支援処置と並行して重要なのは、負傷の手当て、暖熱・食糧・衣料・安全な場所の確保など、身体的・物質的なニーズにただちに配慮することである。これらの処置と精神面での応急処置は不可分に結びついている。ショック状態の被災者にとっては、温かい飲み物や毛布が生理的のみならず精神的にも象徴的に作用するのである。

4. 「目標設定」にはいくつかの面がある。苦しみながら彷徨している人たちには、避難所など地域内のしかるべき場所への誘導が必要である。無意味な行動をしている者を意味のある作業の方向へ導くことが大切である。これらはすべて「具体的行動の強化」につながる［062］。精神面での応急処置の多くには、被災者の大半に現れる退行現象と、配慮すべきニーズの程度を考慮に入れねばならない。被災者はショックが和らぐにつれて、次第に他者のことに気が配れるようになり、みな同じように他者の世話を始めるものである。

5. 家族など第一次集団のメンバーを探して再会すること、あるいはなんらかの接触や安心を得ることが、たいていの被災者にとって肝要である。家族の安全と所在が確認されない場合には、強度の分離不安が生まれるからである。家族同士の再会の手助けをしたり、適切な情報源や担当者の許へ誘導するなど、被災者を精神的に支えるために、この捜索・再会のプロセスをできるかぎり促進する必要がある。このプロセスにはまた死者の遺体を探し確認することも含まれる。

6．救出・復旧作業や死者の取り扱いには、とりわけ「現状処理作業への支援」が必要であろう。大切な人が災害で死亡し、その遺体を独りでまたは家族いっしょに識別・確認するさいには、とくに精神的な支えを差し伸べねばならない。遺体の状態に対して遺族に心構えをもたせるように、落ち着いて努めること、遺族が望むかあるいはその必要が認められる場合には、遺体確認作業の間そばに付き添うこと、警察への申告など必要な手続きをしている間にも慰安を与えること——これらの処置によって現状処理作業への支援を成功させることができる。精神衛生担当者は当該被災者のために、家族その他からの持続的な支援、救援組織や連絡方法についての情報、個々のアフター・ケアについての説明と手配などを確保すべきである。被災した財産の処分、立ち退き先の決定、負傷した家畜やペットの処置など、現状処理作業には他にも苦痛をともなうことがある。これらのプロセスにも災害非常時の精神的応急処置の一部としての「心の支え」が必要であろう。

7．「感情の放出」はある程度は自然発生的に行われるものであり、それは容認されるべきである。ただしそれは、被災体験のより徹底的なワーキング・スルーができるように支援して、当人がより安定した精神状態になるまで、その防衛機制の再建と自己統御の回復を促進するという意図が常にともなったものでなければならない。しかしながら被災者のなかには、自分の災害体験に対する第一次的な感情反応を、救援者に対して訴えたがる者が多い。苦しみ、恐怖、怒り、むなしさ、無力感などが、当人が理解と共感をもっとも求めたくなる感情である。感情面での苦しみが激しい場合には、その当人の世話を他に委ねたり、家族や友人の保護に委ねることができるまで、そばに付き添うことが必要である。

8．「現実的な安全感の再確立」も精神的な応急処置の一部である。被災者にとってはその災害体験のほとんどは日常経験とはまったく異質なものなので、環境と日程を整えたり、食事など基本的なニーズを正常化することによって現実感の回復を促すことが、ストレス軽減の一方法である。

9．「支援ネットワークづくりとその活用」は、この段階から開始できる。被災後数時間または数日間以内でも、被災者たちを近隣同士の避難場所でいっしょにしておくことや、家族、友人、隣人たちの支援的な集団と結びつけることは、きわめて有益であろう。災害体験をともにした人たちは、お互いの感情と意識を分かち合い、ともにトーキング・スルーを行い、理解し合うことから大きな利益を得ることができよう。

10．被災者のなかには激しい精神病的な反応から強度の不安やパニック反応、さらに躁病的高揚かや鬱病的引きこもりにいたるさまざまな症候を呈する者が現れるかもしれない。被災直後にこのような状態になった者にはすべて、できうるかぎり適切な精神医学的な治療を施すべきである。もし速やかに正常状態に戻らない場合には安静と防衛機制の回復を図るために、精神安定剤やベンゾダイアゼピンなどの抗不安薬の短期間投与が必要になるだろう。

11. 最後に、精神面での応急手当てには継続的な支援体制に被災者を結びつけることが含まれる。このためには被災者の身元確認と将来の居所など基本的データの収集・記録が必要になる。被災後まもなく被災者たちは広範囲に分散してしまって追跡調査や精神衛生面でのアフター・ケアが困難になりがちなので、このことがきわめて重要なのである。精神面での障害のなかには、発症までに潜伏期間が続くものがあるので、被災者たちとの接触を保って追跡調査することが肝要である。本書の巻末に付した分類用の質問表は、精神医学的な面でもっとも危険度が高い人たちを、早期に識別するために用いられるべく作成されたものである。

すでに述べたように調査・記録してデータを整えることが、当該被災者の自己再確認を助け、社会への力強い復帰につながることが多い。このために調査・記録の技術が全般的に、被災体験によるストレスを緩和し、被災者がその体験を克服して、自分の生活をふたたび統御できるようになるまで、慰安と保護を与えることに結びつく。それには被災直後の数時間が決定的に重要だが、少なくともショック状態が納まるまでの最初の数日間もきわめて重要である。被災当人にある程度の退行現象が現れるのは当然であり、容認さるべきことだが、当人が徐々に立ち直りみずからの能力に自信がもてるように、簡単な問題についてはその意見や決定を求めるなど、その自立性を認めるべきである。

精神衛生面での応急処置にかかわる役割は、災害直後の他の多くの重要な作業と密接に結びついているので、できるかぎりそれらの作業と連携を保ちながら、他の応急作業担当者たちの立場を認識し、協力しながら進められるべきである。精神衛生担当者が他の救援関係組織と衝突したり、みずからの災害体験に煩わされることがよく起こるが、もしそうなれば、もっとも助けを必要としている者、すなわち被災者たちの保護に向かうほどの精神的余力がなくなりかねない［062、246］。

初期段階での被災者保護の基礎になるのは、苦しんでいる当人と共感的関係を確立できる能力である。この能力は心のこもった処置、災害時に普通に見られる諸反応についての認識、それにとりわけ他の非常事態や個人的な災難での苦難に逢った人たちに対処した経験によって得られるのである。苦しみを認めておだやかに話しかけること、当人の体験、感情、当面のニーズや要求をやさしく探り出すことが、この共感的関係確立のために役立つ。そして共感を表現する場合には、当人の「パーソナリティのより健全な部分を見きわめ、それを活用して当座の間もちこたえる能力を高める」ことが担当者にとって必要なのである［062］。救援者は被災者の立場を償ったり、その苦しみのすべてを救済できると思い込んだりしないように気をつけねばならない。被災者に慰安を与えることはできるが、すでに起こってしまったことを取り除くことはできない。

心の支えとカウンセリング

被災した住民への救助、慰安、情報、ガイダンスなどの提供に従事する者はすべて、その担当する職務はなんであれ、それと並行してなんらかの一般的な精神的・社会的な支援を提供できるだけの知識と技術を必要とする。この必要性はとくに医師、看護人、牧師その他被災者が危機状態にある時に頼りそうな地域社会の世話を担当する人々にとって大きい。このような一般的な支援の目標は次のとおりである。

1．できるかぎり適応的な対処の仕方を強めてワーキング・スルーの過程を促進し、非適応的な心理過程を阻止すること。

2．被災者が「状況克服と自己統御」を回復するように助力して、無力感を軽減し、たとえ当人を取り巻く環境が破壊されても、それに対処できる自信を回復させること。

3．精神衛生的に危険状態にあったり、専門的な処置を必要としている者を調査・識別して、他からの助力を得て対処するか、あるいは適切な精神衛生機関に委託すること。

4．被災者の「自我の再統合」を促進して、それぞれの人間関係ネットワークと社会の諸システムに適応できるようにすること。

ショック状態が治まると、たいていの被災者は自分の体験したことについて語り、その体験が引き起こした強烈な感情を表出したいという抑えがたい欲求をもつものである。だから「共感をもって聴くこと」が、必要な精神的支援を与えるための不可欠な要件である。このような一般的な支援とカウンセリングのためには、次に述べるいくつかの処置が肝要だが、まずそれを図式で示すと〔図10・4〕のようになる。

被災者の体験内容と感情の探査　被災者の体験とその体験に対する反応状態についてのカウンセリングは、「いったいどんな様子だったのか話してくれませんか。その時はどんな気持ちでしたか」とい

〔図10・4〕一般的な精神衛生上の支援とカウンセリング

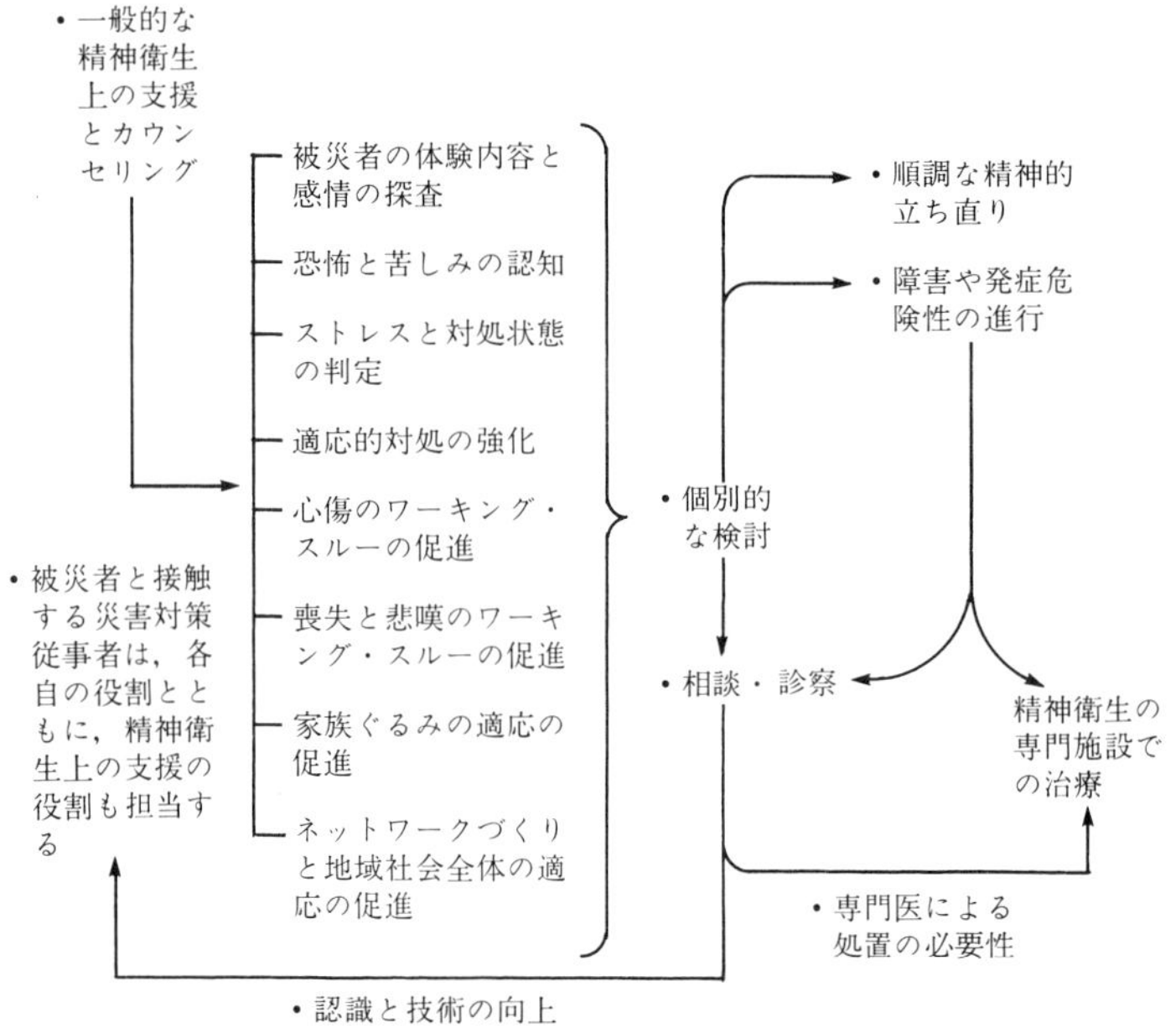

った調子の全般的な質問で始めることができよう。普通ならこれで堰を切ったようになり、当人は自分の体験を回顧することで、大いに感情の解除にもなるのである。しかしなかには「凍結」したままで誘いに応じない者もいるだろう。この場合には、さらに時間をかけて、まず当人が実際にしたいことを遂行させるべく温かく支援することが必要である。それでも依然として話せない場合には、「まだ話すのがつらいことはよく判りますよ……もしよかったらまたあとの機会にしましょう」といった言葉で、当人の苦しみに理解を示すことが有効である。このようなきっかけづくりから、当人の被災体

験の特徴をうかがうことができ、それによって今後起こりうる諸反応を理解することもできよう。災害の衝撃によるショックと無力感が強いほど、それを克服するための支援が必要になるだろう。このほかの心傷性ストレスも識別できるかもしれない。

恐怖と苦しみの認知　この認知は「どれほどひどい気持ちだったか私には判ります」「さぞやつらかったでしょう」「ただ思い出すだけでも、たまらないでしょうね」といった共感的な言葉によって達成できよう。これは当人の苦しみが認知され、その体験と体験についての当人自身の知覚が妥当だと認められたことを、当人に伝えるメッセージである。

ストレスと対処状態の判定　体験内容を探査し、さらに当人のその体験に対する、その時点およびその後に予想される感情面の諸反応を判定することによって、発生した心傷の程度と、当人の心傷との対処の仕方についての概略がうかがえる。なんらの感情をも表すことができない者がいたとすれば、それはその感情に圧倒されることから自衛しているためかもしれないし、自分の体験の特定の部分だけ繰り返して回顧する者は、その体験部分を感情面で克服しようとして、まだできていないのかもしれない。当人がどの程度まで自分の災害体験にかかわる感情を認識し表現できるかを調べることが有益である。この程度とは当人がみずからの災害体験を、現実的にあるいはすでに過去のこととして、片づけられるように解釈することによって、どの程度まで克服できるかである。さらにまた当人がどの程度までその体験から自分を切り離し、自分の家族その他の人間関係、さらに将来の生活のニーズに適応し始めることができるかということである。これはすべて適応へ向かう心理過程であろう。支援的なネットワーク、とりわけ家族の支えがどの程度まで得られるのか、また当人がみずからの立ち直りのためにその支援をどの程度まで活用できるのかを、確かめることも大切である。死に直面したこと、ショック、無力感、生き残り罪責感、心理的葛藤、死別その他の喪失、立ち退きなどの諸問題は、それぞれが遅発性諸反応の予防のための支援措置の必要性を示すものであるから、注意して調べるべきである。

適応的対処の強化　この目的を達成するのにはいくつかの方法がある。まず第一に、状況克服を促進するための活動、たとえば復旧作業に参加したり、要求を提示したり、組織のなかでの役割に就いたりすることが、すべて有効であり、奨励されるべきである。災害体験のトーキング・スルーの過程では、とくに当人がみずからの情動面への被災の影響を見定め、それを受容するように周囲から支援し励ますことができる。たとえば恐怖と無力感を感じている者は、その感情を臆病で恥づべきことと意識しているかもしれないが、「貴方はそのような〝自然な〟気持ちをとてもうまく処理しているようですよ」といった言葉をかけることで支援することができるのである。このような状況では、他者とトーキング・スルーすることが適応に役立つところきわめて多大である。それは当人にとって、自分の恐怖、無力感、罪責感、怒りが異例なものではないことがすぐ明らかになるからである。当人とその家族や他者との支援効果のある相互交流作用、とりわけ災害体験による感情、意識、解釈の共有を強めることも大切である。

感情面の重圧になんとか耐えられるように支援することの重要性は、多くの研究者が指摘している。情動の解除期のあとで活動や状況克服のための期間、または感情のワーキング・スルーからの休息期間をもつことは有益である。適応状況を判断するうえで、当人が精神力を使い果たして、もうそれ以上もちこたえられなくなる時期を見定めることが肝要である。その時には休息が必要であり、退行現象も一次的に容認さるべきである。これは被災者の喚起状態、生き残り罪責感、それに被災前の状態に復帰したいという欲望のために、実際には大いに必要な休息をとりたがらないことが多いので、休息の時期をはっきり定めて与えることが大切なのである。

適応的対処のもう一つの重要なプロセスは、「被害者」という立場からくる受動性や副次的な甘えの気持ちを取り除くことである。被災者たちの苦しみに対する支援的な共感とともに、この人たちがみずから決定を下し、みずからの将来を管理し、他からの支援を得てみずからのニーズを充たすべく期待されていることが、陰に陽に伝えられるべきである。この過程では、victim（被害者、犠牲者）ではなくて disaster-affected person（被災者）など別の呼称を用いることも有効であろう。

死・ショック・心傷のワーキング・スルーの促進　高度の心傷性の体験、つまり大量死、身体損傷、破壊、無力感、ショックなどをともなった災害では、ある程度の全体的なカウンセリングが有効であろう。ただし高度の心傷を受けたと認められる者がいる場合には、専門的な予防的カウンセリングに付託することが必要になろう。当初に興奮や不安感があったり、それが反復したり、さらに悪夢や侵入性の想念などが認められる場合には、これらの心理過程は通常は短期間だけのものであることを告げて安心させるべきである。心理過程を不明確に説明するよりも、具体的な事例を挙げる方が理解しやすいから、身体的な負傷の治癒の過程を引き合いに出して説明すれば、とくに有効だろう。被災体験の事後侵入が過大な者に対しては、自己統御、認識・判断力、感情の管理を補強する必要がある［135］。自分の感情に対処できなくて、抑圧的な反応を示す者には、その感情について徐々に話し、説明することができるように、より強力な支援が必要であろう。心傷のワーキング・スルーにとって肝要なのは、無力感とショックを確認し、それと妥協できる能力、さらにそれを理解し、それから精神的な距離を置いて過去のこととして片づけられる能力であろう。しかしこれらの一般的な原則のほかに、個別的な管理が必要であり、進行性の障害の徴候が認められる場合には、専門医への委託が円滑に行われることが肝要である。災害の衝撃が強烈で被災一週間以降になっても不安感や苛立ちの程度が高かったり、悪夢その他の侵入性の障害がさらに悪化しているような場合には、専門医への委託がとりわけ必要である［318］。これらの徴候がさらに遅れて現れる場合も、苦しい慢性的な心傷性障害を残す危険性が強いので、専門医への委託を配慮すべきである。

喪失と悲嘆のワーキング・スルーの促進　たいていの災害にはなんらかの「喪失」が内在するので、それにともなう「悲嘆」は災害の情動反応に普通に見られる構成部分である。災害時の自然な悲嘆を妨げる要因は多い。災害の復旧・補償の努力のなかで、物心両面で与えられたすべてに対して感謝すべきだという被災者の気持ちも、悲嘆表出の少なからぬ妨げになるし、ショックや生き残るためのニーズもまた妨げになる。救援の役割に就く者にとっても、被災者自身にとっても、相互の感情の交流は楽なものではないだろうし、また容易に避けることができるものだから、被災者が悲嘆を認識し表出できるように助力することは、救援者にとってはとりわけ困難かもしれない。

死別者に対するカウンセリングの一般原則は、他の場合にも活用できよう〔240〕。行政上の目的のため災害のもたらしたさまざまな喪失を記録する仕事も、悲嘆の表出と哀悼という回顧・検証の心理過程を促進するために利用できる。いくつかの主要事項を質問するだけでも有効である。たとえば大切な人が死亡した場合には、おだやかに次のように尋ねるのである――「Xさんはどうなさったのか、何かご存じのことを話して頂けませんか。この災害が襲ってきた時のこととか、それからどうなったとか……」

このような質問を進めることによって、当人の接死と喪失の体験、個々の心傷と罪責感を引き起こした死亡時の状況、死者を確認して告別する機会の有無、死別時とその後の情動反応のパターンなどについての情報が得られよう。

「Xさんのことを話して頂けませんか……お人柄とか貴方とのご関係とか。ごいっしょの生活はどうだったんですか……楽しかったこととか、つらかったこととか……」――このような質問は、死別という事態に徐々に適応するためには不可欠な哀悼と回顧・検証の心理過程を促進することになる。被災後の初期には、ショック状態が続いていることが多いし、また死別した当人はまた元の生活が戻ってくるだろうとか、今は喪失感に打ちひしがれているのに、その死者が永久にいなくなったことは信じたくないような気持ちを依然としてもっていることが多い。多様な心傷を受けた人たちにとって、このような現実否認は自然なことであるから、遺族のこのような気持ちを認識しつつ、同時に今後のワーキング・スルーに備えさせるために、次のような配慮ある言葉が大切である。

「Xさんが本当に亡くなったんだと認めるのは、大変おつらいことでしょう。かけがえのない方を……こんなひどいことで亡くされたんですから。ゆっくりと時間をかけて慣れてゆくことが大切ですよ。またあとでこのこととその意味について、お互いに話し合える機会がたくさんありましょう。今はとてもおつらいことは、よく判っています。なんとかしっかりしてがんばらねばと思っていらっしゃるんでしょうからね……でも充分に嘆き悲しむことも大切なんですよ」

死別によって生じた強烈かつ複雑な情動を当人が認識することが必要であり、この認識がそのような感情の解放を促すのに役立つのである。他者の同様な体験も含めて総括することも、当人にみずからの感情を正常で容認しうる反応だと識別させるのに役立ち、それと同時に自分独自の感情とその原因をはっきり認識させることができるのである。

「こんな時にはたいていの人がとても激しい感情をもつものです……深い悲しみ事を抱えた人はたいていそうなのですが、貴方も実は怒りの気持ちをお持ちのようですね。何が貴方をそんな気持ちにさせるのか、お聞かせ願えませんか。大いにご自分を責めていらっしゃるようにお見受けします。嘆き悲しむ人たちはよくそのような感情をもつものですが、このたびのご不幸でなぜ貴方がとくにつらい思いをされるのかが判れば、それが良い結果につながるんです。貴方の悲しみと絶望的なお気持ちはよく判ります。Xさんが亡くなって今は貴方にとって大変な時ですから。貴方がとりわけ悲しく思われることを少しでも私と話し合ってみられたら、少しはお楽になると思いますよ……」

当人の感情が凍結してしまって、その解除がまったく不可能な場合でも、その喪失やその間の事情を回顧・検証するように、おだやかに励ますことで、なんらかのワーキング・スルーを促進できるかもしれない。しかし遺族のなかには、少なくともかなりの時間をかけなければ、ワーキング・スルーができない者がいることも忘れてはなるまい。災害後の悲嘆のこのような心理的抑圧の長期的な影響については、まだよく知られていないのだが、なかには結局なんとかうまく適応できる人たちもいるようである［271］。

感情面でのワーキング・スルーを支援するとともに、死別者当人が人間関係のネットワークを活用できるように助力することも大切である。

「Xさんが亡くなられてから、ご家族の方々はいかがですか。……皆さんで亡くなられた方のことを話し合うことができますか……ご自分の気持ちや思い出をお互いに語り合うことが大切なのですが、それがなかなかつらいことは私にも判ります。ご家族の方々はお互いの気持ちを乱すまいと気を配られ、自分の胸にだけしまって置かねばならないと思われることが多いものですから。でもご自分の気持ちを解放してやったあとでは、とても楽になるものです。自分以外の者もどのような気持ちなのかが判るし、そうすることで気が晴れて、つらい時期をしのぐ助けになるのです。貴方のお気持ちを判ってくれるどなたかいらっしゃいますか……貴方が泣きたいだけ泣いたり、怒りをぶちまけたり、Xさんのことを話しても大丈夫な相手はいらっしゃいますか。死に別れの気持ちに対処するには、こんなことがとても大切なのですよ。そうですね……Yさんと話してみられたらいかがですか」

死別カウンセリングにさいしての、このような方法やテクニックは、遺族の適応促進に寄与するところ大である［249］。災害後によく発生する死別以外の喪失、とりわけ住んでいた家と土地、かけがえのない所持品の喪失への悲嘆に対しても、このようなカウンセリングの原則の一部は適用できるだろう。

「貴方が失った物について、ごいっしょに考えてみることができれば、それがお役に立ちますよ。貴方にとってつらいことなのはよく判りますが、自分の家を無くして悲しむのは当然のことなのですから。他の人たちがもっとひどい被害を受けられた時に、ご自分の気持ちをさらけ出すなんて嫌なお気持ちも判りますが、貴方のこうむった損失も大変なものなのですから、充分に嘆き悲しむ必要があるのです。このような被害に逢うと、たいていの人は怒りを感じるものですから、貴方が憤慨なさっても、ちっとも不思議ではありませんよ。貴方の家とかその他失われた物が、貴方にとってどういう価値があったのかを、ごいっしょに考えてみることができれば、たとえ今はつらくても、長い目で見ればそれが良い結果につながるのです。代わりに何をもらおうとも、貴方が失った物は戻ってはこないことも判ります。誰にとっても耐えがたいことですから、貴方が悲しまれるのは当然なのです……」

家族ぐるみの適応の促進　家族単位で受けた災害の衝撃をできるかぎり突き止めて、そのストレスを制御することが必要である。その第一歩は、家族が不当に長期間にわたって離ればなれになることを避けることであろう。たとえ家族の分離がやむをえない場合でも、お互いの連絡を保たせ、早期にまたいっしょになれるように、とりわけ家族同士が自由に感情を通わせることができるように、助力することが大切である。災害時の家族に一般的に見られる反応パターンと、それにどう対処するかについて、家族を啓蒙することが有益である。状況の克服と立ち直りを目的とした家族ぐるみの活動を企画することも、また同時に心傷性の体験の感情面でのワーキング・スルーを促進することも、家族にとって有益であろう。被災家族を集めて、それぞれの苦境とその克服策を話し合わせたり、復旧時期の骨の折れる作業からのくつろぎと休息の時間をもたせたりすることで、家族間の正常な関係を再確立できよう。とりわけ子供たちのニーズと多様な反応パターンに配慮し、この面で家族を啓蒙することが必要である。

もう一つの有益な方法は、家族全員の会合の機会をつくり、災害体験を回顧・検証し、お互いが力を合わせて災害のもたらした結果を克服する計画を立案させることである。家族の者に、会合の目的や具体的な役割についての指針を与えるのである。この役割に通常含まれるのは、当該災害の検証、被害と損失の評価、復旧のための方策と余力の検討、立ち直りの目標と方法の設定、その目標達成のための家族各員の寄与分担の明確化、家族各員のニーズの明確化、心理的な回顧・検証のプロセスのための方法の開発、実際面と精神面で災害から学びとったことの評価などである。とくに被害が大きくて困窮している家族や、以前からうまく機能していなかった家族に対しては、必要に応じてこのような会合を遅らせてもよいが、一般的にはそれぞれの家族が、持てる力を積極的に動員して、みずからの立ち直りに向かわせるべきである。

「現時点での家族全体のニーズを理解することが大切だと思います。自分の家を失い、きわめて難儀な生活をしている時には、とくに家族のストレスが大きいのです。だから次の土曜日の午前十時に皆さん全員――お子さんもおばあちゃんもですよ――集まってもらいたいのです。そしてこのたびの災害について、またこの災害が皆さん一人一人と家族全体にどう影響したかについて、話し合いましょう。そして皆さんがいちばん大事だと思っている問題などを解決する計画を立てましょう」

実際的な諸問題が見定められてゆくにつれて、意思の疎通と感情の解除が促進できる。多くの人たちがストレス性の体験の克服に成功し、家族生活に対する各自の価値観を再確立する場合のように、家族全体としても感情の解除の方法が定まり、家族内の親密さが強まってゆくのである。なかにはとくにもろく傷つきやすい家族があるが、それは次のような観点から見分けることができよう。

・夫婦間あるいは家族としての機能に既存の問題がある家族

・災害が「とどめの一撃」になるほど、すでに多くの問題を抱えていた困窮家族
・自立できないほど正常状態からずれている家族
・圧倒的な喪失と心傷を受けたり、構成員が離ればなれになっている家族
・生き残り罪責感に深刻に影響されている家族
・災害によって分裂・解体し機能を失っている家族
以上のような家族は、予防上または治療上の処置を施すために専門的な精神衛生機関に委託することが必要であろう。

ネットワークづくりと地域ぐるみの適応の促進　当人がもつ社会的人間関係のネットワークとその活用度、また地域社会と当人の関係や役割について調べることによって、適切な情報が得られる。危機状態でのネットワークの重要性を当人に知らせたり、当人を他の被災者たちの集団に結びつけることが有効であろう。災害後の時期によく自然発生する応急的な人間集団は、状況の克服と共有しているストレスのワーキング・スルーを促進するものだから、そのような集団の形成は極力助長されるべきである。特殊な利害関係による集団とか、職務上の組織などのように、個人的なネットワークよりさらに広い範囲での集団に参加することも有益である。だから救援担当者としては、これらの集団の存在とそれに接触する方法を知ることが大切である。

「この会合に出席されたら、貴方のためになりますよ。この会合では貴方たちの抱えているたく

さんの問題を扱うのですから、きっと数々の良い解決策が見つかるでしょう」

「悪者扱い」されたり、孤立して引きこもり状態になっている者に対しては、このような外部からの支援がとりわけ必要であろう。しかし被災者はすべて自分の傷を癒すために、平静でプライベートな時間を求めていることも忘れてはならない。

予防的な診断と要注意者の管理

多くの災害にさいしての人間反応の全般的な印象では、復元力と不屈の強さが目立つのだが、なかには本格的な精神医学上の病態にいたる危険性をもつ者もいる。災害時の精神衛生対策の予防的な分野には、これまで述べてきたような一般的な支援、教育指導の方法のみならず、個々の予防的介入措置も含まれる。この措置の実施上の困難性と、措置を必要とする被災者側の抵抗については、すでに幾人かの研究者が指摘している。しかしアメリカ、ノルウェイ、スウェーデン、オーストラリアでの調査研究では、このような予防対策がもつ潜在的な価値が立証されている。〔図10・5〕はこの予防対策の主要な部分を図式化したものである。

災害後の精神的障害発生の危険性が増大するいくつかの事例については、すでに第八章で考察した。年齢、社会的・経済的地位、婚姻、職業、学歴など社会人口統計上の分類から、予防対策の対象とすべき集団を示唆することができる場合もあろう。精神障害の既往症は、ある程度まで災害後の精神上の危険度を示すだろうが、そうでない場合も多いし、家族の病歴も大きな関係はもたないようである。

〔図10・5〕予防的診断と管理

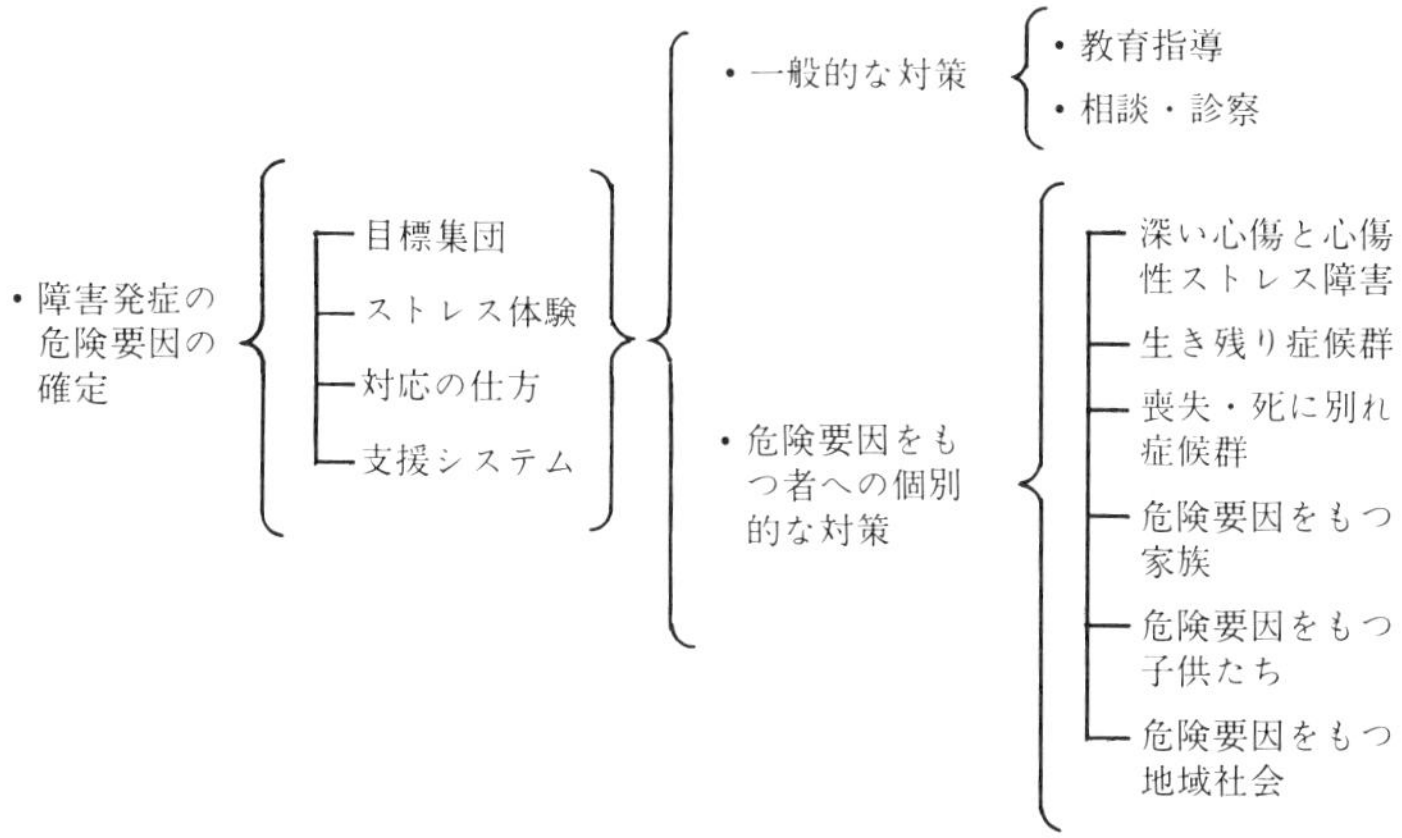

過去の災害体験はある程度は予防的な要因になるだろうが、このいわば「ストレスの予防接種」がかならずしもすべての人にとって効力があるわけではない。

災害後の精神医学上の障害の主要因は、その災害にかかわるストレス性の体験の性状とその強度である。もっともこのストレスはある程度まで対応の仕方と外部からの支援によって軽減できるものである。だから予防対策は「体験したストレスと、そのストレスの知覚のされ方のために、障害発生の危険性ありと認められた人たち」に目標を定めるべきである。

情動面での応急処置や全般的な精神的支援のためのカウンセリングのさいの判定によって、特定の災害での障害発生の危険性がある個人や集団を見分けることができよう。そうすれば一般的な災害ストレスと個々の災害と個人の両面で、適切な予防対策を策定・実施することが可能になる。つまり〔図10・5〕に示したように、予防的介入には一般的な分野と個別的な分野とがある。この予防対策は自然・人為災害それぞれに考えられるが、その内容と目標は次のようにまとめることができよう［245、246］。

1．一般的、教育指導的な分野には、当該地域社会全体、救援者、障害発生の危険性のある集団に対して、災害性の諸ストレスについて全般的に説明することが含まれる。これはすでに述べたように相談、応急処置、一般的なカウンセリングのそれぞれの領域で、またさまざまな方法で適応を促進するためのものである。

2．個別的な介入は、受けたストレスの程度、非適応的な対処の仕方、ストレスに対する反応が沈静化せず障害へと進行している徴候などから、障害発生の危険ありと認められる人たちに対して、計画・実施することができよう。

心傷性ストレス障害の危険性をもつ個人　心傷性ストレス障害の予防のため重要ないくつかの局面がある。まず第一に、災害に対する認識を高め、敗北感を軽減するための積極的な計画と目標を提示するなど、できるかぎり事前の災害対策をショックと無力感を抑えるために活用すべきである。災害の衝撃時には、被災者の自己統御感の保持に役立つような活動はすべて有益ではあるが、このような活動をすることは、それが生き残りのための行動に結びつかないかぎりは、概して困難である。衝撃後の時期には、障害発生の危険性をもつ人たちが特定できるし、次のような目標をもって予防介入ができよう。

・災害体験の克服感の助長
・集団のなかの相当数の人たちからの支援の確保

・心傷性体験とそれに起因する恐怖、無力感、不安感、抑鬱などの情動のワーキング・スルーの促進

これらの目標を達成するためには、個人的にあるいは支援集団を通して、当人と人間関係を確立することが必要だろう。災害体験のトーキング・スルーによってそれが他者と共有された時に生じる感情のカタルシスで、障害発生を防止したり、反応過程が病的状態にまで激化しないで治めることができるのである。この解除反応は日常生活で普通の支援を差し伸べる多くの人たちによって、ごく自然な形で利用されている。「さぞやつらかったでしょうね。私に全部話してみたら……話してしまえば楽になるわよ……泣きたいだけ泣いてもいいのよ……」といった調子で話しかけることで、当人は自分の体験を外面化し距離を置くことができるし、ある程度の情動解除と回顧的解釈そして克服感をも得られるのである。恐怖感や無力感を認めてそれを受容することが重要だが、当人がそのような感情を自分で認識できるようになる段階では、とりわけそうである。

「そんな経験をすれば、途方にくれておびえてしまうのは当たり前のことです……たいていの人はそうですよ。このような気持ちがあると心が乱れるのですが、それは子供の頃のこと、怖くてどうにもならなかったことがたくさんあった頃のことを、思い出すからなのです。さあそんな気持ちを思い出して考えてみましょう。それをあるがままに自然な反応として理解して克服するのです。しばらく時が経てばそんな気持ちはちっとも面倒なものでも不安の種でもないことが判ってくるでしょう」

恐怖に充ちた心象や記憶をおだやかに解除することも、障害の定着防止に役立つ。驚愕反応、不安感、侵入性の思考・情動が徐々に治まらず、逆に増大してゆく場合、あるいは恐怖症的な徴候が顕著な場合には、このことはとくにその初期の数週間に重要である。恐怖体験につながる心象や場所に、当人が徐々に接近するように励ますのだが、この場合には当人が恐怖感に対処する間、当人に共感し支援できる者が付き添わねばならない。集団的な方式をとっても、この目的達成に役立つだろう。

「引きこもり」をさせないことも大切である。支援者側がストレスを受けている人たちを探し出し、その人たちの体験とそれにまつわる感情を、それぞれの家族と徐々に話し合うように励ますことができれば、それは有益である。引きこもりがひどい者ほど、長期的に見て障害が重くなることは充分に考えられることである。苛立ちがつのることが、障害発生の前兆の場合もあるから、その原因を突き止めることが必要であろう。心傷性ストレス反応にともなう面倒な問題の一つは、その原因となった体験を話題にするたびに、それが苦痛をともなってよみがえることである。当人はなんとかして思い出すまいとするので、障害予防に当たる精神衛生担当者には近づきたがらないことになる。チョウチラのスクール・バス誘拐事件のように、事後障害予防策がとられた場合でも、その効果ははっきりとは実証できなかったこともある［286］。ノルウェイの塗料工場爆発・火災の生存者たちにも、障害防止のための精神療法が施されたが、この場合はある程度まで障害が緩和されたものの、生存者たちが精神的苦痛を追体験するのを避ける必要性のため、治療を制限せざるを得なかったことが報告されている［317］。

抗不安薬の使用が心傷性ストレス障害予防に有効かどうかは明らかでない。このような薬剤投与は、強度の侵入性の不安症状が認められる場合に短期的に試みるには有効かもしれないが、その効力は障害の予防というよりもむしろ実際に障害が進行している場合のためのものであろう。

生き残り症候群の危険性をもつ個人　生き残り症候群が生じるおそれのある人たちを予知するのは困難な場合が多いのだが、他者が死に自分が生き残っていることに罪責感や心理的葛藤が存在する時には、とりわけこのシンドロームが生じやすいのである。多数の死者が出たなかでの少数の生存者になった時も危険性がある。このような場合の予防介入の目標は次の三つである。

・体験内容の検証と見直し
・罪責感と心理的葛藤の軽減
・他者との相互支援的交流の促進

当人が災害からの脱出・生存の過程と決断を回顧・検証し、自分が救おうとして救えなかった他者への気持ちを回想し追体験できるように助力すべきである。また自分の体験内容を見直し、生存への衝動が当然のことであることを理解するように仕向けるべきである。この場合、済んでしまって今さら変えようもないこととして哀惜の念をもって受容できるようになるまでに、悲嘆の心理過程を経ることが多いはずである。

みずからの罪責感を内省し、表出しそして脱却することは、当人が罪責感についてトーキング・スルーし、それを他者が容認することを理解することで達成できる。しかしきびしい良心と自身に対する完全主義者的な期待をもつ者には、これができなくて、苦しみ続けて障害の域に達することがある。

体験内容を回顧・検証することなく、ただ漠然と安堵させようとしても、それはほとんど無意味である。本格的に聞き取り調査をすることも、当人が自分の体験を大局的に把握するのに役立つであろう。当人と家族や社会的ネットワークとの支援的な相互交流を促進することは大切であり、逆に孤立と引きこもりは障害を起こしやすくする傾向がある。

死に別れ症候群の危険性をもつ個人　人的・物的喪失への適応を促進するには、当人を支援して死者への告別を促すこと、喪失に対する悲嘆を全般的に促すこと、障害発生の危険性の強い喪失者に対して個別的に予防介入することなど、いくつかの局面があろう。これらの対策の目標は次の三つである。

・死別その他の喪失とその状況の回顧・検証
・失われた人間、物、関係の回顧・検証と哀惜
・他者との相互支援的交流の促進

これらの目標は個人、家族または集団に対して、予防的な喪失カウンセリングを実施することによって達成できよう。

近親死その他の喪失の状況を回顧・検証することは、当人にその喪失体験によって生じた感情を表出させ、また罪責感、ショックその他なんらかの心傷性の精神負担の徴候を発見するのに役立つ。表出されるのは怒り、哀しみ、不安、罪責その他喪失にともなう諸感情であろう。この回顧・検証は悲嘆の心理過程を促進する機会であり、そこに生まれる情動は概して喪失のあとに続くべき自然治癒の過程の一部なのである。抑圧や歪曲の心理作用が生じた場合には、正常な悲嘆を妨げているものを除

去するために、その原因を探査することになる。

愛する者の死や失われた過去と未来について回想し語るように当人を支援することは、哀惜の心理作用を促進することによって、喪失した人や物との感情的な絆を徐々に解除するのに役立つ。失われた人、関係、家、場所などについて、そのプラス、マイナス両面ともども、一度に少しずつ回顧・検証することが大切である。墓参や古い写真など遺品の整理は、この回顧・検証の心理過程を促す具体的な儀式のようなものである。たとえば「聖灰水曜日の大火」のさいには、思い出多い家族の写真アルバムが焼けてしまった人たちのために、親戚や友人たちが持ち合わせていた被災家族の写真を複写し、それを集めてアルバムにして贈ることが役立ったのである。

家族同士や他者からの支援を促進することで、安心して泣け、共感し合え、死者や失われたかけがえのない物を哀惜する状況を作り出すことができる。これができなければ、善意の他者はみずからの同情的な悲しみと喪失当人の心情への危惧に圧倒されてしまって、喪失という現実を回避することにもなりかねない。

災害のあとでは立ち直りのための多大な実務に巻き込まれるため、悲嘆と哀惜の感情は無視されがちだから、この感情の存在を明確にさせることが必要であろう。この感情がなおざりになるのは、災害それもとりわけ人為的な災害で喪失をこうむった場合には、多様な危機体験、ショック、罪責感、怒りなどが併存して、その感情が複雑化していることにも起因しよう。

危険な家族　心傷、生き残り、喪失、とりわけ被災後の立ち退きによる持続的なストレスの結果、家族全体が精神的な障害をきたす危険にさらされることがある。これに対する予防介入の目標は次の三つである。

・家族ぐるみの対処態勢の強化
・家族内での災害体験と感情の共有への支援
・家族を地域社会の物心両面の支援システムに結びつけること

家族全体で話し合いの機会をもつことは、これらの目標達成を促進することになろう。少なくとも一回でも災害体験を回顧・検証する会合がもてれば、それが家族がよりよく機能するための態勢づくりになろう。このような話し合いはまた、それぞれの家族が抱える特定の問題をはっきりさせ、地域社会の力を借りてそれに対処する方法を見つけるのにも役立つ。短期間の家族ぐるみカウンセリングを継続的に行うことも有益である。

危険な子供　子供の障害発生防止のためには、家族からの不必要な分離を避け、子供のストレス反応を親が認識して軽減できるよう支援するための、一般的な指針に従うことが有益である。学校その他の場で、子供に対して遊戯的・集団的トーキング・スルーの機会をもつのもよいが、この場合は常に親に対する支援と情報提供の裏づけが必要である。子供への予防介入の目標は次の三つである。

・ストレス性の衝撃の緩和と状況克服への支援
・対処行動の促進
・親が子供の災害体験を認識し対応するための支援と、親自身の対処行動への支援子供が災害体験を内面化しながら感情を解除し、状況克服感をもつためには「遊戯療法」が役立つだろう。大いに身体的な慰安を与えて一時的な退行行動を支えてやることが、家族との分離の影響の定着防止に役立つ。分離と恐怖の反応に対する「脱感作（神経症的障害の治療のため、徐々に強い刺激に慣れさせてゆく行動療法）」も有効である。また災害体験の回顧・検証が適応をさらに促進しよう。子供は自分の体験について話したり書いたり、または集団で遊戯を考え出すこともできる。障害が出ないようにストレス性の体験への適応を促すためのこのような方法としては、絵を描かせることも有効である。

子供の喪失反応は、周囲の全般的な反応のなかに隠れてしまいがちなので、喪失を体験した子供には格別の配慮が必要だろう。死別であろうと物的喪失であろうと、親とともに子供にも回顧・検証、悲嘆、哀惜のプロセスが大切なのである。

子供の行動に表れる即発・遅発両方の諸反応についての知識を、親に提供する必要がある。親たる者は子供の恐怖感などを理解し、個々の悩みに慰安を与え、家族の立ち直りのための役割に子供も有意義な参加ができるように指導されるべきである。

危険な地域社会　地域社会レベルでの予防介入には、さまざまな災害反応や精神的障害を生じやすい者への対策についての知識を提供することから、被災社会がその立ち直りのため充分に機能できるように、応急的な集団とそのリーダーづくりを促進することまで含まれる。地域社会内部の対立・分裂や「悪者づくり」など非適応的な動きを見定めて、リーダーたちにそのような動きを防止させることが大切であろう。当該災害とそれが地域社会全体にいかなる意味をもつか――災害のもたらしたものと災害から学び得たもの――について回顧・検証するための地域ぐるみの集会を促進することも、予防介入の一形態であろう。地域全体の悲嘆を象徴化し公認することも、全体的適応に役立つし、指導層がこのような催しを認めて支援することも大切である。指導層はまた、当該地域社会の仕組みの強化に役立つ連帯と交流のネットワークを、育成・維持するよう奨励されるべきである。そして最後に、地域社会にふたたびまとまりを与え、災害時と災害後に示された勇気と功績を具体化すべく指導層を支援するべきである。

障害の個別的処置

精神的な障害が生じた場合には、当人を適切な技術をもった精神衛生の専門家に委託することが肝要である。この委託は直接的に行われることもあれば、診察の結果そうなることもあろうが、常に敏感で配慮の行き届いたものでなければならない。精神衛生の専門業務は、地域社会の現場業務の一部として組み込まれているのが、もっとも受け入れられやすい。また出先の現場という状況では、災害体験という現実に対して専門家はより敏感かつ共感的に対処できるようであるが、その代わりに在来の職業的な障壁や立場によって「保護」されることも少なくなる。当人になんらかの欠陥や弱点があるなどと示唆することは絶対に避けるべきで、むしろ異常な体験をしたあとでは当然起こりがちな複雑な問題に当面していること、また精神衛生専門家がこのような精神の危機にさいして助力しうる特殊な技術をもっていることを、当人に知らしむべきである。

「大変な目に遇われましたね。うまく対処するのは誰にもむずかしかったと思います。しかし夢にうなされるとかパニック的な気持ちとかは、ちょっとした手当てでずいぶん楽になるものです。私の同僚のX先生に診てもらったらいかがでしょうか。先生は当地に様子を見にきておられますが、とてもいい先生ですよ。こんなひどい目に遇った人たちに力添えをする経験が豊富な先生ですから、きっとうまくやってくれるでしょう……どうですか……もしよかったら二、三日中にでもいっしょに先生に会えるように手配しますが……」

精神衛生業務の本質について、人々を欺くようなことは絶対にあってはならないのだが、この業務は精神医学上の治療としてよりも、むしろ危機やストレスのためのカウンセリングとか、災害対策の一環として、提示された方が受け入れられやすいであろう。また初期の段階では、精神病や精神衛生の施設でよりも、出先の現場での方が受け入れられやすいことが多いのだが、いずれにしても必要に応じて適切な精神医学専門家への委託は行うべきである。

このような方法は、予防的または治療的な方法を実施するのに必要な技術の意義を軽んじるものではない。個人と家族との関係についての充分な理解に加えて、災害時の人間行動と治療方法についての技術、経験、知識が肝要なのである。診察や集団処理上の特別の技能や、精神医学的処置の過程の各専門業務間その他の関係に生じる諸問題についての、周到な配慮も必要であろう。さらにまた治療当事者は、患者の体験内容への共感によって圧倒される危険に当面するのだから、強烈でしかも無秩序な危機状況での治療に役立つ人間関係の意味についての、充分な理解が肝要なのである。

〔図10·6〕症候群の個別的処置

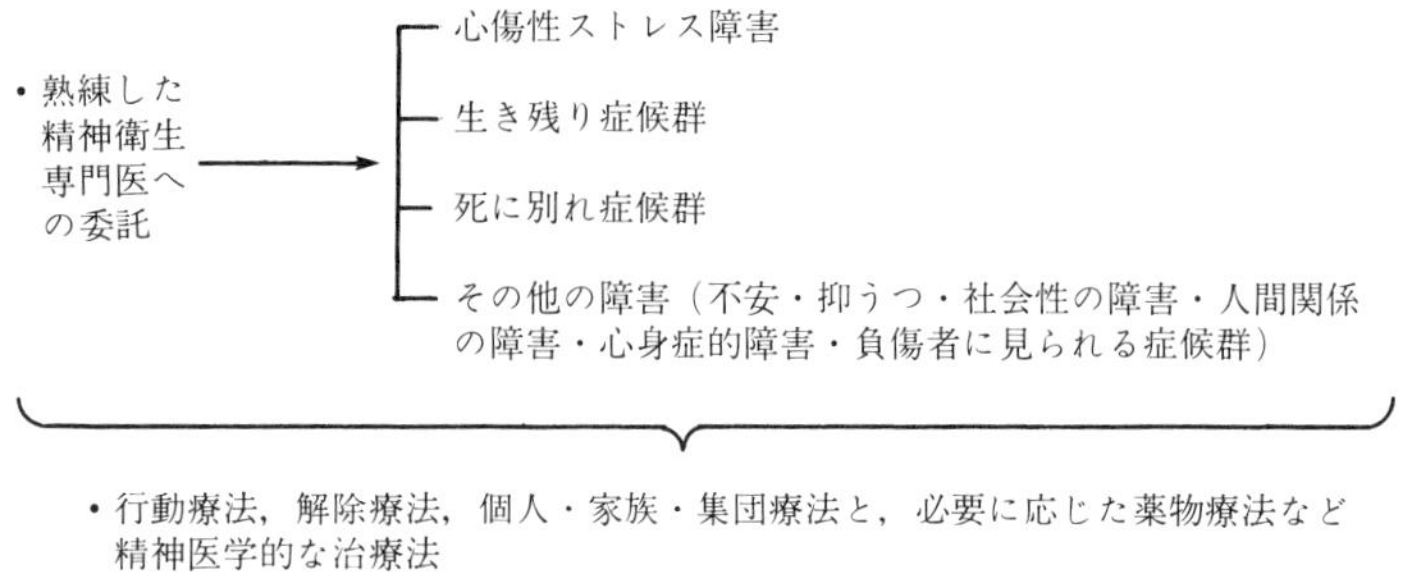

症候群の個別的処置

この治療は出先機関や略式の状況であっても、精神衛生の専門家によって行われるべきで、系統だった診察・診断、治療方法の計画と実施、そして治療結果の判定までできる適切な精神医学の臨床業務を完備したものであるべきである。心理療法的な処置がもっとも重要だが、行動療法的な技術も補足的な役割を果たすだろう。薬物療法は強度の不安や抑鬱の症状が明白な場合にのみ妥当なことが多い。各症候群についての処置は概略次のとおりだが、その詳細はそれぞれ精神医学の専門書に委ねられるべき分野である。〔図10・6〕は各症候群の社会精神医学的処置を図式化したものである。

心傷性ストレス障害の処置　この処置のためには心傷性ストレス反応の予防処置としてすでに略述した療法に加えて、M・J・ホロウィッツが示した指針が役立つ〔134〕。この指針によれば、この処置の目標は当人が「当該体験について考えることも、考えないことも自由にできる」ように助力することである。

ホロウィッツによれば、この障害には「現実否認・精神麻痺性」と「侵入・反復性」の二つの面があり、それぞれ別の処置を必要とするとして、知情意の三心理過程の修正を目的とした治療法が示されている。

「現実否認・精神麻痺性」の障害が顕著な場合には、暗示、催眠、薬物投与による解除療法、あるいは役割演技訓練などによる喚起療法によって、当人の抑圧状態を緩和する必要がある。知的心理過程は抑圧解除、当該体験についての連想、記憶の再構成を促すことで助長される。感情の解除はカタルシスと感情面での人間関係を通して促進される。

「侵入・反復性」の障害が顕著な場合には、自己と役割の認識、集団療法やリーダーによる指導、行動療法などによって、時間、事象、刺激内容の全体的な意味づけをもたらして、当人の自己統御を促進することが必要である。知力面は必要なら精神安定剤、瞑想療法その他を利用して、当人の思考パターンを再整備することで調整される。情動面の処置としては、とくにプラスの情動を促進しマイナスの情動は抑制するような支援を与えることである。

以上のような方法は有効ではあるが、定着してしまった障害の治療が困難なことも周知のことである。当人にとってきわめてつらいこと、否認し回避したいことについて、話すのを嫌がる者が多いことは、このような人たちには心理療法的な処置が利用できないか、あるいは治療がまったく受け入れられないことを意味しよう。集団方式で当人が自分と同じ問題を抱える他者たちとの一体感をもつよう支援することは、当人の防衛反応の緩和に役立つ。緊張緩和と「脱感作」のための療法も有効だろう。強度のパニック症状を呈している者にはトラニルサイプラミンなどの投与、また抑鬱症状が顕著な場合には三環系その他の抗抑鬱薬が有効であろう。自分の人格的機能についての不安や動揺は、きわめて長期化するかもしれないし、一時的な効果は別として、抗不安薬の効果も少ないようである。とにかく心傷性ストレス障害によって強度の影響を受けた者は、徹底的な専門的治療とリハビリテーションを必要とするだろう。これらの治療法についての研究は、ベトナムその他の戦争復員者の治療に関するものが多いのだが、そのほとんどが治療の困難性と症状の長期性を指摘している。このことはすでに述べた予防的または早期介入的な処置の必要性を裏づけるものであるが、このような処置でも障害の発生を防止できない場合も多いのである。事例を一つ挙げよう。

多数の死者を出した旅客機墜落事故で生き残ったP氏は、事故三か月後になって、強度の心傷性ストレス障害を呈した。事故について語ることができず、人に尋ねられるのを避けて閉じこもりがちになり、職場に復帰できなかった。空の旅を拒否し、夜は悪夢に眠りを妨げられた。睡眠障害、心身の消耗、苛立ち、引きこもりのため、夫婦関係にも支障が生じるという状況だったが、計十回の心理療法を受けてから症状は大いに好転した。

P氏は最初のうちは「事故のことを振り返っても意味がない」とか「忘れてしまいたい」と言って、心理療法を受けねばならないことに対して怒りを示していた。「自分よりもっとひどい目に遭った人たちがいるのに」と言って、最初は自分の事故体験をおだやかに調べられることに、なんらの意義をも認めなかった。やがて医師によってP氏の事故当時の体験とその前後の生活全般の問題点が明らかにされ、事故の衝撃時とその後に何が起こったかが、一寸刻みに回顧・検証された。

「他人の方が先に救出されるだろう。身動きできないまま取り残され、忘れ去られどうにもならない状態で、自分は死ぬだろう」という気持ちが全部どっと逆流してきた。死に対する恐怖、パニック感、そして他に自分より重傷を負った人たちがいたのに、自分が助けを求めて叫んだことに対する恥辱感が、数回の面接で回顧・検証された。この恥辱感はP氏が自分を自立心と自制心の強い人間と自覚していることと関係があり、それは結局は幼少期の生活に起因していることが判明した。陸軍士官だったP氏の父親が、男児は男らしく勇敢で、何事も恐れず、常に感情を抑制しなければならないという観念を強力に吹き込んでいたのである。

自分の反応を当然なこととして受容し、きびしく規制されていた自分の幼少期に対して怒りを表出できるようになるにつれて、P氏は事故のもたらした心傷から自己隔離することができ、恐怖感も軽減してきた。事故の体験と自分の考えについて妻と充分に話し合うように勧められ、そうした結果、夫婦間に新たな信頼と率直さが生まれた。いまだに時々は夢に悩まされ、事故体験の恐怖を思い出してはいるものの、P氏は「自分は新しい、よりましな人間、自分の感情を恐れない人間になったような気がする」と認めている。

生き残り症候群の処置　心理療法からのアプローチ、とりわけ罪責感の原因、その体験内容との関係、さらに未解消のままの過去の罪責感や攻撃的な空想との関係を探査することを目的としたアプローチが必要である。生き残り体験の回顧・検証と、感情の表出・受容も大切である。生き残り症候群のパターンには、孤立、引きこもり、不信感、過剰防衛などを特徴とした対人関係面での重大な支障が現れることが多いので、集団または個別的な治療のいずれにしても、担当者との間に信頼関係を築くことが大切である。そうすることで不信感からくる問題が、ある程度まで処理できよう。同じ体験をした者同士には概して連帯と信頼が生まれやすいので、他の生存者たちとのグループ・ワークができれば、とりわけ有効である。この点では、家族内その他の支援的人間関係を助長することも重要で、特別に会合を開くことも必要になろう。また当人は、自分が死なずに他者が死んだことの償いとして、苦しみ続けねばならないという意識があるだろうから、みずからの苦しみと孤立を放棄して、現実の世界にふたたび関与するための「許し」を求めているかもしれない。生き残り体験者は、すんでのところで死にそうだったのだから、ふたたび元の自分には戻れないという思いや、多数の他者が死んだのに自分は助かったのだから「特別な人間」なのだという思いをもっていることからくる治療上の困難性もあろう。取り返しがつかないほど死の影響を受けていること、これが多くの場合に治療にさいして対処さるべき重大な課題である。

生き残り症候群は明らかに抑鬱症と同じような傾向を示したり、両方が合併することが多い。抑鬱、絶望感、自殺への思いの集中が顕著な場合には抗抑鬱薬の投与、また自殺の恐れのある場合には病院への収容など、適切かつ積極的な措置が必要であろう。このような措置をとることによって、当該災害体験から生じた他の諸問題への対処も同時に促進されることになろう。

死に別れ症候群の処置　さまざまな形態での病的な悲嘆に対する処置については、著者は本書以外の場で詳細に論じている［244、249］。そのうちで災害による死に別れと関連する点は次のとおりである。

1．死に関する意識の探査。精神療法のこの分野での目標は、当該死の状況にまつわる罪責感、ショック、怒りの所在を突き止め、さらにこれらの感情が遺族自身の災害体験にどのように関係しているかを、明らかにすることである。その過程で、遮断されたり防衛的に抑制されている悲嘆感情が明らかになるかもしれないし、それを解釈することが感情表出への道を開くために役立つだろう。とくに解明する必要があるのは、過去の喪失体験との関係、圧倒的、破壊的な感情への恐怖、そして死別後の生活に直面することへの恐怖であろう。またとくに重要なのは、遺体の損傷や死亡時の苦しみの問題も含めて、その死の状況がどうであったかである。通常の死別カウンセリングの場合と同様に、このような回顧・検証には葬儀、司法当局による調査、その死に関する責任、過失、管理不備などの問題もかかわってくる。これらの問題すべてについての死別者の感情、とくに不安、怒り、罪責感を徹底的に処理する必要があろう。

2．死者との親密度の探査。この探査で、遮断されているかもしれない哀悼の心理過程が促進される。死別者は徐々に死者の理想化をやめ、以前からあったかあるいは死別という事態によって浮き彫りにされたか、いずれにしても愛憎併存のアンビヴァレントな感情をもつように促される。頼りにしていた人を失った場合には、怒り、危惧、無力感などが生じようが、これらの感情も表出されることが必要である。写真や思い出の品はこの哀悼の心理過程の促進に役立つ。とくに人為災害の場合は、不慮の死についての怒りのため、死者との悲しい訣別の気持ちが閉塞されることがきわめて多いのだが、これは死別者がその怒りを適切に表出しながら事態に対処してゆくよりは、むしろ怒りの情動のなかに閉じ込められたままになりがちだからである。

3．死に対する反応の探査。この探査で、悲嘆の持続状態と適応の進行状態の全容を知ることができよう。そして感情と記憶の心理過程を促進し、さらに喪失を徐々に受容し、将来に向けて感情を再投入させることを目的とした精神療法の必要度が判るであろう。パーソナリティと状況への対処の仕方に関連して、「現実否認」の個々の原因を解明して、悲嘆の心理過程をさらに進めることができるまで支援を続けることが大切であろう。

災害による死別者のなかでも最大の困難に当面しそうなのは、自分も命にかかわるような重傷を負ったとか、物心両面で多様な喪失をこうむったとか、生存のための苦闘を続けねばならないような問題をもった人たちである。この場合には治療者側は「支え保つ」機能を果たさねばならない。つまり当人のそばに付き添って、困難ながらも徐々に信頼と安心の人間関係を築きあげ、当人が喪失の苦しみと取り組むことができるようにしなければならない。もう一つの大きな難問は、当人にとって耐えがたい過去の喪失体験が呼び覚まされることである。この場合も治療者側はさらに長期的な支援に当たることになる。当人が当面の喪失については、充分にまたはまったく悲嘆できないかもしれないことを理解して、危機とその後の時期を通して支援してゆかねばならない。この場合の目標はただ一つ、状況への対応がふたたび始まるまで、それ以上ストレスが加わったりしないように、当人を保護することであろう。

死別者に対する精神衛生対策には、当人の墓参に付き添ったり、心傷性ストレスに充ちた記憶を解除する脱感作療法、さらに「哀悼への誘導」などの実際的な技術が含まれる。死者への思い出や感情を遺族が分かち合うことを促進し、これからどうなるかという危惧を遺族が直視できるようにするためには、子供も含めた家族ぐるみの処置がきわめて大切である。それは子供たち自身にとっても有益であろう。この場合に常に対処しなければならないのは、災害死のむなしさ、無力感、怒りそして時には罪責感である。

災害はしばしば多様な喪失をもたらすので、悲嘆の重圧はきわめて大きくなりうる。この場合の処置には、もっぱら時間をかけて徐々にその悲嘆を解除するしかないことを承知しておくべきである。災害の場合には死と悲嘆が人目にさらされがちなことにも、理解と配慮が必要である。遺族がそれぞれのやり方で、必要な時間だけ哀悼できるように支援が必要であろう。死に別れ症候群は複雑で根強いものが多いから、この必要性に応じて治療処置を施すべきであろう。いずれにしても死別体験者の対処と適応は、処置いかんによって大いに改善できるのである［170、176］。

その他の障害への処置　これまで述べてきた以外の症状が現れた場合にも、適切な診察と治療が行われねばならない。恐怖と不安による障害には、短期的には抗不安薬の投与、それと対症的な行動療法も有効だろうが、たいていの場合なんらかの精神療法的なワーキング・スルーもまた必要であろう。抑鬱とパニック性の障害もまれではない。災害による上記以外の強度の精神症状の発生率は高くはないので、被災者への精神衛生対策では少部分を占めるにすぎないが、発症した時には症状ごとの治療と、当該災害のストレス要因による影響の制御に努めることが大切である。

対社会的または個人的諸機能の面や、家族その他の親密な人間関係面での全般的な支障や障害には、すべてその災害のストレス要因とその作用と、被災前からの長期的な諸問題とその原因の二つの面に焦点を絞った総合的治療のアプローチが必要であろう。危機状態時の処置としては、まず前者に焦点を絞り、また災害によって既存の精神衛生上の問題が表面化していて容易には解消しないことが明らかな場合には、後者の面からより綿密に再検討することになろう。

処置が必要なもう一つのシンドロームは、ストレスに起因する心身相関的な障害であろう。これにはより長期にわたる医学と社会心理学からの支援と、当該災害のもたらしたストレスに対する集中的介入との併用が必要である。身体的な負傷のうえに、これまで述べてきた障害のいずれかがでも生じそうな人たちは、とくに行き届いた処置を要する特殊集団である。この処置を施すことによって大きな治療効果が期待できるし、災害によって触発された症状についても、治療者側が熟練していて、当該災害について直接的な情報をもち、さらに患者を確実に捕捉することに成功した場合には、その予後も概して良好である［170］。

救援者への事後処置

災害後の社会精神医学的な対策に不可欠な部分は、あらゆる分野での救援者に対する配慮である。すでに述べたように、救援者の役割を負わされたほとんどの人は、勇敢かつ献身的に、しかもきわめて有能な働きをするものである。しかし死、破壊、喪失をじかに見聞きすること、また苦しんでいる他者への感情移入的な気遣いなど、この役割にともなう多くの要因から生じる精神的なストレスも大きいのである。「精神面での事後検証」の目的は、このような避けがたいストレスを受けた救援者に、その結果としての障害が生じないように助力することである。だからこの任務は本質的にはすでに述べた予防的なものに属するが、時には個別的カウンセリングや専門医への委託を必要とするような症候や障害が生じるのである。災害がもつ圧倒性となす術がほとんどないという状況から、抑鬱的、絶望的な感情が救援者によく発生する。もしこのような感情が抑鬱症に合体するようなら特別な治療を必要とするが、たいていは適切な支援があればそれは避けられる。

この事後検証は正式なグループ討議の形で行うのが、もっとも有効である。参加する救援者側の人たちに、自分たちは「精神分析」されているとか、災害に対する自分たちの対処がまずかったのかという疑念を抱かせないように、この事後検証の目的を明確に示すことが大切である。

「災害には事後検証が必要な点がいくつかあるのです。この検証が私たちがみずから学び、また将来の災害に対してよりよく備えるのに役立つのです。それに今回の災害を一つの体験として大局的に把握するのにも役立ちます。いくつかの面倒な面をふり返って見ることになるでしょう――たとえば皆さんがそれぞれ果たした役割とか、フラストレーションや満足感とか、事に当たっていた時やそのあとでどのように感じたかとか。これは「精神面での事後検証」と呼ばれる作業の一部ですが、これが各自がこんな時に当然経験しているストレスを処理するうえで、有益なのです。これはまた各自が自分の体験をふり返って、そのプラス面を認識する助けにもなります。この会合の結果として将来また同じような状況に遭遇するかもしれない他の人たちのためにも、なんらかの意見なり指針なりが得られればと願っております」

事後検証を行う者は、災害にさいしての人間行動やストレス要因、さらに個人と集団の精神力学に

〔図10・7〕精神衛生面での事後検証

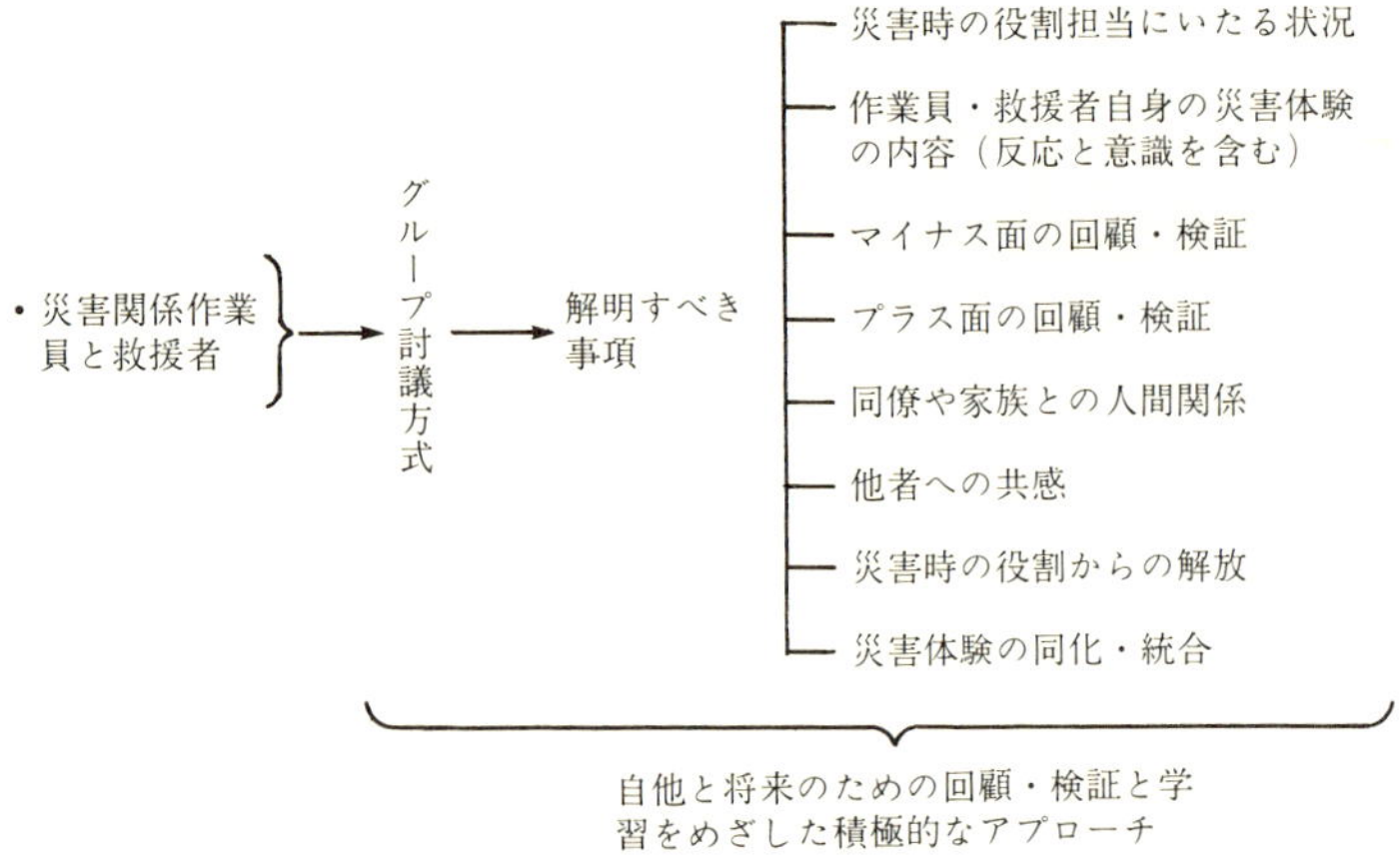

ついて習熟しているべきである。不安、怒り、罪責感が認められればさらに深く調べて、それを表出させるような支援が必要だが、あらかじめこのようなグループ討議の進め方を設定しておくと、問題処理のため便利である。〔図10・7〕に示すように、事後検証ではいくつかのテーマがその対象になる。

「貴方はどのようにこの災害にかかわったのですか」「貴方自身の役割はどういうことでしたか」「それはご自分で慣れている役割でしたか」「この災害が起こること、また貴方がかかわりをもつことについて、前もって予想していましたか」「これまでにこのような経験がありましたか」

これらの質問で、災害時の役割担当にいたる状況と、それに関連した心構えの有無、訓練状況、過去の経験、災害発生当初のショックその他の感情の程度などが探知できる。この状況を支援的に質問し解釈してゆくことで、情動のワーキング・スルーの促進が始められよう。次は当人の災害体験と災害時に果たした役割の解明である。次のような質問が、この分野での当人の意識と反応の内容を知るのに役立つであろう。

「実際にどんなことをやるように求められたのか、災害が襲った時とか、救助活動の時とか、その他それぞれの段階でどんなことをしたのか思い出せますか。そんな時どのような気持ちでしたか」「自分自身の命の危険を感じましたか」「災害のため親しい人が亡くなったり、大切な物を失ったりしましたか」「貴方個人にとってどんなことが起こり、どんなことを感じたのですか」

次に災害体験のマイナス面を明らかにしなければならない。

「この災害での貴方の役割で、いちばん大変だったことは何ですか」「決断するのがむずかしかった時がありましたか」「フラストレーションを感じたことがありましたか」「自分のなすべきことがはっきり判っていましたか」「しなければならないことの邪魔になるようなことがありましたか」「貴方にとってこの災害体験でいちばん悪かったのは何ですか」

これらの質問でフラストレーションなど災害体験のマイナス面が詳しく探られて、それに付随しがちな怒り、無力感、罪責感が解放され軽減されるのである。次には精神的なバランスを保ち、同化・統合と全体的な認識を助長するために、よりプラスの面が回顧・検証されるべきである。

「貴方の体験には多くの嫌な面、恐ろしいこと、フラストレーションを感じることなどがあったのは判りましたが、その反面うまくいったことについてはどうですか。それを調べてみることも有益ですよ」「貴方のやったことで気分が良かったことはありませんでしたか。満足できたこと、納得のいったことなどです」「このような事態に関与して助力できたことで、どんな特別の気分になりましたか」

こうして災害体験のプラス面、満足がゆき特別な思いさえもてるような面も回顧・検証し、しかもこの面が、それに比べると日常生活が色褪せてしまうほど理想化された記憶にならないように、プラス・マイナスの全体的な認識をもたらすのである。次に他者との人間関係が探査さるべきである。

「このような災害の場合には、たいていの人は自分と他者との間に何か特別な人間関係ができるように思うものです。いっしょに活動した仲間やその他の救援者たちと貴方との関係はどうだったか思い出せますか——緊密で積極的な関係だったとか、軋轢やフラストレーションがあったとか」「今度のことが貴方の家族にとってどうだったかについて話してみるのも有益かもしれません。家族の方たちがなおざりにされた感じをもつことがあるものです。たいていは家族は力になってくれるのですが、貴方の気持ちや立場がまったく家族には判らないこともあるのです。もちろん家族全体がますます緊密になる場合もあります。貴方の家族の場合はどんな具合だったか、話してみませんか」

このようにして同僚と家族という対人関係の二つの主要な部分で、災害の救援に当たった人たちの体験についての反応のプラス面やストレスを調べるのである。これは感情の明確化と解放に役立ち、また慢性的な適応不全の予防にもなる。災害作業員とその家族の合同の集会や社交的な行事を催すことはとりわけ有益である。それは同じような体験をした家族がそれぞれの気持ちを表出し、分かち合うことによって、家族間と家族内の意思疎通と絆を強めることになるからである。

災害関係従事者、とくにカウンセリングや支援的な役割をもつ人たちにとって、もう一つの重要なことは、この人たちが被災者の体験や感情にどう反応したかにかかわることである。この面の探査には周到な配慮が必要である。

「この災害で貴方が助けとなってあげた人たち、貴方がかかわりをもった人たちについて、話すことができればよいのですが。貴方にとって特別な意味をもつような人がいましたか。たとえば相手が貴方の知っている人だったとか、被災によってひどく苦しんでいたとか、貴方がその人の命を救ったのだとか、その人の救援のためにうんと時間を費やしたとか、その人の行動が貴方に特別な衝撃を与えたとか、その人が貴方と親しい人、貴方の家族または貴方自身のことを思い出させたとか――そんなことはありませんでしたか。もしありましたら、その時の貴方の気持ちを聞かせて頂けませんか」

共感によるストレスをこのようにワーキング・スルーすることは、きわめて有益である。それは当人にも苦痛をもたらしている体験の多くを認識し、その重圧を取り除くことを可能にして、被災者に対する当人の共感が、あまりにも苦しい重圧になって、今後同じような事態で親身に世話することに支障が生じないようにするためだからである。

災害時の役割から解放し、それを自分の全体的な経験内容のなかに同化・統合し、ふたたび日常的な生活へ戻れるように助力することもまた必要である。

「さあ今度は貴方がたがこの役割を終えて、元の普通の生活に戻ることについて話し合いましょう。また元の生活に戻ることについて、何か困ることがありますか。ようやく終わったという安堵感もあるでしょうが、とても異常な事態、自分がぜひとも必要だった事態に、もう関与できないという寂しさもあるでしょうね」

このような質問が災害体験から解放されると同時に、それを同化・統合するという心理過程を促進して、自分の元の仕事に戻ることに当人が遺憾の念や反感をもつような事態を予防することにつながる。これはまた適当には果たせたにせよ、けっして完全には果たせなかったはずの自分の役割についての、当人の罪責感の緩和にも役立つのである。

最後に、災害体験から何を学びとったか、何が今後に持ち越せるのかを検証することが有益である。

「今回の貴方の仕事と体験について、簡単にふり返ってみることができればいいのですが。とりわけこの災害体験から学びとったこと、今後の災害への対応や貴方自身の生活にとって、さらに私たちの普段の仕事にとっても役に立つようなこと——たとえばストレスへの対処法とか、技術的な問題とか、個人的な災難にも活用できることとか――そんなことをはっきりさせることができれば、まことに有益でしょう。また今後このような経験をする人たちのために、何か参考になるようなことはないでしょうか。もしいまだにストレスが続いている人がおられれば、それをうまく克服する方法についても、もっと話し合ってみましょう」

このような話し合いは、災害体験とその影響に実際面と感情面の両方で、積極的な意味づけをすることを通して、各自の災害体験の統御と同化・統合の心理過程を促進することになる。災害体験が認知され、その体験の回顧・検証がもたらす感情の解除が、救援側の当人が達成感と解放感をもつのに役立つのである。当人はこの体験を忘れてしまうことはないだろうが、この体験からくる持続的なストレスの重荷を負い続けることもまたなくなるであろう。

精神衛生対策の実施

これまで述べてきた目的すべてを包括するような精神衛生対策の全面的実施には、周到な計画と管理が必要なことは、すでに幾人かの研究者が論じている［062、294］。この対策がいつでも実施できるような体制が是認され、資金的な援助が図られねばならないし、地域の人的・物的な対応力を調べて、それを総合的に活用する方式を開発することも必要である。これまで述べてきたさまざまな状況を考慮に入れて、災害への備えの段階と災害の襲ったあとの段階の両方でのニーズが、地域社会全体と個人の二つのレベルで検討されることになる。このような精神衛生対策に関与したり、その策定に当たった研究者はすべて、他の災害救援システムと連携を保ちながら対策を進めてゆくことの必要性を強調している。つまり「地域社会の精神衛生機関のスタッフは、必要とあればなんでもやらねばならない。〝良き隣人〟がするように行動しなければならないが、とりわけ大切なのは〝その現場にいる〟ということである。生き埋めになっている人がいれば掘り出して助けることである。とくに突発的な災害では、現実の物理的なニーズが強くて、型通りの精神衛生面での役割など果たせないような状況になる」のである〔294〕。

オーストラリアの叢林大火災のさいの医療対策についても、同様なことが観察されている〔312〕。精神衛生担当者たちも火災後の数日間は、被災者とともに灰と泥にまみれて緊急の作業をしながら、同時に精神面や人間関係面での支援に当たったのである。そうすることによって、将来さらに綿密なカウンセリングの必要が生じた場合のための信頼関係も築かれたのである。

それはともかく、精神衛生上の諸問題を充分に認識して、組織的かつ習熟した方法で個々の問題に対処することは依然として肝要である。

K・G・ティアニーとB・バイスデンは、精神衛生面での対応力が限られがちな、小規模な地域社会の被災者のための危機介入対策の可能性について検討している〔294〕。この調査研究では、精神衛生面での業務内容を、入院患者、外来患者、応急処置、診察、診断などに分類して検討した結果、災害という状況では、二十四時間体制の応急業務と「ホットライン（緊急電話相談サービス）」がとくに貴重であると指摘している。「精神衛生面での影響を受けている人たちに必要な情報を与え、短期的介入のために、よく知れわたって利用が便利な機関を設け、この人たちのそれぞれのニーズに即応できるようにする」ことが大切なのである。

この調査はまた、概して一般大衆は精神衛生サービス機関については他の社会的なサービス機関ほど知っていないことを明らかにしている。また全般的には対人サービスと精神衛生サービスのバランスがとれていても、小規模な地域社会ほどこれらのサービスが行き届かない傾向があることも指摘されている。災害時に必要なこれらのサービスを受けられないいくつかの集団、たとえば地理的、社会的に近づきにくい集団、教育を受けていない人たち、不名誉を恐れる人たち、とりわけそのニーズが見逃されがちな少数民族集団などがあることも指摘されている。しかしいずれにしても大多数の人は、災害時には精神衛生の問題が生じる可能性が強いと認識しており、被災者に対してなんらかのカウンセリングがなされるべきだと強く信じているのである。

上述の調査研究が示唆するように、地域社会は正当に評価して活用すべき災害に対する多種多様な対応力を内蔵している。その地域の既存の各種サービス集団だけでなく、任意の奉仕をする個人や団体も存在していて、これらが大きなそして貴重な力を提供してくれる。しかしボランティアの人たちは、適切な訓練を受けみずからの技能の範囲内で活動することが肝要であろう。

それぞれの地域と災害に応じた精神衛生対策が必要である。そのような対策が現場の実際的ニーズにもとづくものでなければならないのは当然だが、R・E・コーエンとF・L・エイハーンは、あらゆる場合に守られるべき次のような指針をまとめている［062］。

1．精神衛生の専門家、決定権限をもつ当局者、地域代表、被災者代表の四者よりなる対策本部が設置されるべきである。

2．社会・文化形態によって異なる精神衛生についての考え方、既存の諸問題の本質と程度、利用しうる手段などを顧慮して、ニーズを査定しなければならない。

3．ニーズと対応能力のデータを分析して目標を定め、優先順位を決めねばならない。

4．目的、実施方法、資金・人員・物資・場所などの必要条件、計画遂行の管理、能率・経理・監理面での責任体制、実施効果の評価などを考慮して、対策内容を決めねばならない。

5．計画の実施は当該地域社会の対応能力、ニーズ、関連機構との関係を考慮して現実的、実際的に行わねばならない。

6．人員の訓練と配置が重要である。スタッフはできるかぎり当該地域社会の人種・民族・階級の構成を代表するものとし、熟練度、安定度、動機の点で適格であり、被災者と充分に話し合える能力をもつべきである。スタッフはまた危機・災害カウンセリングなどの訓練を受け、習熟しているべきである。

7．必要な記録をとり、事後検証を行うため、情報処理、文書・資料の管理などの体制が整備・維持されるべきである。

8．計画の実施中と終了時点で、少なくとも実施対象、実施内容、成果、費用の面から評価を行うべきである。

以上の指針に従って、災害が襲った場合の被災者救済のための精神衛生対策を事前に策定しておくことができよう。この策定が理想的になされるのは、災害対策が個人的な災難など災害以外の危機カウンセリングや支援業務と連携している場合である。このような精神衛生対策を地域社会の対応力と結びつけ、漸進的かつ適切に恒常的な体制に組み込んでゆくことによって、本章の冒頭で述べた「保護の傘」が提供できる。災害時の作業を経験することで、恒常的な精神衛生体制自体も強化・助長されるのである。

グランヴィルの列車惨事の犠牲者の遺族を支援するため、シドニー市営の遺体安置所で実施された精神衛生的支援業務は、きわめて有益だったので、同安置所には後日、自動車事故など個人的な災難で死亡した人たちの遺族のためにも、常勤のソーシャル・ワーカーが配置されることになったほどである。このようなサービスは近親死の遺族全般に対する救急的な精神衛生保護の面にまで拡がっている［041］。

災害時の精神衛生対策で、上記の全般的な指針のいくつかに沿うように策定された事例は多い。学術論文に採り上げられ検討されたものとしては、風水害［121、151、190、213］、地震［027、061］、火災［188、251、312］、航空機・列車などの大事故［016、244、246、302］、海難事故［053］、難民［307］などに関するものが挙げられる。もっとも個々の事例を概括的に記述したものは多いのだが、それを系統的に調べて評価した研究は、ともにオーストラリアのグランヴィル列車惨事［271］と叢林火災［058、182］に関するもの以外にはほとんど見当たらない。またこのような精神衛生対策のための模範的システムも提示されている［024、096］。なかでもJ・R・フレーザーとD・A・スピッカの共同研究は、地域社会の対応力と赤十字や精神衛生施設など関連機関の技術と知識を活用した連携的アプローチの必要性を強調している点でとくに貴重である［094］。これらの研究はいずれも価値ある示唆に富んだものだが、まだその効果が実証されたわけではない。また予防的なアプローチの重要性も強調されている［104、245、

259］。災害という混乱した危機状態では、精神衛生対策を系統的に展開し、さらにその効果を評価することは、きわめて困難であることも明らかである。しかしこれは確固たる理論的基盤をもった精神衛生の重要な一分野であり、災害という不可避な事態に備えて、今後より充分に展開されてゆくことは確かであろう。

個人的な災難と精神衛生

これまで述べてきた災害時の精神衛生上の対策、目標、技術などのパターンは、日常生活の不幸な出来事ともきわめて深くかかわるものが多い。これらのパターンは、さまざまな単発的な事故の犠牲者、悲しむべき不慮の死を遂げた人たちの家族、現代社会がもたらす心身へのさまざまな打撃に苦しむ人たちに対しても活用できよう。

個人的な災難の場合にも、苦しみの実態と持てる対応力を認識するとともに、非常事態での保護対策を施し、それを徐々に社会の恒常的な支援体制へと移行させる手立てが必要である。精神衛生面での危険性のある人たちを識別して、優先順位による応急処置と障害の予防処置を施すこと、全般的な精神面での支援とカウンセリング、障害が生じた人たちへの短期・長期の両面からの個別的な治療が必要なのである。さらにまた個人的な危機体験者と接触しそうな人たちと地域社会全体に対して、知識と技術を普及させるために、相談・診察と教育指導の体制づくりが大切である。最後にストレスのため「燃え尽き」の危険がある医療関係者たちの機能と精神衛生を維持するための特別な支援と精神面での事後検証が必要であろう。これらの対策はすでに実施された多くの事例があり、その効果が実証されたケースも報告されていて、次第に日常生活上の危機体験者に対する効果的な保健対策の一部になりつつある［038、055、242］。

このように見てくると、精神的な保健衛生のためには全般的と個別的の諸対策を結びつけた「保護の傘」が必要ということになる。これが個々の人間の思いやりのある関与を促進し、日常生活での個人的な災難に苦しむ人たちの、持てる活力と回復力を認めて引き出すとともに、この人たちにそれぞれ必要な技術を与えることになる。この「保護の傘」は、地域ぐるみの災害が襲った時には、その持てるかぎりの対応力を糾合し、他の関連諸機関と連携して、多数のしかも多種多様な被災者に対して、さらに活用できるのである。この場合も苦しみの事態と持てる対応力をともに認めて、必要な保護を与えるのである。そして災害によって傷ついた者に差し伸べられる愛他的な対応こそが、結局は地域共同社会の体質の強化につながるような多くの良き遺産を生むにちがいない。

一一　災害と政治

「災害を利用して出世することはできません」

これまでの各章では、災害に関する考察の多くが個人のレベル、またはせいぜい家族のレベルに向けられていた。しかし個人、家族のほかに小集団、機構、地域共同体、社会全体のレベルなど、災害にはさまざまなシステムが関連してくる。一つのシステムのパターンが他にさまざまな影響をおよぼすこともあろう。だから災害とその対応の動態は、このようなより広範な諸システムをも視野に入れた大局的な観点から見ることが、その理解に役立つだろう［017、198］。そしていずれのレベルにおいても、権力、利害、責任、義務など政治的な諸面が、災害とその後に続く事態の認識に強い影響をおよぼすのである。

社会システムの相違

それぞれの社会システムの在り方の違いが、その社会の災害の影響の受け方を大きく左右することは、数多くの調査研究によって明らかにされている。災害への備えと予防、衝撃の結果、回復力の問題など、すべてが影響を受ける。そして最大の可変要因は当該社会に既存する窮乏、貧困、低開発性、社会的・経済的な脆弱性の程度である。旱魃や飢饉に瀕している社会、長期の戦争や内乱が続く社会、災害を予知し備えその被害を軽減するための技術・資金面の力に欠けている社会、自然災害の破壊力に耐えられない住環境をもった社会、医療その他の災害対応体制が不備な社会などが現存する。道路その他の交通輸送と通信連絡面の不備は、災害発生時の困難を倍加させよう。それぞれの社会の充実度が、災害に対する対応能力の差を反映するから、同じ力の災害ストレスが加わった場合の各地域社会の被災後のニーズの差を判定するには、さまざまな社会指標が利用できよう。

災害前の状態は、個人、家族、さらに所属する組織や階級などの要因も含めたより広い社会レベルから把握できよう［057］。災害はその性状や激甚度に応じて、これらのレベルすべてに、なんらかの影響をおよぼすことになる。ほとんどの災害は少なくとも地域社会全体というレベルにインパクトを与えるだろう。それぞれの地域社会によって、個人や家族の在り方とその価値観が異なり、たとえば血族関係の在り方が小規模で核家族的だったり、また大家族制だったりするし、家族その他の絆に付与される価値観や、個人重視か集団重視かについても大きな差異がある。

社会によって災害一般またはある種の災害についての認識や過去の経験があったり、なかったりだし、また災害サブカルチャーや災害に対する本格的な体制もあったり、なかったりである。たとえ過去に被災体験があり、災害に対する対応体制がある場合でも、新たに災害に襲われると、その規模のいかんを問わず当該地域社会の構造はストレスを受けるのである。このようなストレスがもたらされるのは、まず当該地域社会の住民——個人としても家族の一員としてもかけがえのない人たち——の多数の死傷とその処置、その社会が機能するのに必要な産業・住居・建造物などの損失、さらにこのような損失が強制する変化によってである。経済面でのインパクトもまたまぬがれがたいだろう。したがって災害が地域社会にもたらすインパクトの共通指数としては、死傷者と損失家屋・建造物の数、農地・家畜などの損失数、林野・生活環境・産業などへの被害が挙げられ、これらの数字が推定被害の規模を表すことになる。

地域社会の対応

個人や家族と同様に、地域社会全体としても災害の各局面でなんらかの反応のパターンを呈することになる。ある地域社会の災害に対する認識が楽観的で、それが潜在的な災害への心構えや、目前に迫った警戒の在り方に反映することもあろう。このような楽観的な認識は、具体的には災害に備える人的・物的な方策の欠如や、防災体制の欠如となって現れるだろう。つまりそれぞれの地域社会がもつ数多くの特徴が、第二章で述べた災害への警戒的対応の在り方に影響することになり、関係当局に対する信頼度、通信連絡網の整備度、災害への防備と対応のための支出の程度などの差異によって、被災前のその地域社会の状態が決まるであろう。

災害の衝撃に対する地域社会の反応は、個人の場合と同様にまずショックと無力感である。しかし当該地域社会内でも災害に直接的に影響されなかった部分は、負傷者の手当て、避難のための応急措置など速やかに対応し始める。これらの対応がどの程度まで達成できるかは、その地域社会がこうむった被害の程度によって決まるのだが、被害が全面的な場合には、初期の救援は周辺・近隣地域に頼らねばならないだろう。

災害の衝撃を受けた直後の地域社会は、ちょうど「被災症候群」を呈した個人と同じように、圧倒・分断され、おそらく茫然自失の状態になる。少なくとも当初は整合的な対応はできないだろう。当然ながら地域社会はみずからの体制維持のためと、その社会機構を形成している多種多様な組織と下部組織を通してみずからの目標達成のために、機能するのである。地域社会の機構とは、それぞれの組織別の目標設定、意思決定、権限・影響力の行使、情報伝達など個々の業務に対応した比較的に恒常的かつ複雑な相互連携システムである〔113〕。この機構体系は時間的に安定してはいても、静止的ではなくむしろ動的なシステムである。遅速の差こそあれ、このシステムは災害の衝撃のもたらした事態への対応を始める。その対応はそれぞれの組織がもつ非常事態への対処機能、災害対応への経験と熟練度、当該災害がおよぼした被害の程度、そして災害対応の権限の範囲など数多くの要因によって決まるのである。

地域ぐるみの大災害では、機構体系による本格的な対応が遅れることが多いが、これは官僚制度の対応の在り方とその限界によるものであろう〔198〕。たとえば諸組織が災害時にはふさわしくない日常の職務に固執しようとしたり、リーダーシップや計画性が不適切なために、意思決定が困難になることがあろう。災害とその結果がもたらすストレスの増加によって、一つの組織内部や、他の諸組織との間の関係パターンや職務の優先順位と意思決定に変化が生じることもあるだろう。しかし機構とその機能が災害という不測の事態に必要な流動性と柔軟性に欠けて硬直している場合こそ、迅速な対応が困難になるのである。もし目標や役割がはっきりしないため対応することの責任に危惧がある場合には、対応への気遅れが生じよう。また通常なら意思決定をくだすリーダーが、災害のタイミング、通信の途絶、またはみずからが災害のため行動不能になるなどのため、その役割を果たせないこともあろう。

正常時に機構体系がなんらかの対応を始める場合には、それはみずからによって、または上部の権力機構によって規定された役割どおりの対応になる。しかし危機や非常事態の場合は、一時的に自主性を放棄して、他者へのニーズのために職務権限を分与したり、役割を変更することもある。もっともこれから検討してゆくように、このような事態は一時的で、やがては官僚主義的な硬直性が戻ってくるのである。

それぞれの組織とその職務範囲の本質いかんは、対応の迅速さと適切さが決まるうえで決定的に重要である。つまり「災害後の役割と責任との間の一貫性が強ければ、それだけ災害時の対応上の支障は少なくなる」のである［004、198］。だからさまざまな組織を非常事態用の機能のための恒常的能力の面から分類することができる。まず「警察」は、非常事態での対応、意思決定、リーダーシップ、通信連絡、住民・財産などの管理のために仕向けられた組織の好例である。平時の地域社会の多くの緊急事態に、警察は迅速に対応するし、災害現場にあっても他の応急諸活動まで統括することが多い。「軍隊」も非常事態に向けられた組織だが、軍部支配にまつわる危惧と難点のために、文民権力体制と連携して職務を果たすことが多いのである。「消防」組織もまた非常事態への対応能力と権限を付与されていることが多く、災害時にも迅速な動員が可能である。「救助その他の緊急対策組織」もまた迅速な動員と行動が可能である。非常事態での対応能力をもつもう一つの主要な集団は、病院、医師、看護婦、救急隊員などをもつ「医療機関」である。これらの組織はいずれも災害直後のさまざまなニーズに自発的に対応を開始することができる。しかしながらこれらの恒常的な組織が対応を開始するかどうか、またそれが何時になるかは、次の要件にかかっている。

・何が発生し、何が必要なのかについての情報
・ニーズをもつ被災者と、相互に連絡・接触できること
・機構体系や権限体制が、ニーズをもつ被災者集団に対する連携的な総合的対応のなかに適切に組み込まれること

大規模な災害が不意打ちに襲った場合には、しばしば当該地域社会全体の反応がショックと麻痺の状態になり、正常な権限系統が頓挫し、自然発生的なばらばらの反応が見られる一時期が経過する。このような状態は通常は全般におよび、その結果、多数の個人、集団、組織がそれぞれ単独に反応することになる[017、080]。この現象は被災社会への「集中現象」によってさらに増幅される。救援や捜索のため、あるいは罪責感、好奇心、不安感などに駆られて被災地に集まってくる人たちは、関与への切実な欲求をもっていて「災害対応症候群」と呼ばれる顕著な高揚状態を呈することもある。

当該災害の全容を把握するまでには、かなりの時間を要するだろうから、被災社会内外のこのように多様な個人と集団の対応を調整することは困難であろう。災害が夜間に発生し、電力が停止したり、物理的な破壊が甚大だったり、中枢的な調整メカニズムが停止し、通信連絡が途絶するなど災害の影響が圧倒的な場合には、これらの対応の調節はとりわけ困難なことになろう。

究極的には地域社会の対応は七つの基本的な問題――(1)人命の保全、(2)基幹的公共サービス、とく

に電力・情報・通信などの回復、⑶治安・秩序の管理、⑷社会的まとまりの維持、⑸経済活動の回復、⑹応急的福祉・救済対策の実施、⑺休養・余暇の確保——に向けられなければならない。このうち少なくとも最初の三つは、たいていの場合に被災直後にまず対応すべき問題である。

当初のばらばらで未調整の反応から、やがて上記の諸問題に対処するためのなんらかの方途が生まれねばならないのだが、とりわけ最優先さるべきは、救出、復旧、基幹的公共サービスの再建などによる人命の保全、さらに持続中の災害の脅威に対する防止・保護措置である。正規の機構体系が秩序ある活動を始める前に、かならずとは言えないまでもよく見られがちな現象は、自然発生的な諸集団——それぞれが果たすべき当面の個別的、実際的な任務をもった人たちによる、まとまりの緩い諸集団——の出現である［093、321］。この集団は自然発生的に生まれたリーダーの周りに集まり、リーダーは全員の協調行動に必要な意思決定のまとめ役になるだろう。このようなリーダーは事態をとりまとめ、まず何をやらねばならないかが、見極められる人であり、過去に災害体験があり、災害関係の技術をもっていて、当該災害に自分の家族が巻き込まれていない人であることが多い。またすでにリーダーの役割をもっていたり、しかるべき個人的な威信をもっている人かもしれない。しかしながら、その多くはそれと判る指導者タイプの人ではなくて、たまたまその場のニーズに応えてリーダーになっただけの男女である。この人たちは、多くのことを成しとげたあとで、その功績を認められることもなく、また社会のなかにかすんで消えてゆくことが多いのである。

実例を挙げれば、ある小さな町に住むトラック運転手は、大災害が町を襲った直後に、自然な成り行きでリーダーの役割に就くことになり、住民たちの支持を得て救助や財産保全に活躍した。この町は正規の行政組織がないほど小規模な町だったが、この人は災害直後の短期間は「町長さん」と皆に呼ばれていた。やがて事態が収まると町民としての平凡な日常生活が戻ってきた。この人のリーダーシップの発揮ぶりは自他ともにとって驚きだったのだが、それにもかかわらず町民すべてがそれを容認し、指揮に従ったのである。別の例では、数週間前に「リーダーシップ能力の欠如」のため昇進できなかったばかりのある若い警察官は、風水害のさいにもっとも勇敢かつ有能な緊急時のリーダーの一人として活躍できることを立証したのである。

R・L・ウェッテンホールは、一九六七年にオーストラリアのタスマニア州で発生した叢林火災のさい出現した、さまざまな集団とそのリーダーたちについて記述している［323］。リーダーのなかにはメソジスト派の牧師とか赤十字社の州支部長などがいたが、この人たちは災害後にはおおむねまた元の役割に復した。出現した集団には地元の人たちのものと、中央からのものとがあったが、いずれも救出、救援、復旧などを目的としたものだった。

災害時に出現する諸集団をそれぞれの任務に結びつけるために、意思決定とより細分化された役割担当のためのプロセスが生まれ、いわゆる「合成的共同体」が形成される。この臨時的な共同体は、当該災害への対応を始めたさまざまな集団と個人の行動を「その災害によって生じたニーズにより整合的に対処する」ための調整に当たるのである［198］。この臨時の調整機関は、捜索・救出のほか情報伝達と意思決定のセンターとなり、あるいは各組織間の連携促進に当たることになろう。

このような合成的共同体は、救助・復旧のための応急対策その他の業務を果たしているうちに、正規の災害対策体制によるより総括的な管理に徐々にとって代わられる。しかしこの場合にも、関連各組織は他と協調することがその任務でもないかぎり、なかなか協調しないだろうから、やはり困難な事態が生じよう。各組織は他の組織との共同作業や、従来から対立・競合していた他組織への権限・責任の委譲を望まないかもしれないからである。いずれにしても、効果的に機能するためには、複雑な意思決定と情報伝達のプロセスが、調整のとれた形で集約的に管理されねばならず、もしこれができなければ、重複した無駄な活動や有害な活動さえ生まれる結果になろう。

愛他的な対応を積極的に担当すること、高度の覚醒と関与、活発な集団活動などがすべて、当該地域社会が愛他的で「治癒力のある」共同体になるために貢献するのである。対立抗争の中断、緊密な協力、団結、協調的な行動が可能になる。だから被災後の初期には、当該地域社会において、公私さまざまな下部組織の協調促進につながるであろう。愛他的な対応のための強固な使命感をもって、人間生活の保全のために、不可欠な任務の遂行が促進できるのであろう。

災害の種類と程度によって、大量死の処置、特殊な傷害の治療、通信連絡網の修復など特別な技術が求められることから、協調的な災害対策のなかでの業務分担のための個別的な組織の必要性が明確になろう。警察など他の緊急時の機能を管理・調整するための技術もまた、集約的な調整機能を円滑にする。通信連絡網や救急その他の無線連絡システムを掌握し活用する能力も、この調整機能に不可欠である。過去の災害体験や訓練は、この機能をさらに高めることになろう。そして平時の業務において、諸機構の間の連絡のためのこのような調整機関があれば、災害時の調整はさらに容易になろうし、行政などによる公的な権限認可があれば、この機能はさらに強化されるであろう。

このようにして、災害によって死、破壊、喪失、立ち退きなどを体験し傷ついた地域社会は、全体的にあるいは少なくとも部分的には生き残るのである。傷をいやし復興しようとする対応が迅速に開始され、たいていの場合は力強く協調的なプロセスへと進展してゆく。ただ壊滅的な災害の場合にのみ、このプロセスがきわめて遅延したり、不可能になるが、全般的に見れば災害によって地域社会の団結は強まり、対立抗争は弱まる。まず何をなすべきかが明確になり、愛他心と希望の高まりと再生への推進力が生まれるのである。

地域共同社会よりも広い社会体制自体にも、同様な対応が現れる。何よりも人命の保全が優先され、政治的なしきたりなどは後退するであろう。この場合もまた、災害後の初期の段階では、当該地域社会の性格と文化形態とによって異なる色づけはされているものの、積極的かつ愛他的な傾向が支配的になる。社会自体が被害を認知し、苦難を認識し、被災者に対する対応策を糾合し、特別措置を講ずるのである。それではこのような保証、人間的な配慮、補償的な愛他心のあとに続くのは何であろうか。

外部の世界

災害の程度にもよるが、たいていは災害が発生すると、その周辺社会と「外部の世界」からなんらかの認知を受けることになろう。通信連絡が被災地と外部との間に再開されると、被害についての初期報道が現れ始める。その災害の全容を伝えるには、マス・メディアが主要な働きをするのだが、衛星通信システムのある今日では、ニュースはますます迅速かつ生々しく伝えられるようになった。初期の報道では破壊と死傷の程度の推定が過小になったり過大になったりするだろうが、災害が大きければそれだけニュース・ヴァリューがあるので、大げさな見出しをつけて誇大に報道されることが多い。一九八三年の「聖灰水曜日の大火」の場合には、世界中のテレビ、ラジオの初期報道は、数千人が死亡してまるでオーストラリアの南半分が焼失してしまったようなセンセーショナルなものであった。前出のタスマニアの大叢林火災では、実際には六十二人が死亡したのだが、新聞の初期報道の見出しは次のように不確実なものであった〔323〕。

・ホバート市の火災で死者十三人、救援活動のため囚人を釈放（オーストラリアン紙）
・叢林火災で十六人死亡、タスマニア州で四百五十戸焼失（シドニー・モーニング・ヘラルド紙）

このような報道は、通信網の断絶と各被災地からの断片的な情報のために、当該災害の正確な実態把握が困難になった場合、いかに不正確で混乱した初期報道がなされるかを示すものである。このような事態は通信システムそのものの破壊、情報伝達担当者の死傷その他、当該災害のもたらした情報伝達プロセスへの支障によって起きる。

一九七四年にダーウィン市を襲ったサイクロン災害で、同市内部や外部世界との情報伝達パターンについて調査したJ・スキャンロンは、交通手段の崩壊と通信システムへの被害のため、主要行政機関、警察、消防、医療機関などの相互連絡が不可能になり、マス・メディアも機能が停止してしまった事態を記述している〔260〕。何が起こっているのか、この災害の実態については誰にも判らなかったので、仮に通信システムが無傷のまま残っていたとしても、一般住民に情報を伝えることは不可能だったろうと、スキャンロンは指摘し、次の談話を引用している。

「ラジオが聞こえていた時にも、ニュースでサイクロン襲来の警報は流されていなかったんです。午前一時にはラジオがなんにも言わなくなりました。朝になってまたスウィッチを入れましたが、なんにも聞こえませんでした。不気味な沈黙でした。電話もかけてみましたが、どこにもつながりませんでした。まったく連絡方法がないのです。連絡不能というのはなんとも孤独なものです」

外部からの通信も混乱していて、せっかく接続できても役に立たないことが多かった。この災害時を通じて外部との通信回線の少なくとも一つは健在だったのだが、そのことを知っている者は少なかったし、いずれにしても市内の通信網が壊滅していたので、利用価値は少なかったのである。

安否を気づかう近親者や関係当局、諸団体、マス・メディアが事態を知ろうとして、外部からの問い合わせが殺到する「集中現象」のために、通信連絡システムはさらに混乱するだろう。このため電話サービスがよく支障をきたすのだが、たとえば一九六四年にアメリカのテキサス州ヒューストン地方をハリケーン「カーラ」が襲った時は、外部からの電話回数は平常の二倍以上になったと推定されている〔198〕。

災害のもつニュース・ヴァリューの大小と報道の仕方は、外部の世界の反応の仕方と大いに関係するだろう。さらに被災者側にとっては、マス・メディアの報道の仕方が自分たちの被災の事実が信頼できる具体的な形で、公的に認知されたかどうかを表すものとして受け取られることになろう。

災害に対する国際社会の反応状況についてのある貴重な論究のなかで、国際的な援助を必要とする大災害はおよそ週一回の頻度で発生していることが指摘されている〔148〕。しかしより小規模の災害では、マス・メディアはその災害のもっとも特徴的でニュース・ヴァリューのある点だけを報道するだろうことは明らかである。ある意味ではマス・メディアが個々の災害のイメージづくりと演出をするのだから、その提示の仕方が外部からの反応と援助の在り方に大きく影響するだろう。マス・メディアはまた災害に対応するさまざまな組織のイメージにも影響を与え、その報道ぶりいかんによって威信が高まったり、逆に対応の不適切さを報道されて面目を失うことになりかねない。

スリーマイル島原発事故のテレビ報道について調査したD・ニィモは、報道の最重点が「物語性」に置かれ、三大テレビ・ネットワークはその災害から三つのそれぞれ異なる物語を作り出したと述べている［205］。すなわち「CBSはこの事故に責任のある政治的、技術的な上層部についての物語を語り、ABCは被害を受けた一般住民の悪夢のような体験の物語を、そしてNBCは忍従と謎解きの物語を語った」のである。このようなテレビ報道の姿勢は、当然ながら被災者とその所属する地域社会に影響を与えたにちがいない。そして三種三様の報道がそれぞれ「安心感と脅威と根本的な自信という三つの異なった幻想」を助長したというのだから、その演出効果はまことに劇的で影響するところ多大であると言えよう。

しばしばマス・メディアの反応と関連して政治的な反応が現れ始める。地方や中央の政治家や国際的な諸団体は、時を移さず危惧と同情を込めた声明を発表し、そうすることによってみずからの威信を高めることになろう。首相、大統領、国王などは、被災地を訪れ、弔意を表明し、補助金や見舞い金を支出する。この人たちもまた災害後の「ユートピア的高揚期」の愛他的な慈悲心にとりつかれるのである。

被災社会の立ち直り——危機と軋轢

個人や家族が最初のうちは生き残ったことで一時的に異常な幸福感に、あるいは少なくとも情動麻痺の状態にいて、それが現実認識が進むにつれて徐々に絶望、恐怖、悲哀、怒りに移ってゆくのだが、被災地域もその社会全体もまったく同じような経過を辿る。被災当初の積極的感情にあふれた愛他的で治癒力のある社会は、その機構体系が災害のもたらした長期的な影響に対応せざるをえなくなるにつれて、より消極的、幻滅的な反応を示すようになる。

「治癒力のある社会」の終焉には、いくつかの理由がある。第一に当該社会の現実——事態はもう元には戻らないだろう、たとえ正常に近い状態に戻るとしても長い時間を要するだろうという現実——が認識されると、個人の情動と気分の状態は大きく変わってくる。家族内のストレスが現れ始め、それが地域社会全体の慢性的なストレスをさらにつのらせるような基調を形成する。慢性的なストレスを緩和してくれたはずの支援的なネットワークが崩れて、そのような緩和効果が得られなくなるのである。

次に組織のレベルでは、平時での各組織間の関係が徐々に回復するにつれて、臨時の合成的体制による対応が収縮し、次第に平常の複数的な取り組み方に復帰してゆく〔198、293〕。当該地域社会内の救援・復旧を担当するさまざまな組織が、それぞれの管轄、権限、職務などを再確認し始めるにつれて、軋轢が再現する。平時にはお互い協調的に業務を行なっていて、それぞれの管轄や業務内容がすでにはっきり規定されている組織間では、このような軋轢はもっとも起こりにくいのだが、みずからの立場が不明確とか、せっかく災害時に確立したみずからの活動領域が侵害されたと感じている組織間では、この軋轢は深刻なことになるかもしれない。災害時に果たした役割からくる各組織の対外イメージも重要で、これが傷つく恐れが生じた場合にも、組織間の対立抗争が起こりうる。非常事態で人の嫌がる「汚れ仕事」を遂行した集団が、肝心の時には現場にいないで事の真相も知らない外部の専門集団がやってきて、自分たちに取って代わろうとしていると感じる時にも、とりわけ面倒な問題が生じよう。

組織間の対立はまた、罪責感、不適格感、フラストレーション、怒りなどが原因になって、他の組織を「悪者扱い」したり、その専門技術や貢献を否定することからも生じる。とくに人為的な災害では、非常事態が過ぎるとともに、原因究明や対応の是非の調査が法的にも必要になるので、災害の責任追求の傾向がとくに目立つであろう。他とは異質で弱点があったり、また災害によって有利、優越の立場になりそうな組織は、政治的な理由から拒絶され「悪者扱い」されかねない。当然ながらこのような否定的な反応は、対抗意識が表面化しない非常事態の間には見られず、あとになってから現れるのである。

救援方法やその分担についての解釈の違いから、各救援機関の間でも軋轢が生じるかもしれない。国際的な救援体制が「国連災害救済機構（ＵＮＤＲＯ）」などによって、曲がりなりにも調整されるようになったのは、ごく近年のことである［148］。災害の復旧段階のための効果的な調整権限システムが確立されるまでは、被災地域社会内部でも救援をめぐる調整の不備が生じがちである。

非常事態でもその後の段階でも、被災者の「奪い合い」が各組織、各集団の間の政治的な問題になることさえある。当然ながらこの「奪い合い」現象は、先進国でよく見られるのだが、これは誰しもが災害に対応してなんらかの役割を果たしたいという強い欲求をもっていることを反映しているのである。たとえばある災害の非常事態で、いずれも多数の負傷者を収容できる二つの大きな医療機関が対立した事例がある。この災害では死者は多数出たものの、負傷者は多くはなくて、その大半は二、三の小規模な病院に収容された。ところがせっかく受け入れの用意を整えて待っていたこの二つの大病院は、ごく少数の負傷者を奪い合うことになり、それぞれが役割不足に失望し、不満を表明する結果になったのである。また別の災害の救援で、いくつかの奉仕団体が家を失った被災者たちのための長期的救済で競合した事例もある。それぞれの奉仕団体が別々の救済手段を用意したのだが、肝心の被災者たちとそのニーズについて話し合った団体は少なかった。権限をもった上部調整機関がまとめ役の機能を果たせるようになるまで、被災者たちは無計画な救援の殺到に当惑し、余計にストレスを受ける結果になったのである。

災害後のより長期的な立ち直りの時期には、各種のリーダーシップと専門ごとの技術、方策などの対応能力が必要になろう。当然ながらこのような業務にもっとも適合しているのは、本来の役割がその場のニーズ対処にもっとも近く、また対処することが社会的に是認されている諸組織である。それでも災害という状況のなかでは、それらの組織が充分に機能しないことがある。たとえば対応の迅速さや柔軟性に欠けていたり、被災者が自分のニーズや悩みの提示に支障をきたすようなストレスの影響を見定めて、適切に対処する能力に欠けていることがある。さらに日常的な機能と並行して、災害のための業務遂行に必要な人員その他の対応能力に欠ける場合もあろう。

救援と復旧のためには各組織が比較的長期にわたって災害関係の業務を遂行することが肝要であろう。そのためには各組織がその期間中には平常時以外の業務を担当することが是認されるとともに、担当できるだけの余力をもつことが必要になる。その機能が災害と比較的に関係が少ない組織は、災害時の救援や復旧のための適切な技術的貢献が困難で、しかも果たすべき役割を認めてもらえないかもしれない。官庁、諸団体などそれぞれの組織が果たすべき役割の公的な承認については、必要な外部からの介入を排除されないようにするため、政府、地方自治体、関係団体すべてのレベルで協議する必要があろう。各組織は責任を課せられることは恐れるのに、とりわけ地元の組織はみずからの地域社会内での救援と復旧を管理する最終権限をもちたいと望むものである。この二律背反性は、災害時に援助を提供することが、その地域社会に参加することだと認識している組織がある反面、災害対策の重荷にあえいでいる組織は、そのような重責がみずからの自治性を押しつぶしてしまうことを恐れているという状況を考察したR・C・ケントの研究が詳しく例証している〔148〕。

地域社会が災害から立ち直るためには、その社会自体がみずからなすべきこととその目標を明確にし、さらにその目標達成のための組織上の上部機構を造らねばならない。この上部機構はさまざまな下部機構への被害とニーズを判定し、そのニーズへの対応と、すでに述べたように当該地域社会の恒常的、基本的な社会・経済の諸機能の回復と維持のため、総力を動員する必要がある。そのための経済的資力は、一般からの寄付金や政府や各種救済機関が提供することになろう。それは物資、役務、また補助金や低利の融資など資金の形をとり、物資は再建のため、資金は諸支出を賄うために使われ、さらに保険金なども支払われることになる。しかしながらどのような補償措置がとられようとも、時計の針を戻すように、その社会を被災前の状態に戻すことはできないことは明らかである。またこのような災害対策の展開は、社会構造や経済の面で大きなインパクトをおよぼすことにもなろう。立ち直るべき状況と、そのための個々のニーズ次第で、地元経済のある部分はブームに沸く反面、沈滞してしまう部分も生じよう。たとえば土木建設や住宅建築は繁盛し、農業や畜産は衰退するなど、地元産業の運命にも盛衰の変動があろう。雇用が縮小して人口流出を招いたり、再建のため余暇が少なくなってレジャー産業の不振を招くかもしれない。

資金の調達と配分は経済的再建の過程の重要な一局面である。この局面では、とくに政治的な圧力がかかったり、政治的に利用されることが多い。それは被災後の再建のため不可欠のことではあるが、軋轢と不満の源泉になりやすいのである。

被災社会の立ち直りに必要な人的要員は、災害関係の専門技術者、救済機関のスタッフ、適格なリーダーなどだが、それに多数の奉仕活動従事者が含まれることが多い。どうすればこれらの人的な対応要員が最大限の効率と満足が得られるように訓練を受け、活用できるようになるかを決めるのは容易なことではない。とりわけ奉仕活動従事者は、災害の結果に対してそれぞれが独自に反応して問題を起こしがちなので、その扱いはとくに面倒である。社会福祉サービスは長期的な観点からの立ち直りに果たすべき役割、とくに目標を設定し被災者の精神面でのニーズに対処する役割が重要である。被災者へのカウンセリングや精神的な支援のためのニーズにどうすればもっとも良く対処できるかをめぐって、福祉と保健衛生と奉仕団体の三者間に軋轢が生じることがある。被災者と接触し世話をするために必要な被災者のリストを誰が作成・保管し、誰がそれを利用できるかをめぐっての対立抗争まで起こりうるのである。そのようなリストが特定の機関によって秘蔵されてしまい、被災者への無秩序な援助の殺到とプライバシーの侵害の防止のためと、もう一つはその機関の管轄範囲を固守するために、門外不出になることがよくある。このような軋轢は、低開発国ではあまり起こらない。つまり災害に対する対応能力をもった福祉、保健衛生、奉仕活動の体制そのものが不備なため、争うべき種がないからであるが、低開発社会でも外部から支援に向かう国際的な救援団体の間では、同じような競合、紛糾が生じることがある〔148〕。

最終的には、誰が費用を負担するのか、また誰に負担能力があるのかが当然問題になる。すでに述べたように、ある程度は保険金や各種の経済的援助によってカバーされるだろう。それに災害直後の「ユートピア」状態では、政治的指導者たちが数多くの約束をしてくれるのだが、それがあとになって履行できなくなったりする。だから「誰が払うか」という問題が、災害後に組織間の軋轢の種となり、それぞれの組織の責任や権限が再吟味され、しばしば出費を他の組織に転嫁しようとする試みがなされる。この傾向は官僚主義的な手続きをさらに形式ばった複雑なものにして、被災者の苦難をつのらせる。その結果、フラストレーションと反感の悪循環が生じることになろう。

災害関係の役割と権限を一つの調整機関から他へ、あるいは一つの組織から他へ移行させることも、面倒な事態を引き起こす。この移行は円滑にはゆかないことが多く、移行のため周到な計画がなされることはまれである。その結果、各組織がお互いに困難で手に負えないような役務を課されたと感じて他の組織に反感をもち、非難と怒りが表面化してくる。救出・救命など緊急時の災害対策から、避難、保護、食糧など中間的対策へ、さらに物心両面での立ち直りや復旧などの長期的対策への移行のさいに、このような支障が例証される。この移行期は各組織にとっても被災者にとっても傷つきやすい時期であり、業務も組織間の関係もともに脅威にさらされる時である。

災害後の復興のための長期的な調整体制は、恒常的な諸機構と当該地域社会の代表者たちによって構成されることもあれば、それが合成的な地域社会上部構造の形をとったり、あるいは既存の各部署だけで構成されることもある。適切な長期対策がとられるためには、被災者側のニーズと意見が充分に代表されなければならないから、このような調整体制はほとんど被災者代表も含めた一種の臨時的集団の形をとる。この体制のなかには「聖灰水曜日の大火」のさい造られた地元の組織のように、住民の活動グループや各被災地域の被災者代表による調整委員会などを包括することもある。サイクロン災害を受けたダーウィン市やタスマニア州の叢林火災の場合にも、それぞれ再建のための組織が造られ、復興促進のためのさまざまな機能を担当し、それが達成されると解散したのである。

政治と政策

災害にはそのすべての面に政治的な意味合いが含まれる。行政その他の当局者は災害の予防や対応上の言質を与えているだろうが、災害発生後にはその対策の成果がきびしく評価されることになろう。災害対策費配分の優先順位も政治がらみの論議の種になるだろう。そして政府や諸機関の災害対策についての公約は、名目だけの場合、実質をともなう場合、それにまったく公約をしていない場合もありうる。とりわけ国力が弱く、政治的にも不安定な低開発国の場合には、災害のように不確実なものよりも、他に優先すべきことが多いのである。

大災害がおよぼした影響のうち、あるいは予防できたかもしれないことがあったり、政策や対策の不備が露呈した場合には、その政策を是正し対策の推進を求める社会的圧力が生じよう。今日の災害対応体制の多くは、このような圧力の結果生まれたものである。国際的なレベルでのこのような圧力から、各種の国際救済制度が発足し、食糧の備蓄、建造物・土地利用の面での耐震技術、公害防止、環境保全などの対策が進められている。たとえば「ランドサット衛星」による早期警戒システムは、技術的な予知能力を向上させ、少なくとも災害に対する潜在的な対応能力の強化にも寄与している。

アフリカと中南米の自然災害の政治的背景についての最近の研究では、これらの地域の低開発国での政治・経済の在り方に複数民族の共存主義、平等主義、ファッショ的な協調組合主義の三つのパターンがあることが指摘されている〔262〕。これらの政治・経済の体質上の可変要因が、地震、洪水、疫病、旱魃、風水害などの災害のさいの死者数、被災者数、被害の程度にも影響する。だから政治形態の違いは、災害インパクトのおよぶ範囲や災害への組織的な対応の面で大きな違いを生むかもしれないのである。

災害への適切な対応を阻むいくつかの社会的・政治的な制約が考えられる。それらの制約のなかには構造的なもの、つまり「問題自体とその問題に対処する体制に深く浸透している諸要因」からくるものがある〔148〕。たとえばもっとも身近な問題にさえ対処しなかったり、他の機関が対処するのを許さないような政府機関さえ存在する。低開発性と災害との間の複雑な関係もまた制約の一つである。飢餓や貧弱な住宅事情などを当然のこととして受容している国もあれば、このような窮状打開のための外部からの援助を受けることに政治的に反発したり、災害対策よりもむしろ開発のための援助が必要な国もある。先進国では災害にはならないような出来事が、未開発社会で発生すると災害になってしまうこともある［148］。

組織上の制約、つまり災害に関与することがある組織の本来の目的達成に寄与しうるか、あるいは逆に目的達成の妨害になるかの問題もまた重要であろう。組織にとっても個人にとっても災害は「成長材料」とは認めがたいと、前出のケントは述べている［148］。ある組織が災害への対応に成功したり、価値ある役割を果たせば、そのイメージは向上するだろう。その反面、実際には管轄外のことにやむをえない必要性から対処して失敗したという事情であっても、災害という目立つ状況でのことなので、その組織のイメージが低下することもあろう。各組織間の抗争が起こり、それが政治的に利用されることもある。画一的な制度上の手続きの必要性と官僚主義は、体制内の運営に内在するもので、これがまた災害時の効果的な活動への制約になるであろう。

もう一つの政治的な問題点は、外部からの援助が事態を複雑化させかねないことである。このような援助が外部の基準と比較して被災社会の窮状や対応能力の欠如をきわ立たせると、面目の失墜やみずからの日常生活への不満が生じ、その地域や社会の政治的安定が脅かされることになろう。すでに示唆したように外部からの政府レベルの援助は他の政府にも援助すべき負い目を作りだすだろう。また大量の援助が流れ込むと、その経済的なインパクトとあとに残る反動的な影響も大きくなろう。援助を提供し合う外国政府の側にも、財政的な負担に加えてマス・メディアや利害関係をもつ諸団体からの圧力などの問題が生じよう。これらの問題は国際的なレベルだけでなく、地域共同体のようなより小規模なレベルでも起こりうる。

災害直後の愛他的な気分横溢の段階では、政治的な面は一時的に影をひそめるが、長期的な再建と復興の過程でまた責任の所在の問題、実施すべき施策の公約をともなった将来への防災準備の問題などをめぐって、ふたたび急速に表面化してくる。「国連災害救済機構」のような防災活動と災害対策のための施策をもった国際的なシステムが発展して、必然的な政治的制約や影響をいくらかでもまぬがれるような秩序ある対応が、ある程度でも可能になったのはごく近年のことである。このような国際的レベルと同様な機構と施策は、個人、家族、近隣、地域社会、そしてより広い社会などそれぞれの組織的なレベルでも必要である。国際的レベルでも政治的、経済的な諸問題に配慮した「政治的な調整」が必要だが、このような配慮は災害に備える計画と災害時の対応の両面で、それぞれの対応体制とローカルなニーズと能力を周到に調整するために、ローカルなレベルでも必要であろう。

長期的な社会の変化

災害はさまざまな面から社会的な変化を引き起こす。個人や家族にとってと同様に、災害は地域社会の諸システムにとっても、その後の事態に処するに当たっての判断や評価の基準になるし、その脅威やストレスは地域社会内の諸組織の機能や相互関係の在り方にも作用するだろう。この作用が離婚率の上昇、家庭の崩壊、暴力事犯の増加、経済状態の変化など、さまざまな社会指標の変化になって表れることは、多数の調査研究で実証されている。たとえば一九七二年のダム決壊で死者二百三十七人、被害額一億ドルにおよんだアメリカのサウス・ダコタ州ラピッド・シティの大水害の長期的影響では、飲酒関連の逮捕件数、離婚、児童保護請求の増加など、目立った社会的変化が認められた。これらの変化は経済的、社会的な下層階級でもっとも大きかったが、とりわけ家を失いトレーラー・ハウスに仮住まいするようになった人たちの間で顕著だった［115］。同様な変化はセント・ヘレン火山の降灰災害のあとにも認められている［005］。バッファロー・クリークの大水害による地域社会の崩壊も、明らかに長期的なマイナスの社会的変化をもたらしている［086］。

だが災害によっては、社会にプラス面の変化をもたらすことがある。イギリスのアバーファンの土砂崩れの大惨事のあとでは、心に深い傷が残ったにもかかわらず、出生率が高まり、地域社会のまとまりの意識も向上したのである。そして本書の第Ⅰ部でも述べたように、マナグアやペルーの震災は、労働力の利用や都市と農山村の人口分布のパターンに顕著な変化をもたらした。災害後の移住、再定住は、ただ住居、建造物などの変化にとどまらず、以前とはまったく異なった混成地域社会を生み出すようである。

災害によるこのような社会的変化の可能性、とりわけマイナスの変化を軽減し、プラスの変化を促進する要件についての理解を深めることが必要である。一九六四年のアラスカ地震の影響調査では、組織上の変革は、災害発生時にすでにその変革が計画中か実施中だった場合、または災害がその変革におよぼした圧力や緊張が大きく、しかも別の形に変革することが可能な場合に、最大限に行われることを示唆している。このような適応的な変化は、外部からの支援によっても促進される［009］。この状況はおそらく災害が個人や家族にもたらす「危機効用」――災害に遭遇して新たなより効果的な対応の方法を習得し、より強い対応力を身につける効用――に似たものであろう。災害のもつストレス要因はさまざまな面で全般的、構造的な変化をもたらすものだが、地域社会についての諸研究は、その社会内部諸組織の変化が、地域全体の変化につながりうることを示している。

地域社会のまとまりの良さは、災害からの立ち直りを促進する一要件であろう。しかし強度の災害ストレスに直面した地域社会体制に流動性がある場合や、未解決の問題に対処するため新たな組織が造られる場合には、その地域社会の変化はより大きなものになるだろう。このような変化がその地域社会にプラスの作用をするか、また逆に衰微に導くかには、きわめて数多くの要因がかかわるであろうが、そのうちもっとも重要なのは、おそらく災害が当該地域社会の構造をどの程度まで破壊したかであろう。戦争や難民、それに地域社会内の諸システムの物理的な破壊も、必然的にそのような変化をもたらすにはちがいないが、その他の災害によってもより微妙な変化が起こりうる。つまり家族の構成や習慣の変化、労働パターン、都市・農山村の人口動態、農業その他の産業パターンの変化など、すべて実質的な社会的・経済的インパクトをもつものである。このような変化については多数の調査研究があるが、とりわけ一九七六年にイタリア北部のフリウリ地方を襲った地震後の状況についての研究をはじめ、地震という災害形態の影響に関するものが多い［015］。

未来の巨大災害

本書の第I部で述べた災害のなかには、死者の数や破壊の規模から明らかに「巨大災害」と呼べるものもあったのだが、社会の基盤を揺るがすような、これまで以上に巨大な災害が今後起こりうることを疑う余地はない。それに災害は急速にその複雑さを増しつつある［148］。

農耕・牧草地の大規模な荒廃がもたらす生態系的な災害は、土地に直接に依存する農耕社会のみならず、そこから食糧の供給を受けている都市部にも影響をおよぼすことになろう。荒廃する農耕地を離れて他に生計の道を求める膨大な人口の流入に都市が対応しきれなくなるかもしれない。森林の破壊と土壌の浸食のため、毎年千五百万エーカーもの農耕・牧草地が砂漠化しているのである［148］。アフリカ大陸ではすでにこのような変化が直接的なインパクトをもたらしており、十年前と比べて一人当たりの食糧の消費は一〇パーセントも、また食糧生産は一五パーセントも減少して、何百万ものなす術もない人たちが災害の瀬戸際に立たされている。中央アメリカや東南アジアの農業経済と生活もまた、危険にさらされるかもしれない。それらの数字は予防と開発のための援助の必要性を強く訴えるものではあるが、一方では対応しきれない限界点があり、その結果として集団、地域社会、社会の弱い層が、究極的な破滅に瀕する可能性もまた明らかである。

核戦争の脅威は直接的には世界中の都市社会に、さらには地球全体の生態環境に対する巨大災害を意味するものである。過去において都市社会は幾多の大災害に見舞われてきたが、ヒロシマ、ナガサキを含めた第二次大戦中の都市爆撃以降は、世界の大都市が全滅に近い破壊をこうむった事例は見られない。しかし人間と技術がからみ合って生き生きと息づいている今日の巨大都市こそ大いなる危険を孕んでいて、もしも核戦争が起これば、対応、救援、治癒に当たるべき周辺の社会的機能まで失われてしまい、また避難すべき安全な場所もなくなってしまうであろう。

結び——人間とカタストロフィ

人間の想像の範囲内に核戦争が存在することこそ、むしろ人類にとってもっとも希望がもてる所以であろう。人間の想像力こそ私たちの最大の力なのである。それは人類にもっとも偉大な所産と進歩をもたらしてくれた。人間を月に到達せしめたのも、土星の周りの輪を眺めさせてくれたのも、想像力あってのことである。想像力は芸術や科学の豊饒な世界を創造し、人間性への鋭利な関心を育ててくれた。それはまた私たちに夢と幻想に溢れる世界を与えてくれた。人間らしい共感と慈悲心がもてるのも想像力あってのことである。人間の想像のなかには破壊的な力もひそんではいるが、それもかならずや将来は統御することができるであろう［250］。

個人にとっても社会にとっても、災害は必然的に人間生活の一部なのである。それでは災害の可能性と発生その他災害についての知識は、どのようにして個人と社会のために役立つように集積・統合されるのだろうか。

自分の日常生活の常態から逸脱した出来事について回顧・検証することが、その個人がその出来事の意味を理解し、それを克服するために役立つことは、本書の随所で指摘してきたところである。この心理過程は、家族レベルでも起こり、その出来事は家族生活体系のなかに集積・統合されることになる。また近隣や小集団のレベルでも、災害体験のトーキング・スルーと分かち合いが行われ、情動の解除と相互慰安、さらに認識や解釈の集成が可能になるのである。組織体のレベルでも、災害後の回顧・検証が本格的に行われれば、これが同様な目的の達成に役立つ。地域社会や社会全体のレベルでも、回顧・検証のプロセスを通して、被災当時は意味内容に欠けていたことに意味づけがされ、被災による苦しみが解除され、崩壊感と無力感の解消につながる状況の克服ができる。回顧・検証の本格的な所産には、報告書、記録文書、著作などが含まれるが、これらは確かに将来のいかなる災害にさいしても、そのショックと心傷を軽減できるような方法についての教訓や助言を伝えることができよう。こうしてすでに過去のものとなった災害体験が克服されるとともに、新しく習得した知識として活用される。この体験こそ地域社会の在り方と将来の災害に対する対応能力を知と情の両面から強めてくれるのである。

災害を予期してあらかじめその精神的克服力を強める努力も無駄ではない。災害に備えての諸計画や実際的な訓練のみならず、災害を描いた映画、テレビ番組、小説など刊行物、災害の猛威を伝えるニュース放送に関心を向けるのも無駄ではない。災害体験の整理と克服への機会は、直接には被災後に慰霊祭などの儀式や行事に、そしてより歳月を経ては哀悼・追憶の記念行事などの形をとって現れるだろう。しかし、究極的には、災害が死と喪失との対決を大写しにして表すものであることに違いはない。だから個人にとっても社会にとっても、災害は生命の終結とその輪廻をともに象徴するものなのである。

災害で生き残りえたことは、再生つまり死をまぬがれて新たな生命を授かったことを象徴する。生きていることの証として、人間同士の親密さと温かさが求められ、個人と社会が「生き続ける意志」を確認するかのように、性的な親交とその結果としての子孫の出生がもたらされよう。社会の再生が未来が存在することへの確信につながるのである。

過去の災害体験の集積・統合と来たるべき災害への適応を集約する最大のテーマは、おそらく「希望」であろう。人間はより良きことを期待し、また少なくとも一時的には来たるべき災害の脅威や過去の災害の痛みを忘れていられるものだからこそ、未来に投資するのである。臆病よりもむしろ勇気、人間同士の思いやり、それに圧倒的なストレスから立ち直る力など、災害に対する人間の対応には力強いものがあるから、災害体験から学び得たことは、この希望をもつという能力を確実に強めてくれるに違いない。災害時に見られる個人と社会の愛他的な反応や、階級や人種の壁を越えた強烈な同情心は、確かに人類がもつ資質のうち最善なるもの、最強なるものを象徴している。それは未来への希望につながるものである。

しかしこのような希望をもてる展望に一つの暗雲がかかっている。それは人間はまたみずからのもっとも邪悪な衝動に溺れて、災害を生み出すこともできるということである。核戦争は人間の本性に潜む残虐性と攻撃的な衝動が到達しうる極点を示すものである。災害に対処し、それに取り組むためには、人間性のもつこのような破壊的な力をも正視しなければならない。その真相を認識し、その根源を探究し、そのエネルギーを制御し、より良き方向へ向けねばならない〔250〕。

ヒロシマ、ナガサキそして世界各地の戦争という名の災害から、人間が学びとったことは、「現実否認」を避け、「葛藤」を建設的に解消し、人間がもつ攻撃的なエネルギーを社会に役立つ方向へ、これらの災害についての認識と予防の方向へと向けるべく活用することである。個人と社会が災害について理解することが、人類を日常的に襲っているさまざまなカタストロフィへの人間的な関心と配慮の在り方の向上につながる。このような理解は、われわれの社会のための効果的で人間性を尊重した災害対策システムの体系づくりに役立つはずである。そして人間がカタストロフィと共存してゆくためには、家族と社会、愛と希望、かけがえのない生命の保全のための熱烈な営為など、人類がもつ貴重なものをさらに強め高めてゆかねばならない。

付録：被災後の精神衛生に関する質問表

履歴など　氏名、年齢、性別、既婚・未婚の別、家族構成、宗教、職業（学校）、人種・民族・日常使用する言語などを記入させる。

病歴　1. これまでに神経症関係の悩みや傷害がありましたか？

○はい　○いいえ

2. これまでに健康全般について何か問題がありましたか？

○はい　○いいえ

心構え　今回の災害に対する心構えや事前の訓練については？

○まったくなし　○ほとんどなし　○まずまずあり　○充分にあり

災害体験　1. この災害で自分が死にそうだと思ったことがありましたか？

○はい　○いいえ

2. この災害で身近な人が死にましたか？

○はい　○いいえ

3. この災害で失ったものは？

○自宅　○農地　○仕事　○大切な財産や所有物　○なし

4.　この災害で傷害を負いましたか？
○はい　○いいえ

傷害の種類・程度は？ ＿＿＿＿＿＿＿＿＿＿＿＿＿＿

5.　この災害の衝撃に対する対処の仕方について今どのように感じていますか？
○人並みに対処できた　○思っていた以上に対処できた
○自分自身に失望した　○他からの期待に反した

災害の影響

1.　この災害について今どのような気持ちですか？
○とても嫌な気持ち　○かなり嫌な気持ち
○嫌でもなく、面白くもなかった　○かなり面白かった

2.　その気持ちがどのように影響していますか？
○思い出したくない時でも、この災害に関することが頭のなかに入ってくる
○この災害に関係した悪夢をよく見る
○この災害について思い出すような物や場所を避けたくなる
○この災害のことで頭がいっぱいで、他のことは考えられないほど
○時々思い出すが、それほど気にならない
○何も考えたり感じたりしない

3.　一週間前と比べて、気分は全般的に？
○良くなった　○同じ　○悪くなった

4. 悲しみや憂鬱を感じていますか？
○まったく感じない　○少し感じる
○かなり感じる　○とても感じる

適応状況

1. 自分がしなければならないことができないほど、今でも苦しい気持ちですか？
○はい　○いいえ

2. 自分以外の人たちといっしょにいることが？
○自分の気持ちを引き立ててくれる
○たいていの場合はなんでもない
○むしろ嫌である　○とても苦痛である

3. 時がたつにつれて今回の災害体験を克服してゆけると思いますか？
○はい、完全に　○はい、たいていは
○いいえ、おそらく無理　○いいえ、絶対に

4. 今回の災害について、他に話したいことがあれば、なんでも書いてください。

訳者あとがき

この本は、一九八六年にアメリカのBasic Books社が刊行した*When Disaster Strikes : How Individuals and Communities Cope with Catastrophe*（災害の襲うとき――個人と地域社会のカタストロフィ対処法）の全訳です。原著者は現在オーストラリアのクイーンズランド大学医学部精神医学科主任教授で、国立ブリスベーン病院の精神科医長を兼ねるBeverley Raphael女史（医学博士）です。

ラファエル教授は一九五七年にシドニー大学医学部卒業後、主として予防精神医学の領域で、精神衛生サービス・臨床・調査研究・教育の各面に大きな業績を挙げています。またオーストラリア予防精神医学センター所長（一九七九―八七）やオーストラリア・ニュージーランド精神科医師会会長（一九八三―八五）の要職に就くなど、今日のオーストラリアを代表する精神医学者の一人です。その研究の中心テーマは、ストレスに対する人間の反応で、精神医学的な障害を未然に防止するための予防介入の方法や、災害、死別、子宮摘出、外傷、思春期などの精神衛生の諸問題を扱った数多くの研究論文を、オーストラリアのみならず広く欧米で発表しています。これまでの代表的な著作としては、一九八三年に同じくBasic Books社から出版された*The Anatomy of Bereavement*（死別の構造）があります。

自動車事故など小規模な無数の個人的な災難はもちろん、大規模で悲惨な天災・人災が毎日のように世界各地を襲っている今日、*When Disaster Strikes* の刊行は、時宜を得たものとして歓迎されました。イギリスの著名な精神医学者J・ボウルビーは「強度のストレスという条件のなかで人間がどのように反応するか、またそのようなストレスを受けている個人、家族、社会をどうすればもっともうまく救済できるかについて、より多くのことを学びたい者は、ぜひこの本を読むべきである」と推奨しています。またアメリカでの反響から拾ってみますと――「災害のもつ深刻な人間的意義を鋭くしかも巧みに述べるとともに、学究的かつ洞察力豊かな展望を与えてくれる」（C・ネーデルソン、タフト大学医学部教授）、「大いなる貢献である。論述は適切かつ網羅的で、災害に関する精神的、社会的な諸問題に関心のある人にとって必読の書である」（M・ブルーメンフィールド、ニューヨーク医科大学教授）、「災害をこうむった地域社会の援助に当たるべき精神衛生関係者や公務員、さらに災害のもたらす広範な被害に対する予防策を講ずべき為政者にとって、本書はきわめて有益であろう」（M・J・ホロウィッツ、カリフォルニア大学サンフランシスコ校教授）などの賛辞が見られます。

これらの評言が示唆するように、この本の特色は、災害の心理学的な検討だけにとどまらず、災害によって近親や住む家を失ったり、みずから負傷したり、恐ろしい体験をした人たちが、深刻な心の傷を負うこと、救援に当たる人たちまで「隠れた被害者」として精神的な打撃を受けることを明らかにし、さらにその対処法を示した点にあります。

原著を読んで訳者がまず思ったのは、日本では災害の予知・予防対策や被災後の物質的な復旧・救済・補償などの面では、充分とは言えないまでも経済大国・技術大国相応の恩恵があるのに、災害がもたらす精神面の後遺症については、これまで注目もされず対策も講ぜられずにきたのではないかということでした。台風、地震、火山爆発などの自然災害、航空機、列車、バス、船舶など輸送機関の惨事、密集家屋、ホテル、ビルの火災、工場の爆発事故、有毒物による汚染などの産業災害の例を挙げるまでもなく、狭い国土に過密な人口を抱えた日本では、それぞれの災害が大きな人的・物的被害をともないがちです。日本は昔から災害とはかかわりの深い文化をもち、今日でも災害多発国と言えるでしょう。放射能汚染や環境の破壊、大量・高速輸送に潜む脅威など未来の巨大災害の不安もあります。だから災害の予防だけでなく、不幸にして起こってしまった災害の物心両面からの救済と立ち直りのために、この本から学ぶところは大きいと思います。

訳稿を終えるにさいして、この本の翻訳出版の意義を認めて頂いたみすず書房の皆さんに対し、心からの敬意と謝意を表します。

一九八八年一〇月

石丸　正

人名索引

ア

カ

サ

タ

ナ

ハ

事項索引

〔五十音順．～印は前掲語句の省略を示す．下線付きの事項は本文中の見出し項目，〔図〕〔表〕は図・表の表題であることを示す．頻出する用語類は，初出または説明的な使用箇所を中心に収録〕

あ

か

さ

た

な

は

ま

参考文献

001) Abe, K. 1976. The Behavior of Survivors and Victims in a Japanese Night Club Fire: A Descriptive Research Note. *Mass Emergencies* 1:119–24.

002) Abraham, H. A. 1981. *An Analysis of Bushfire Hazard Reduction in the Gumeracha District of the Mt. Lofty Ranges, South Australia.* Master's Thesis, University of Adelaide, Adelaide, South Australia.

003) Abrahams, M. J.; Price, J.; Whitlock, F. A.; and Williams, G. 1976. The Brisbane Floods, January 1974: Their Impact on Health. *Medical Journal of Australia* 2:936–39.

004) Adams, D. 1970. The Red Cross: Organizational Sources of Operational Problems. *American Behavioral Scientist* 13:392–403.

005) Adams, P. R., and Adams, G. R. (1984). Mount St. Helen's Ashfall: Evidence for a Disaster Stress Reaction. *American Psychologist* 39(3):252–60.

006) Adler, A. 1943. Neuropsychiatric Complications in Victims of Boston's Cocoanut Grove Disaster. *Journal of the American Medical Association* 123:1098–1101.

007) Ahearn, F. L. 1981. Disaster and Mental Health: Pre- and Post-Earthquake Comparison of Psychiatric Admission Rates. *Urban and Social Change Review* 14:22–28.

008) Ahearn, F. L., and Cohen, R. E. 1984. *Disasters and Mental Health: An Annotated Bibliography.* Rockville, Maryland: National Institute of Mental Health, Center for Mental Health Studies of Emergencies, U.S. Department of Health.

009) Anderson, W. A. 1970. Disaster and Organizational Change. In *The Great Alaskan Earthquake of 1964.* Washington, D.C.: National Academy of Science.

010) Arvidson, R. 1969. On Some Mental Effects of Earthquakes. *American Psychologist* 24(6): 605–6.

011) Asimov, I. 1979. *A Choice of Catastrophes: The Disasters That Threaten Our World.* London: Hutchinson.

012) Askevold, F. 1976. War Sailor Syndrome. *Psychotherapy and Psychosomatics* 27:133–38.

013) Baker, G., and Chapman, D., eds. 1962. *Man and Society in Disaster.* New York: Basic Books.

014) Barbeau, M. 1980. *Crash Victims: Coping with Disaster.* Personally published document from the University of Southern California.

015) Barbina, G. 1979. The Friuli Earthquake as an Agent of Social Change in a Rural Area. *Mass Emergencies* 4(2):145–49.

016) Baren, J. B. 1976. Crisis Intervention: The Ice-cream Parlor Disaster. In *Emergencies in*

Disaster Management: A Mental Health Sourcebook, ed. H. J. Parad; H. L. P. Resnick; and L. P. Parad. Bowie, Maryland: Charles Press.

017) Barton, A. H. 1969. *Communities in Disaster: A Sociological Analysis of Collective Stress Situations.* Garden City, New York: Doubleday.

018) Bartrop, R. W.; Lazarus, L.; Luckhurst, E.; Kiloh, L. G.; and Penny, R. 1977. Depressed Lymphocyte Function after Bereavement. *Lancet* (16 April):834–36.

019) Beach, H. D., and Lucas, R. A., eds. 1960. *Individual and Group Behavior in a Coal Mine Disaster.* Disaster Study No. 13, Publication 834. Washington, D.C.: National Academy of Sciences, National Research Council.

020) Bell, B. D. 1978. Disaster Impact and Response: Overcoming the Thousand Natural Shocks. *The Gerontologist* 18(6):531–40.

021) Bell, B. D.; Kara, G.; and Batterson, C. 1978. Service Utilization and Adjustment Patterns of Elderly Tornado Victims in an American Disaster. *Mass Emergencies* 3:71–81.

022) Bennet, G. 1970. Bristol Floods 1968: Controlled Survey of Effects on Health of Local Community Disaster. *British Medical Journal* 3:454–58.

023) Berah, E.; Jones, H. J.; and Valent, P. 1984. The Experience of a Mental Health Team Involved in the Early Phase of a Disaster. *Australian and New Zealand Journal of Psychiatry* 18: 354–58.

024) Berren, M. R.; Beigel, A.; and Barker, G. 1982. A Typology for the Classification of Disasters: Implications for Intervention. *Community Mental Health Journal* 18(2):120–34.

025) Bjorklund, B. 1981. Disaster Studies. Skredet I Tuve. University of Uppsala, Sweden: University of Uppsala Press.

026) Black, D. 1982. Children and Disaster. *British Medical Journal* 295:989–90.

027) Blaufarb, H., and Levine, J. 1972. Crisis Intervention in an Earthquake. *Journal of Social Work* 19:16–17.

028) Bloch, D. A.; Silber, E.; and Perry, S. E. 1956. Some Factors in the Emotional Reaction of Children to Disaster. *American Journal of Psychiatry* 113:416–22.

029) Boccaccio, G. *The Decameron of Giovanni Boccaccio* (2 vols.), trans. J. M. Riggs. London: Navarre Society Limited.

030) Bolin, R. C. 1976. Family Recovery from Natural Disaster: A Preliminary Model. *Mass Emergencies* 1:267–77.

031) ———. 1981. *Family Recovery from Disaster: A Discriminant Function Analysis.* Paper presented at meeting of the American Sociological Association, New York.

032) ———. 1982. *Long-term Family Recovery from Disaster.* Monograph No. 36. Boulder: University of Colorado, Institute of Behavioral Science.

033) Bolin, R. C., and Bolin, P. A. 1983. Recovery in Nicaragua and the U.S.A. *International Journal of Mass Emergencies and Disasters* 1(1):125–44.

034) Bolin, R., and Klenow, D. 1982–83. Response of the Elderly to Disaster: An Age-Stratified Analysis. *International Journal of Aging and Human Development* 16(4):283–96.

035) Boman, B. 1979. Behavioral Observations on the Granville Train Disaster and the Significance of Stress for Psychiatry. *Social Science and Medicine* 13a:463–71.

036) ———. 1982. The Vietnam Veteran Ten Years On. *Australian and New Zealand Journal of Psychiatry* 16:107–28.

037) ———. 1984. *The Vietnam Veteran as a Disaster Victim.* Paper presented at the Conference on Research into Disaster Behaviour, Mt. Macedon, Victoria, April 1984.

038) Bordow, S., and Porritt, D. 1979. An Experimental Evaluation of Crisis Intervention. *Social Science and Medicine* 13a:251–56.

039) Bowlby, J. 1952. *Maternal Care and Mental Health.* World Health Organization.

040) ———. 1980. *Loss: Sadness and Depression.* (Attachment and Loss, vol. 3.) London: Hogarth Press.

041) Bray, C. B., and George, J. 1984. *"Sudden Death" Families and Community Services.* Sydney, Australia: State Health Publication No. (DFM)84–179.

042) Brett, E. A., and Ostroff, R. 1985. Imagery and Post-traumatic Stress Disorder. *American Journal of Psychiatry* 142:417–24.

043) Bromet, E., and Dunn, L. 1981. Mental Health of Mothers Nine Months after the Three Mile Island Accident. *The Urban and Social Change Review* 14(2):12–15.
044) Bromet, E. J; Parkinson, D. K; Shulberg, H. C.; Dunn, L. O.; and Gondek, P. C. 1982a. Mental Health of Residents Near the Three Mile Island Reactor: A Comparative Study of Selected Groups. *Journal of Preventive Psychiatry* 1:225–76.
045) Bromet, E. J.; Shulberg, H. C.; and Dunn, L. O. 1986. Reactions of Psychiatric Patients to the Three Mile Island Nuclear Accident. *Archives of General Psychiatry* 39:725–30.
046) Brown, R. E. 1969. Mission to Biafra (January 1969): A Study and Survey of a Population under Stress. *Clinical Pediatrics* 8:313–21.
047) Brownstone, J.; Penick, E. C.; Larcen, S. W.; Powell, B. J.; and Nord, A. 1977. Disaster Relief Training and Mental Health. *Hospital and Community Psychiatry* 28:30–32.
048) Burke, J. D.; Borus, J. F.; Burns, B. J.; Millstein, K. H.; and Beasley, M. C. 1982. Changes in Children's Behavior after a Natural Disaster. *American Journal of Psychiatry* 139(8): 1010–14.
049) Burton, I.; Katz, R. W.; and White, G. F. 1978. *The Environment as Hazard.* New York: Oxford University Press.
050) Butcher, J. N. 1980. The Role of Crisis Intervention in an Airport Disaster Plan. *Aviation, Space and Environmental Medicine* 512:1260–62.
051) Canter, D., ed. 1980. *Fires and Human Behavior.* Chichester, England: Wiley.
052) Caplan, G. 1964. *Principles of Preventive Psychiatry.* New York: Basic Books.
053) Carlton, T. G. 1980. Early Psychiatric Intervention Following a Maritime Disaster. *Military Medicine* 145:114–16.
054) Chamberlin, B. C. 1980. Mayo Seminars in Psychiatry: The Psychological Aftermath of Disaster. *Journal of Clinical Psychiatry* 41:238–44.
055) Clarke, A., and Viney, L. 1979. The Primary Prevention of Illness: A Psychological Perspective. *Australian Psychologist* 4: 7–20.
056) Clason, C. 1983. The Family as a Life Saver in Disaster. *International Journal of Mass Emergencies and Disasters* 1:43–52.
057) Clausen, L.; Conlon, P.; Jager, W.; and Metreveli, S. 1978. New Aspects of the Sociology of Disasters: A Theoretical Note. *Mass Emergencies* 3(1):61–65.
058) Clayer, J. 1984. *Evaluation of the Outcome of Disaster.* Health Commission of South Australia: Unpublished paper.
059) Cobb, S. 1976. Social Support as a Moderator of Life Stress. *Psychosomatic Medicine* 38: 300–14.
060) Coelho, G. V. 1982. The Foreign Students' Sojourn as a High Risk Situation: The "Culture Shock" Phenomenon Re-examined. In *Uprooting and Surviving,* ed. R. C. Nann. D. Reidel: London.
061) Cohen, R. E. 1976. Post-disaster Mobilization of a Crisis Intervention Team: The Managua Experience. In *Emergency and Disaster Management: A Mental Health Sourcebook,* ed. H. G. Parad; H. L. P. Resnick; and L. P. Parad. Bowie, Md: Charles Press.
062) Cohen, R. E., and Ahearn, F. L. 1980. *Handbook for Mental Health Care of Disaster Victims.* Baltimore: Johns Hopkins University Press.
063) Cook, P.; Wallace, M.; and McFarlane, A. 1984. *The Effects of Bushfire Disasters on Firefighters and Their Families.* Paper presented at Disaster Research Workshop, Mt. Macedon, Victoria.
064) Crabbs, M. A. 1981. School Mental Health Services Following an Environmental Disaster. *Journal of School Health* 51(3):165–67.
065) Crawshaw, R. 1963. Reactions to a Disaster. *Archives of General Psychiatry* 9:73–78.
066) Curran, W. J. 1979. The Guyana Mass Suicides: Medicolegal Reevaluation. *New England Journal of Medicine* 300(23):1321.
067) Davidson, A. D. 1979. Coping with Stress Reactions in Rescue Workers Following an Air Disaster: A Programme that Worked. *Police Stress* (Spring 1979).
068) Dekker, T. 1925. *The Plague Pamphlets of Thomas Dekker,* ed. S. P. Wilson. Oxford: Oxford University Press.

069) Deuchar, N. 1984. AIDS in New York City with Particular Reference to Psycho-Social Aspects. *British Journal of Psychiatry* 145:612–19.
070) *The Diagnostic and Statistical Manual of Mental Disorders*, 3rd edition (DSM-III). Robert E. Spitzer, ed. 1980. Washington, D.C.: American Psychiatric Association.
071) Dimsdale, J. E. 1974. The Coping Behavior of Nazi Concentration Camp Survivors. *American Journal of Psychiatry* 131:792–97.
072) Dombrowsky, W. 1983. Solidarity during Snow Disasters. In J. Trost and O. Hultaker, eds., *Family in Disasters. International Journal of Mass Emergencies and Disasters* 1 (1):189–206.
073) Drabek, T. E., and Boggs, K. S. 1968. Families in Disaster: Reactions and Relatives. *Journal of Marriage and the Family* 30:443–51.
074) Drabek, T. E., and Key, W. H. 1976. The Impact of Disaster on Primary Group Linkages. *Mass Emergencies* 1:89–105.
075) Drabek, T. E.; Key, W. H.; Erickson, P. E.; and Crowe, J. L. 1975. The Impact of Disaster on Kin Relationships. *Journal of Marriage and the Family* 37:481–96.
076) Dudasik, S. W. 1980a. Editorial Comment: How to Succeed as a Disaster Victim. *Disasters* 4:127–28.
077) Dudasik, S. W. 1980b. Victimization in Natural Disaster. *Disasters* 4:329–38.
078) Duffy, J. C. 1978. Emergency Mental Health Services during and after a Major Aircraft Accident. *Aviation, Space and Environmental Medicine* 49:1004–8.
079) Dutton, L. M.; Smolensky, M. H.; Leach, C. S.; Lorimor, R.; and Bartholomew, P. H. (1978). Stress Levels of Ambulance Paramedics and Firefighters. *Journal of Occupational Medicine* 20:111–15.
080) Dynes, R. R. 1970. *Organized Behavior in Disaster.* Lexington, Mass.: D. C. Heath.
081) Eitinger, L., and Askevold, F. 1968. Psychiatric Aspects. In *Concentration Camp Survivors,* ed. Axel Strom. New York: Humanities Press.
082) Eitinger, L., and Schwartz, D., eds. 1981. *Strangers in the World.* Vienna: Hans Huger Publishers.
083) Elizur, E., and Kaffman, M. 1982. Children's Bereavement Reactions Following the Death of a Father, 2. *Journal of the American Academy of Child Psychiatry* 21:474–80.
084) Engel, G. L., and Schmale, A. H. (1972). Conservation-Withdrawal: A Primary Regulatory Process for Organismic Homeostasis. Physiology, Emotion and Psychomatic Illness. A Ciba Foundation Symposium. New York: Elsevier Associated Scientific Publishers.
085) Erickson, P.; Drabek, T. E.; Key, W. H.; and Crowe, J. L. 1976. Families in Disaster: Patterns of Recovery. *Mass Emergencies* 1:203–16.
086) Erikson, K. T. 1976. Loss of Communality at Buffalo Creek. *American Journal of Psychiatry* 133:302–4.
087) Erikson, K. T. 1979. *In the Wake of the Flood.* London: George Allen and Unwin.
088) Fairley, M. 1984. Tropical Cyclone Oscar: Psychological Reactions of a Fijian Population. Paper presented at Disaster Research Workshop, Mt. Macedon, Victoria, Australia.
089) Faschingbauerm, T. R.; Devaul, R. A.; and Zisook, S. 1977. Development of the Texas Inventory of Grief. *American Journal of Psychiatry* 134:6.
090) Fattah, E. A. 1979. Some Reflections on the Victimology of Terrorism. *Terrorism* 3:1–2.
091) Feldman, S., and McCarthy, F. E. 1983. Disaster Response in Bangladesh. *International Journal of Mass Emergencies* 1:105–24.
092) Fenichel, O. 1946. *The Psychoanalytic Theory of Neuroses.* London: Routledge and Kegan Paul.
093) Forrest, T. R. 1978. Group Emergence in Disasters. In *Disasters: Theory and Research,* ed. E. L. Quarantelli. London: Sage.
094) Frazer, J. R., and Spicka, D. A. 1981. Handling the Emotional Response to Disaster: The Case for American Red Cross/Community Mental Health Collaboration. *Community Mental Health Journal* 17:255–64.
095) Frazer, M. 1973. *Children in Conflict.* Greenwood, Victoria, Australia: Penguin.

096) Frederick, C. J. 1977. Current Thinking about Crisis or Psychological Intervention in United States Disasters. *Mass Emergencies* 2:43–50.
097) Freud, S. 1920. *Beyond the Pleasure Principle.* In *The Standard Edition of the Complete Psychological Works of Sigmund Freud,* 18:1–64. London: Hogarth Press, 1955.
098) Fried, M. 1963. Grieving for a lost home. In *The Urban Condition: People and Policy in the Metropolis.* New York: Basic Books.
099) Fried, M. 1982. Residential Attachment: Sources of Residential and Community Satisfaction. *Journal of Social Issues* 38:107–19.
100) Fritz, C. E., and Marks, E. 1954. The N.O.R.C. Studies of Human Behavior in Disaster. *Journal of Social Issues* 10:33.
101) Frye, J. S., and Stockton, R. A. 1982. Discriminate Analysis of Post-Traumatic Stress Disorder among a Group of Vietnam Veterans. *American Journal of Psychiatry* 139:52–56.
102) Furman, E. 1974. *A Child's Parent Dies.* New Haven: Yale University Press.
103) Garrison, J. L. 1985. Mental Health Implications of Disaster Relocation in the United States: A Review of the Literature. *International Journal of Mass Emergencies and Disasters* 3 (2):49–65.
104) Gist, R., and Stolz, S. B. 1982. Mental Health Promotion and the Media: Community Response to the Kansas City Hotel Disaster. *American Psychologist* 37:1136–39.
105) Gleser, G. C.; Green, B. L.; and Winget, C. N. 1978. Quantifying Interview Data on Psychic Impairment of Disaster Survivors. *Journal of Nervous and Mental Disease* 166:209–16.
106) ———. 1981. *Prolonged Psychosocial Effects of Disaster: A Study of Buffalo Creek.* New York: Academic Press.
107) Goldberg, D. 1978. *Manual of the General Health Questionnaire.* Windsor, England: N. F. E. R. Publishing Company.
108) Grant, W. B.; McNamara, L.; and Bailey, K. 1975. Psychiatric Disturbance with Acute Onset and Offset in a Darwin Evacuee. *Medical Journal of Australia* 1:652–54.
109) Green, A. H. 1983. Child Abuse: Dimensions of Psychological Trauma in Abused Children. *Journal of the American Academy of Child Psychiatry* 22(3):231–37.
110) Green, B. L. 1982. Assessing Levels of Psychological Impairment Following Disaster. *Journal of Nervous and Mental Diseases* 170(9):544–52.
111) Green, B. L.; Grace, M. C.; and Gleser, G. C. In press. Identifying Survivors at Risk: Long-term Impairment Following the Beverly Hills Supper Club Fire. *Journal of Consulting and Clinical Psychology.*
112) Green, B. L.; Grace, M. C.; Lindy, J. D.; Titchener, J. L.; and Lindy, J. G. 1983. Levels of Functional Impairment Following a Civilian Disaster: The Beverly Hills Supper Club Fire. *Journal of Consulting and Clinical Psychology* 51:573–80.
113) Haas, E. J., and Drabek, T. E. 1970. Community Disaster and System Stress: A Sociological Perspective. In Joseph E. McGrath, ed., *Social and Psychological Factors in Stress.* New York: Holt Rinehart & Winston.
114) Haga, E. 1984. Wet Graves. Unpublished paper.
115) Hall, P., and Landreth, P. 1975. Assessing Some Long-term Consequences of a Natural Disaster. *Mass Emergencies* 1:55–61.
116) Hall, W. 1985. Social Class and Survival on the S.S. *Titanic.* Department of Psychiatry, University of New South Wales. Unpublished paper.
117) Hammerschlag, C. A., and Astrachan, B. M. 1971. The Kennedy Airport Snow-In: An Inquiry into Intergroup Phenomena. *Psychiatry* 34:301–8.
118) Hannigan, J. A., and Kueneman, R. 1977. Legitimacy and Public Organizations: A Case Study. *Canadian Journal of Sociology* 2 (Winter):125–35.
119) Harshbarger, D. 1973. An Ecological Perspective of Disaster and Facilitative Disaster Intervention Based on Buffalo Creek Disaster. Paper presented at the National Institute of Mental Health Continuing Education Seminar on Emergency Health Services, Washington, D.C.
120) Harshbarger, D. 1974. Picking Up the Pieces: Disaster Intervention and Human Ecology. *Omega* 5:55–59.

121) Hartsough, D. M.; Zarle, T. H.; and Ottinger, D. R. 1976. Rapid Response to Disaster: The Monticello Tornado. In *Emergency and Disaster Mangement: A Mental Health Sourcebook,* ed. H. J. Parad; H. L. P. Resnick; and L. P. Parad. Bowie, Maryland: Charles Press.
122) Heffron, E. F. 1977. Project Outreach: Crisis Intervention Following a Natural Disaster. *Journal of Community Psychology* 5:103–11.
123) ———. 1979. Decision versus Policy in Crisis Intervention. *American Journal of Community Psychology* 5:543–62.
124) Henderson, S., and Bostock, T. 1977. Coping Behaviour after Shipwreck. *British Journal of Psychiatry* 131:15–20.
125) Henderson, S.; Byrne, D. G.; and Duncan-Jones, P. 1981. *Neurosis and the Social Environment.* Sydney: Academic Press.
126) Hersey, J. 1966. *Hiroshima.* Sydney: Penguin.
127) Hershiser, M. R., and Quarantelli, E. L. 1976. The Handling of the Dead in a Disaster. *Omega* 7:195–208.
128) Higgins, M., and Schinckel, H. 1985. Psychiatric Disorder in Primary School Children Following a Natural Disaster: A Follow-up Study. Department of Psychiatry, Flinders University, Adelaide, Australia. Unpublished paper.
129) Hocking, F. 1965. Human Reactions to Extreme Environmental Stress. *Medical Journal of Australia* 2:477–82.
130) ———. 1981. After the Holocaust: Migrants Who Survive Massive Stress Experience. In *Strangers in the World,* ed. L. Eitinger and D. Schwartz. Vienna: Hans Huber Publications.
131) Hoiberg, A., and McCaughey, B. G. 1984. The Traumatic After-Effects of Collison at Sea. *American Journal of Psychiatry* 141:70–73.
132) Holen, A.; Sund, A., and Weisæth, L. 1983a. Survivors of the North Sea Oil Rig Disaster. Paper presented at the Symposium on Disaster Psychiatry, Stavanger, Norway.
133) ———. 1983b. Predictors of Disaster Morbidity. Paper presented at the Symposium on Disaster Psychiatry, Stavanger, Norway.
134) Horowitz, M. J. 1976. *Stress Response Syndromes.* New York: Jason Aronson.
135) Horowitz, M. J.; Wilner, N.; Kaltreider, N.; and Alvarez, W. 1980. Signs and Symptoms of Post-Traumatic Stress Disorder. *Archives of General Psychiatry* 37:85–92.
136) Houts, P. S.; Hu The Wei; Henderson, R. A.; Clearly, P. D.; and Tokuhata, G. 1984. Utilization of Medical Care Following the Three Mile Island Crisis. *American Journal of Public Health* 74:140–42.
137) Innes, J. M., and Clarke, A. 1984. The Responses of Fire Fighters to Disaster and the Possible Role of Social Support. Paper Presented at the Disaster Research Workshop, Mt. Macedon, Victoria, Australia.
138) Ironside, W. 1979. *Conservation-Withdrawal and Action-Engagement: On a Theory of Survivor Behavior.* Department of Psychological Medicine, Monash University, Melbourne, Australia. Unpublished paper.
139) Jaatun, M. G. 1983. Personal communication.
140) Janerich, D. T.; Stark, A. D.; Greenwald, P.; Burnett, W. S.; Jacobson, H. I.; and McCusker, J. 1981. Increased Leukemia, Lymphoma and Spontaneous Abortion in Western New York Following a Flood Disaster. *Public Health Reports* 96:350–54.
141) Janis, I. L. 1951. *Air War and Emotional Stress: Psychological Studies of Bombing and Civilian Defense.* Westport, Connecticut: Greenwood Press.
142) Janis, I. L., and Mann, L. 1977. Emergency Decision-Making: A Theoretical Analysis of Responses to Disaster Warnings. *Journal of Human Stress* 3:35–45.
143) Janney, J. G.; Masuda, M.; and Holmes, T. H. 1977. Impact of a Natural Catastrophe on Life Events. *Journal of Human Stress* 3(2):22–34.
144) Jones, Col. D. R. 1985. Secondary Disaster Victims: The Emotional Effects of Recovering and Identifying Human Remains. *American Journal of Psychiatry* 142:303–7.
145) Kast, S.V.; Chisholm R. F.; and Erkenazi, B. 1981. The Impact of the Accident at Three Mile

Island on the Behavior and Well-Being of Nuclear Workers. *American Journal of Public Health* 71 (5):472–95.
146) Kates, R. W.; Haas, J. E.; Amaral, D. J.; Olson, R. A.; Ramos, R.; and Olsen, R. 1973. Human Impact of Managua Earthquake. *Science* 182:981–90.
147) Keane, T. M., and Fairbank, J. A. 1983. Survey Analysis of Combat-Related Stress Disorders in Vietnam Veterans. *American Journal of Psychiatry* 140:348–50.
148) Kent, R. C. 1983. Reflecting upon a Decade of Disasters: The Evolving Response of the International Community. *International Affairs* 59(4):693–711.
149) Key, P.; Erickson, P. E.; and Crow, E. 1975. The Impact of Disaster on Kin Relationships. *Journal of Marriage and the Family* 37:401–94.
150) Kinston, W., and Rosser, R. 1974. Disaster: Effects on Mental and Physical State. *Journal of Psychosomatic Research* 18:437–56.
151) Kliman, A. S. 1976. The Corning Flood Project: Psychological First Aid Following a Natural Disaster. In *Emergency and Disaster Management: A Mental Health Sourcebook,* ed. H. J. Parad; H. L. P. Resnick; and L. P. Parad. Bowie, Maryland: Charles Press.
152) Koegler, R. R., and Hicks, S. M. 1972. The Destruction of a Medical Center by Earthquake. *California Medicine* 116:63–67.
153) Krell, G. I. 1978. Managing the Psychosocial Factor in Disaster Programs. *Health and Social Work* 3:140–54.
154) Krim, A. 1978. Urban Disaster: Victims of Fire. In *Emergency and Disaster Management: A Mental Health Sourcebook,* ed. H. P. Parad; H. L. P. Resnick; and L. P. Parad. Bowie, Maryland: Charles Press.
155) Krupinski, J. 1984. Studies of Vietnamese Refugees. University of Melbourne. Personal communication.
156) Krystal, H. 1971. Trauma: Considerations of Its Intensity and Chronicity. *International Psychiatric Clinics* 8:11–28.
157) Kubler-Ross, E. 1969. *On Death and Dying.* London: Tavistock.
158) Lacey, G. N. 1972. Observations on Aberfan. *Journal of Psychosomatic Research* 16:257–60.
159) Lachman, R., and Bonk, W. J. 1960. Behavior and Beliefs during a Recent Volcanic Eruption in Kapoho, Hawaii, *Science* 131:1095–96.
160) Lachman, R.; Tatsuoka, M.; and Bonk, W. J. 1960. Human Behavior During the Tsunami of May 1960. *Science* 131:1095–96.
161) Laube, J. 1973. Psychological Reactions of Nurses in Disaster. *Nursing Research* 22:343–47.
162) Lazarus, L.; Luckhurst, E.; Kiloh, L.G.; and Penny, R. 1977. Depressed Lymphocyte Function after Bereavement. *Lancet* (16 April):834–36.
163) Lechat, M. F. 1979. Disasters and Public Health. *Journal of the World Health Organization* 57:11–17.
164) Leivesley, S. 1977. Toowoomba: Victims and Helpers in an Australian Hailstorm Disaster. *Disasters* 1:205–16.
165) Leopold, R. L., and Dillon, H. 1963. Psychoanatomy of a Disaster: A Long-Term Study of Post-Traumatic Neuroses in Survivors of a Marine Explosion. *American Journal of Psychiatry* 119:913–21.
166) Lifton, R. J. 1967. *Death in Life: Survivors of Hiroshima.* New York: Random House.
167) Lin, K.–M.; Masuda, M.; and Tazuma, L. 1982. Problems of Vietnamese Refugees in the United States. In *Uprooting and Surviving,* ed. R. C. Nann. London: O. Reidel.
168) Lindemann, E. 1944. Symptomatology and Management of Acute Grief. *American Journal of Psychiatry* 101:141–48.
169) Lindy, J. D., and Greene, B. L. 1981. Survivors: Outreach to a Reluctant Population. *American Journal of Orthopsychiatry* 51:468–78.
170) Lindy, J. D.; Green, B. L.; Grace, M.; and Titchener, J. 1983. Psychotherapy with Survivors of the Beverly Hills Supper Club Fire. *American Journal of Psychotherapy* 37:593–610.
171) Livingston, M., and Livingston, H. 1984. Emotional Distress in Nurses at Work. *British Journal of Medical Psychology* 57:291–94.

172) Logue, J. N.; Hansen, H.; and Struening, E. 1979. Emotional and Physical Distress Following Hurricane Agnes in Wyoming Valley of Pennsylvania. *Public Health Reports* 94:495–502.
173) Lopez-Ibor, J. J.; Soria, J.; Canas, F.; and Rodrigues-Gamazo, M. 1985. Psychopathological Aspects of the Toxic Oil Syndrome Catastrophe. *British Journal of Psychiatry* 147: 352–65.
174) Luchterhand, E. G. 1971. Sociological Approaches to Massive Stress in Natural and Man-Made Disasters. In H. Krystal and W. G. Niederland, eds., *Psychiatric Traumatization: After-Effects in Individuals and Communities.* Boston: Little Brown.
175) Lundin, T. 1984a. Long-term Outcome of Bereavement. *British Journal of Psychiatry* 145: 424–28.
176) ———. 1984b. Disaster Reactions: A Study of Survivors' Reactions Following a Major Fire Disaster. University of Uppsala, Sweden. Unpublished paper.
177) ———. 1984c. Morbidity Following Sudden and Unexpected Bereavement. *British Journal of Psychiatry* 144:84–88.
178) Lundin, T., and Wistedt, L. A. 1983. Psykiatriska Aspekter daligt Beaktade i Sjukhusens Planer for Medicinska Katastrofer. *Lakartidningen* 80:814–15.
179) Lyons, H. A. 1972. Depressive Illness and Aggression in Belfast. *British Medical Journal* 1:342–44.
180) ———. 1979. Civil Violence: The Psychological Aspects. *Journal of Psychosomatic Research* 23:373–93.
181) McFarlane, A. C. 1983. The Ash Wednesday Fires: Effects on Children. Paper presented at the Annual Conference of the Royal Australian and New Zealand College of Psychiatrists, Adelaide.
182) ———. 1984. The Ash Wednesday Bushfires in South Australia: Implications for Planning for Future Post-disaster Services. *Medical Journal of Australia* 141:286–91.
183) ———. 1985a. The Etiology of Post-traumatic Stress Disorders Following a Natural Disaster. Department of Psychiatry, The Flinders University of South Australia. Unpublished paper.
184) ———. 1985b. Post-traumatic Phenomena Due to a Disaster. Department of Psychiatry, The Flinders University of South Australia.
185) ———. 1985c. The Phenomenology of Post-traumatic Stress Disorders Following a Natural Disaster. Department of Psychiatry, The Flinders University of South Australia.
186) McFarlane, A. C., and Blumbergs, V. 1985. The Relationship between Psychiatric Impairment and Natural Disaster: The Role of Distress. Department of Psychiatry, The Flinders University of South Australia. Unpublished paper.
187) McFarlane, A. C., and Frost, M. E. 1984. Post-traumatic Stress Disorder in Firefighters: Ash Wednesday. Department of Psychiatry, Flinders University of South Australia. Unpublished paper.
188) McFarlane, A. C., and Raphael, B. 1984. Ash Wednesday: The Effects of a Fire. *Australian and New Zealand Journal of Psychiatry* 18:341–53.
189) McFarlane, A. C.; Blumbergs, V.; Policansky, S. K.; and Irwin, C. 1985. A Longitudinal Study of the Psychological Morbidity in Children Due to a Natural Disaster. Department of Psychiatry, The Flinders University of South Australia. Unpublished paper.
190) McGee, R. K., and Heffron, E. F. 1976. The Role of Crisis Intervention Services in Disaster Recovery. In *Emergency and Disaster Management: A Mental Health Sourcebook,* ed. H. J. Parad; H. L. P. Resnick; and L. P. Parad. Bowie, Maryland: Charles Press.
191) McIntire, M. S., and Sadeghi, E. 1977. The Pediatrician and Mental Health in a Community-wide Disaster. *Clinical Paediatrics* 16:702–5.
192) McLeod, W. 1975. Merphos Poisoning or Mass Panic. *Australian and New Zealand Journal of Psychiatry* 9:225–30.
193) Maddison, D. C., and Walker, W. L. 1967. Factors Affecting the Outcome of Conjugal Bereavement. *British Journal of Psychiatry* 113:1057–67.
194) Masuda, M.; Lin, K.; and Tazuma, L. 1982. Life Changes among Vietnamese Refugees. In *Uprooting and Surviving,* ed. Richard C. Nann. London: D. Reidel.
195) Meerven, F. L.; Chapman, J.; Deegan, E.; and Westcott, W. 1979. Decision versus Policy in Crisis Intervention. *American Journal of Community Psychology* 7:543–62.

196) Melick, M. E. 1978. Life Change and Illness: Illness Behavior of Males in the Recovery Period of a Natural Disaster. *Journal of Health and Social Behavior* 19:335–42.
197) Mileti, D. S. 1983. Societal Comparisons of Organizational Response to Earthquake Predictions: Japan vs. the United States. *International Journal of Mass Emergencies and Disasters* 1(3):399–415.
198) Mileti, D. S.; Drabek, T. E.; and Haas, J. E. 1975. *Human Systems in Extreme Environments: A Sociological Perspective.* University of Colorado, Institute of Behavioral Science.
199) Milne, G. 1977. Cyclone Tracy, 2: The Effects on Darwin Children. *Australian Psychologist* 12:55–62.
200) Moller, D. 1984. Holocaust on Ash Wednesday. *Readers Digest* (February):147–88.
201) Nadelson, C. N.; Notman, M. T.; Zackson, H.; and Gornick, J. 1982. A Follow-up Study of Rape Victims. *American Journal of Psychiatry* 139:1266–70.
202) Nann, R. C., ed. 1982. *Uprooting and Surviving.* London: D. Reidel.
203) Nasr, S.; Racy, J.; and Flaherty, J. A. 1983. Psychiatric Effects of the Civil War in Lebanon. *Psychiatric Journal of the University of Ottawa* 8:208–12.
204) Newman, C. J. 1976. Children of Disaster: Clinical Observations at Buffalo Creek. *American Journal of Psychiatry* 133:306–16.
205) Nimmo, D. 1984. T.V. Network News Coverage of Three Mile Island: Reporting Disasters of Technological Fables. *International Journal of Mass Emergencies and Disasters* 2:115–46.
206) Oates, R. K. 1982. *Child Abuse—A Community Concern.* London and Sydney: Butterworths.
207) Oates, R. K. 1984. Personality Development after Physical Abuse. *Archives of Diseases in Childhood* 59:147–50.
208) Oates, R. K.; Peacock, A.; and Forrest, D. 1984. The Development of Abused Children. *Developmental Medicine and Child Neurology* 26:649–56.
209) O'Brien, D. 1979. Mental Anguish: An Occupational Hazard. *Emergency* 1:61–64.
210) Ochberg, F. 1978. The Victim of Terrorism: Psychiatric Considerations. *Terrorism* 1:147–67.
211) ———. 1980. Victims of Terrorism. *Journal of Clinical Psychiatry* 41:73–74.
212) ———. 1982. *Victims of Terrorism.* Boulder, Colorado: Westview Press.
213) Okura, K. P. 1975. Mobilizing in Response to a Major Disaster. *Community Mental Health Journal* 11:136–44.
214) Oliver-Smith, A. 1977. Disaster Rehabilitation and Social Change in Yungay, Peru. *Human Organization* 36:5–13.
215) Ollendick, D. G., and Hoffman, S. M. 1982. Assessment of Psychological Reactions in Disaster Victims. *Journal of Community Psychology* 10:157–67.
216) Palmer, E. L. 1980. Students' Reactions to Disaster. *American Journal of Nursing* (April):680–82.
217) Parad, H. J.; Resnick, H. P. L.; and Parad, L. P. 1976. *Emergency and Disaster Management: Mental Health Sourcebook.* Bowie, Maryland: Charles Press.
218) Parker, G. 1977. Cyclone Tracy and Darwin Evacuees: On the Restoration of the Species. *British Journal of Psychiatry* 130:548–55.
219) Parker, G., and Brown, L. 1982. Coping Behaviors that Mediate between Life Events and Depression. *Archives of General Psychiatry* 39:1386–91.
220) Parkes, C. M. 1972. *Bereavement: Studies of Grief in Adult Life.* New York: International Universities Press.
221) Parr, R. 1970. Organizational Response to Community Crises and Group Emergence. *American Behavioral Scientist* 13:423–29.
222) Patrick, V., and Patrick, W. K. 1981. Cyclone 78 in Sri Lanka: The Mental Health Trail. *British Journal of Psychiatry* 138:210–16.
223) Perlberg, M. 1979. Trauma at Tenerife: The Psychic Aftershocks of a Jet Disaster. *Human Behaviour* 8(4):49–50.
224) Perry, J. B.; Hawkins, R.; and Neal, D. M. 1983. Giving and Receiving Aid. *International Journal of Mass Emergencies and Disasters* 1:171–88.
225) Perry, R. W., and Greene, M. 1982. *Citizen Response to Volcanic Eruptions: The Case of Mt. St. Helen's.* New York: Irvington.

226) Perry, R. W., and Lindell, M. K. 1978. The Psychological Consequences of Natural Disaster: A Review of Research on American Communities. *Mass Emergencies* 3:105–15.
227) Petek, W. J., and Atkinson, A. A. 1982. *Natural Hazard Risk Assessment and Public Policy: Anticipating the Unexpected.* New York: Springer Verlag.
228) Phillips, M. R.; Ward, M. G.; and Reis, R. K. 1983. Factitious Mourning: Painless Patienthood. *American Journal of Psychiatry* 140:420–25.
229) Pine, V. R., ed. 1974a. *Responding to Disaster.* Milwaukee: Bulfin Printers.
230) Pine, V. R. 1974b. Grief Work and Dirty Work: The Aftermath of an Aircrash. *Omega* 5:281–86.
231) Ploeger, A. 1977. A Ten-Year Follow-Up of Miners Trapped for Two Weeks under Threatening Circumstances. In *Stress and Anxiety,* ed. C. D. Spielberger and I. G. Sarason. New York: Wiley.
232) Popovic, M., and Petrovick, D. 1964. After the Earthquake. *Lancet* (November 28):1169–71.
233) Poulshock, S. W., and Cohen, E. S. 1975. The Elderly in the Aftermath of a Disaster. *Gerontologist* 15:357–61.
234) Powell, B. J., and Penick, E. C. 1983. Psychological Distress Following a Natural Disaster: A One-Year Follow-up of 98 Flood Victims. *Journal of Community Psychology* 11:269–76.
235) Powell, J. W. 1954. An Introduction to the Natural History of Disaster. University of Maryland Psychiatric Institute. Unpublished paper.
236) Predescu, V., and Niga-Udangiu, S. 1979. Postseismic Reactions, Observations on a Group of Patients Displaying Psychic Disorders Determined by March 4, 1977 Earthquake in Romania. *Romanian Journal of Neurology and Psychiatry* 17:179–188.
237) Price, J. 1978. Some Age-Related Effects of the 1974 Brisbane Floods. *Australian and New Zealand Journal of Psychiatry* 12:55–58.
238) Quarantelli, E. L. 1954. The Nature and Conditions of Panic. *American Journal of Sociology* 60:267.
239) ———. 1978. *Disasters: Theory and Research.* London: Sage.
240) Quarantelli, E. L., and Dynes, R. 1973. When Disaster Strikes. *New Society* 23:5–9.
241) Rachman, S. J. 1978. *Fear and Courage.* San Francisco: W. H. Freeman.
242) Raphael, B. 1977a. Preventive Intervention with the Recently Bereaved. *Archives of General Psychiatry* 34:1450–54.
243) ———. 1977b. The Granville Train Disaster: Psychological Needs and Their Management. *Medical Journal of Australia* 1:303–5.
244) ———. 1979a. A Psychiatric Model for Bereavement Counseling. In *Bereavement Counseling: A Multidisciplinary Handbook,* ed. B. M. Schoenberg. Westport, Conn.: Greenwood Press.
245) ———. 1979b. The Preventive Psychiatry of Natural Hazard. In *Natural Hazards in Australia,* ed. J. Heathcote. Canberra: Australian Academy of Science.
246) ———. 1979–80. A Primary Prevention Action Programme: Psychiatric Involvement Following a Major Rail Disaster. *Omega* 10(3):211–25.
247) ———. 1981. Personal Disaster. *Australian and New Zealand Journal of Psychiatry* 14:163–74.
248) ———. 1982. The Young Child and the Death of a Parent. In *The Place of Attachment in Human Behavior,* ed. C. M. Parkes and J. Stevenson-Hinde. New York: Basic Books.
249) ———. 1983. *The Anatomy of Bereavement.* New York: Basic Books.
250) ———. 1984a. Thinking the Unthinkable. In *Preparing for Nuclear War: The Psychological Effects,* ed. G. J. Mann and G. J. Berry. Camperdown, New South Wales: Medical Association for the Prevention of War.
251) ———. 1984b. Psychiatric Consultancy in Major Disasters. Editorial Review, *Australian and New Zealand Journal of Psychiatry* 8:303–6.
252) Raphael, B.; Field, J.; and Kvelde, H. 1980. Childhood Bereavement: A Prospective Study as a Possible Prelude to Future Preventive Intervention. In Volume 6: *Preventive Psychiatry in an Age of Transition,* ed. E. J. Anthony and C. Chiland. *Yearbook of the International Association for Child and Adolescent Psychiatry and Allied Professions.* New York: Wiley.

253) Raphael, B.; Singh, B.; and Bradbury, L. 1980. Disaster: The Helper's Perspective. *Medical Journal of Australia* 2:445–47.
254) Raphael, B.; Singh, B.; Bradbury, L.; and Lambert, F. 1983–84. Who Helps the Helpers? The Effects of a Disaster on the Rescue Workers. *Omega* 14(1):9–20.
255) Raphael, B.; Weisæth, L.; and Lundin, T. 1984. International Study Group for Disaster Psychiatry: Draft Methodology for Psychosocial Study of Disasters. Newcastle, Australia.
256) Ridington, R. 1982. When Poison Gas Come Down Like a Fog: Native Community's Response to Cultural Disaster. *Human Organization* 41:36–42.
257) Rogers, R. R. 1982. On National Response to Nuclear Issues and Terrorism. In *Psychosocial Aspects of Nuclear Developments.* Report of the Task Force on Psychosocial Aspects of Nuclear Developments of the American Psychiatric Association. Washington, D.C.: American Psychiatric Association.
258) Romo, J. M., and Schneider, R. J. 1982. Disaster: Psychiatric Casualties and Implications for Future War. *Journal of the Royal Army Medical Corps* 128:93–99.
259) Sank, L. I. 1979. Psychology in Action: Community Disasters. Primary Prevention and Treatment in a Health Maintenance Organization. *American Psychologist* 34:334–38.
260) Scanlon, J. 1978. *Day One in Darwin: Once Again the Vital Communications.* Paper presented at the World Congress on Sociology, Uppsala, Sweden.
261) Schulberg, H. C. 1974. Disaster Crisis Theory and Intervention Strategies. *Omega* 5:77–87.
262) Seitz, S. T., and Davis, M. 1984. The Political Matrix of Natural Disasters: Africa and Latin America. *International Journal of Mass Emergencies and Disasters* 2:231–50.
263) Shanfield, S. B., and Swain, B. J. 1984. The Death of Adult Children in Traffic Accidents. *Journal of Nervous and Mental Diseases* 172:533–38.
264) Sheets, P. D. 1979. Maya Recovery from Volcanic Disasters: Ilopango and Ceren. *Journal of Archaeology* 32:32–42.
265) Shore, J.; Tatum, E.; and Vollmer, W. M. 1985. Psychiatric Findings of Mount St. Helen's Disaster. Paper presented at 138th Annual Meeting of the American Psychiatric Association, Dallas, Texas, May 18–24, 1985.
266) Short, P. 1979. Victims and Helpers. In *Natural Hazards in Australia,* ed. R. L. Heathcote and B. G. Tong. Canberra: Australian Academy of Science.
267) Silber, E.; Perry, S. E.; and Bloch, D. A. 1957. Patterns of Parent-Child Interaction in a Disaster. *Journal of Psychiatry* 21:159–67.
268) Simon, J., and Zusman, J. 1983. The Effect of Contextual Factors on Psychiatrists' Perception of Illness: A Case Study. *Journal of Health and Social Behavior* 24:186–98.
269) Sims, A. C. P.; White, A. C.; and Murphy, T. 1979. Aftermath Neurosis: Psychological Sequelae of the Birmingham Bombings in Victims Not Seriously Injured. *Medical Science and the Law* 19:78–81.
270) Singh, B. 1984. The Ethics of Research into Disaster. Paper presented at the Conference on Research into Disaster Behavior, Mt. Macedon, Victoria, Australia.
271) Singh, B., and Raphael, B. 1981. Postdisaster Morbidity of the Bereaved: A Possible Role for Preventive Psychiatry. *Journal of Nervous and Mental Disease* 169(4):203–12.
272) Singh, B. S.; Lewin, T.; Raphael, B.; Johnston, P.; and Walton, J. 1985. Minor Psychiatric Illness in a Casualty Population. Unpublished paper.
273) Siporin, M. 1976. Altruism, Disaster, and Crisis Intervention. In *Emergency and Disaster Management: A Mental Health Sourcebook,* ed. H. J. Parad; H. L. P. Resnick; and L. P. Parad. Bowie, Maryland: Charles Press.
274) Snowdon, J.; Solomons, R.; and Druve, H. 1978. Feigned Bereavement: Twelve Cases. *British Journal of Psychiatry* 133:15–19.
275) Solomon, S. D. 1984. *Mobilizing Social Support Networks in Times of Disaster.* Center for Mental Health Studies of Emergencies, Division of Prevention and Special Mental Health Programs, National Institute of Mental Health, Washington, D.C. Mimeographed paper.
276) Sparr, L., and Pankratz, L. D. 1983. Factitious Post-traumatic Stress Disorder. *American Journal of Psychiatry* 140:1016–19.

277) Stallings, R. A. 1975. Differential Response of Hospital Personnel to a Disaster. *Mass Emergencies* 1:47–54.
278) Stretton, A. 1976. *The Furious Days: The Relief of Darwin.* Sydney: Collins.
279) Strumpfer, D. J. W. 1970. Fear and Affiliation during a Disaster. *Journal of Social Psychology* 82:263–68.
280) Tan, E. S., and Simons, R. C. 1973. Psychiatric Sequelae to a Civil Disturbance. *British Journal of Psychiatry* 122:57–63.
281) Tatum, E.; Vollmer, W.; and Shore, J. H. 1985. High-risk Groups of the Mount St. Helen's Disaster. Paper presented at 138th Annual Meeting of the American Psychiatric Association, Dallas, Texas, May 18–24, 1985.
282) Taylor, A. J. W., and Frazer, A. G. 1980. Interim Report of the Stress Effects on the Recovery Teams after the Mt. Erebus Disaster, November 1979. *New Zealand Medical Journal* 91:311–12.
283) ———. 1981. *Psychological Sequelae of Operation Overdue following the DC-10 Aircrash in Antarctica.* Victoria University, Wellington, New Zealand: Victoria University of Wellington Publications in Psychology No. 27.
284) ———. 1982. The Stress of Post-Disaster Body Handling and Victim Identification Work. *Journal of Human Stress* 8 (December):4–12.
285) Tennant, C. 1984. Vulnerability to Depression. Paper presented at Australian Preventive Psychiatry Workshop on Depression, Newcastle, Australia.
286) Terr, L. C. 1979. Children of Chowchilla: A Study of Psychic Trauma. *Psychoanalytic Study of the Child* 34:547–623.
287) ———. 1981a. Forbidden Games: Post-traumatic Child's Play. *Journal of the American Academy of Child Psychiatry* 20:741–60.
288) ———. Psychic Trauma in Children: Observations Following the Chowchilla School-Bus Kidnapping. *American Journal of Psychiatry* 138:14–19.
289) ———. 1983a. Chowchilla Revisited: The Effects of Psychic Trauma Four Years after a School-Bus Kidnapping. *American Journal of Psychiatry* 140:1543–50.
290) ———. 1983b. Attitudes, Dreams and Psychic Trauma in a Group of "Normal" Children. *Journal of the American Academy of Child Psychiatry* 22:221–30.
291) ———. 1983c. Time Sense Following Psychic Trauma: A Clinical Study of Ten Adults and Twenty Children. *American Journal of Orthopsychiatry* 53:244–61.
292) Thomas, H. 1981. *An Unfinished History of the World.* London: Pan Books.
293) Thompson, J. D., and Hawkes, R. W. 1962. Disaster, Community Organization and Administrative Process. In *Man and Society in Disaster,* ed. George W. Baker and Dwight W. Chapman. New York: Basic Books.
294) Tierney, K. G., and Baisden, B. 1979. *Crisis Intervention Programs for Disaster Victims: A Source Book and Manual for Smaller Communities.* Rockville, Maryland: National Institute of Mental Health.
295) Titchener, J. L.; Capp, F. T.; and Winget, C. 1976. The Buffalo Creek Syndrome: Symptoms and Character Change after a Major Disaster. In *Emergency and Disaster Management: A Mental Health Sourcebook,* ed. H. J. Parad; H. L. P. Resnick; and L. P. Parad. Bowie, Maryland: Charles Press.
296) Titchener, J. L., and Lindy, J. D. 1980. Affect Defense and Insight: Psychoanalytic Observations of Bereaved Families and Clinicians at a Major Disaster. University of Cincinnati (Ohio). Unpublished paper.
297) Tonge, B. 1984. Psychiatric Involvement in Disaster Teams. Paper presented at the Sectional Meeting of Child Psychiatry, Royal Australian and New Zealand College of Psychiatrists, Warburton, Victoria.
298) Trichopoulos, D.; Katsouyanni, K.; Zavitsanos, X.; Tzonou, A.; and Dalla-Vorgia, P. 1983. Psychological Stress and Fatal Heart Attack: The Athens (1981) Earthquake Natural Experiment. *Lancet:* 441–44.
299) Trost, J., and Hultaker, O. 1983. Family in Disaster. *International Journal of Mass Emergencies and Disasters* 1 (special edition).

300) Tsang, L. 1984. Studies of Vietnamese Refugees. Doctoral dissertation, University of Newcastle, Australia.
301) Tucker, M. B. 1982. Social Support and Coping: Applications for the Study of Female Drug Abuse. *Society for the Psychological Study of Social Issues* 38:117–37.
302) Tuckman, A. J. 1973. Disaster and Mental Health Intervention. *Community Mental Health Journal* 9:151–57.
303) Tuckman, A. J., and Kasumi, K. M. A. 1973. Disaster and Mental Health Intervention. *Community Mental Health Journal* 9:151–57.
304) Tuckman, A. J., and Okura, K. P. 1975. Mobilizing in Response to Emergency Disaster. *Community Mental Health Journal* 11:136–44.
305) Turner, R. H. 1983. Waiting for Disaster: Changing Reactions to Earthquake Forecasts in Southern California. *Mass Emergencies and Disasters* 1(2):307–34.
306) Tyhurst, J. S. 1950. Individual Reactions to Community Disaster: The Natural History of Psychiatric Phenomena. *American Journal of Psychiatry* 107:764–69.
307) Tyhurst, L. 1977. Psychosocial First Aid for Refugees. *Mental Health in Society* 4:319–43.
308) Tyler, T. R., and McGraw, K. M. 1983. The Threat of Nuclear War: Risk Interpretation and Behavioral Response. *Journal of Social Issues* 39:25–40.
309) Utson, P. 1978. *War on the Mind.* Sydney: Penguin.
310) Vachon, M. L. S.; Lyall, W.; and Freeman, S. J. 1978. Measurement and Management of Stress in Health Professionals Working with Advanced Cancer Patients. *Death Education* 1:-365–75.
311) Valent, P. 1983. A Conceptual Framework for Understanding the Impact of Disasters. *Australian Clinical Psychologist* 15(2):12–25.
312) ———. 1984. The Ash Wednesday Bushfires in Victoria. *Medical Journal of Australia* 141: 291–300.
313) Van der Westhuizen, M. 1980. Kampuchean Refugees: An Encounter with Grief. *Australian Nurses Journal* 10:53–56.
314) Volkan, V. 1972. The Linking Objects of Pathological Mourners. *Archives of General Psychiatry.* 27:215–21.
315) Wallace, A. F. C. 1956. *Tornado in Rochester.* (National Research Council Disaster Study No. 3.) Washington, D.C.: National Academy of Sciences.
316) Webber, D. L. 1976. Darwin Cyclone: An Exploration of Disaster Behaviour. *Australian Journal of Social Issues* 11:54–63.
317) Weisæth, L. 1983. The Study of a Factory Fire. Doctoral dissertation, University of Oslo.
318) ———. 1984. Stress Reactions to an Industrial Disaster, Oslo. Unpublished paper.
319) Weisæth, L., and Sund, A. 1982. Psychiatric Problems in Unifil and the U.N. Soldiers Stress Syndrome. *International Review of the Army, Navy and Air Force Medical Services* 55: 109–16.
320) Weisman, G. 1974. Psychosocial Model for Limiting Mental Reaction during Stress. *Israel Annals of Psychiatry and Related Disciplines* 12:161–67.
321) Western, J. S., and Doube, L. 1979. Stress and Cyclone Tracy. In G. Pickup, ed., *Natural Hazards Management in North Australia.* Canberra: Australian National University.
322) Western, J. S., and Milne, G. 1979. Some Social Effects of a Natural Hazard: Darwin Residents and Cyclone Tracy. In *Natural Hazards in Australia,* ed. R. L. Heathcote and B. G. Thom. Canberra: Australian Academy of Science.
323) Wettenhall, R. L. 1975. *Bushfire Disaster: An Australian Community in Crisis.* Sydney: Angus and Robertson.
324) Whelan, J.; Seatone, E.; and Cunningham-Dax, E. 1976. *Aftermath: The Tasman Bridge Collapse: Criminological and Sociological Observations.* Canberra: Australian Institute of Criminology.
325) Wilkinson, C. B. 1983. Aftermath of a Disaster: The Collapse of the Hyatt Regency Hotel Skywalk. *American Journal of Psychiatry* 140:1134–39.
326) Williams, H. B., and Rayner, J. F. 1966. Emergency Medical Services in Disaster. *Medical Annals of the District of Columbia* 25:655–62.

327) Williams, R. M., and Parkes, C. M. 1975. Psychosocial Effects of Disaster: Birth Rate in Aberfan. *British Medical Journal* 2:303–4.
328) Wolfenstein, M. 1957. *Disaster: A Psychological Essay.* Glencoe: Free Press.
329) *The World's Worst Disasters of the Twentieth Century.* 1983. London: Octopus Books.
330) Yanoov, B. 1976. Short-Term Intervention: A Model for Emergency Services in Times of Crisis. *Mental Health and Society* 3:33–52.
331) Yates, A. 1983. Stress Management in Childhood. *Clinical Pediatrics* 22:131–35.
332) Zurcher, W. A. 1968. Socio-psychological Functions of Ephemeral Roles: A Volunteer Work Crew in Disaster. *Human Organization* 27:281–97.
333) Zusman, J. 1976. Meeting Mental Health Needs in Disaster: A Public Health View. In *Emergency and Disaster Management: A Mental Health Sourcebook,* ed. H. J. Parad; H. P. L. Resnick; and L. P. Parad. Bowie, Maryland: Charles Press.
334) Zweig, J. P., and Csank, J. Z. 1976. Mortality Fluctuations among Chronically Ill Medical Geriatric Patients as an Indicator of Stress before and after Relocation. *Journal of the American Geriatric Society* 24:264–77.

著者略歴

(Beverley Raphael)

1957年オーストラリア・シドニー大学医学部卒業．医学博士（精神医学）．ニューキャッスル大学医学部教授（1978–87），オーストラリア予防精神医学センター所長（1979–87），オーストラリア・ニュージーランド精神科医師会長（1983–85），クイーンズランド大学医学部精神医学科主任教授，国立ブリスベーン病院精神科医長などを歴任．クイーンズランド大学名誉教授．著書『死別の構造』（Basic Books, 1983）などのほか研究論文多数．

訳者略歴

石丸　正〈いしまる・ただし〉 1930年愛媛県宇和島市に生れる．1953年東北大学文学部英文科卒業．読売新聞社英字新聞部次長などを経て，現在は松山東雲女子大学名誉教授（時事英語学）．著書『英語のなかの日本』（中公新書，1986），訳書『非言語コミュニケーション』（新潮選書，1987）ほか．

ビヴァリー・ラファエル
災害の襲うとき
カタストロフィの精神医学
石丸正訳

1989年1月12日　初　版第1刷発行
2016年3月28日　新装版第1刷印刷
2016年4月 8 日　新装版第1刷発行

発行所 株式会社 みすず書房
〒113-0033 東京都文京区本郷5丁目32-21
電話 03-3814-0131(営業) 03-3815-9181(編集)
http://www.msz.co.jp

本文印刷所 理想社
扉・表紙・カバー印刷所 リヒトプランニング
製本所 松岳社
装丁 安藤剛史

Printed in Japan
ISBN 978-4-622-07994-1
[さいがいのおそうとき]

史上最悪のインフルエンザ 忘れられたパンデミック	A. W. クロスビー 西村 秀一訳	4400
復興するハイチ 震災から、そして貧困から 医師たちの闘いの記録 2010-11	P. ファーマー 岩田健太郎訳	4300
イラク戦争のアメリカ	G. パッカー 豊田 英子訳	4200
動くものはすべて殺せ アメリカ兵はベトナムで何をしたか	N. タース 布施由紀子訳	3800
福島の原発事故をめぐって いくつか学び考えたこと	山本義隆	1000
漁業と震災	濱田武士	3000
福島に農林漁業をとり戻す	濱田武士・小山良太・早尻正宏	3500
被災地を歩きながら考えたこと	五十嵐太郎	2400

(価格は税別です)